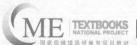 国家级继续医学教育项目教材

乳腺癌临床与转化性研究进展 2018

U0311153

主　　编	陆劲松	徐兵河
副 主 编	殷文瑾	
编　　委	（以姓氏笔画为序）	

马　飞	马　竞	马　端	马硝惟	王　岩	王红霞
王劲松	王佳玉	王晓稼	王浩峰	王海波	王富文
王碧芸	王懋莉	王耀辉	仇金荣	卢静璐	叶　明
刘　健	许雅芊	孙　建	孙　涛	孙　璐	严婷婷
李　明	李　曼	李　赞	李学璐	李恒宇	李洪涛
杨　凡	吴　凡	吴子平	吴克瑾	汪　洁	沈　赞
宋传贵	张　姗	张　剑	张凤春	陆劲松	林雨翔
林燕苹	周力恒	周昌明	郑　莹	郑唯强	赵燕南
郝春芳	袁　芃	袁陈伟	莫雪莉	徐　峰	徐迎春
徐君南	徐曙光	殷　凯	殷文瑾	郭玲玲	黄炜伟
龚成成	崔人婕	崔健袖	章美琴	董春燕	蒋宏传
谢一兆	谢华英	滕月娥	潘跃银	薛　妍	

主编助理	殷　凯	严婷婷	王耀辉	蒋一维	杨　毅

中华医学电子音像出版社

CHINESE MEDICAL MULTIMEDIA PRESS

北　京

图书在版编目（CIP）数据

乳腺癌临床与转化性研究进展．2018/陆劲松，徐兵河主编．—北京：中华医学电子音像出版社，2018.7

ISBN 978－7－83005－168－6

Ⅰ.①乳… Ⅱ.①陆… ②徐… Ⅲ.①乳腺癌–诊疗–研究 Ⅳ.①R737. 9

中国版本图书馆 CIP 数据核字（2018）第 086420 号

网址：www.cma－cmc.com.cn(出版物查询、网上书店)

乳腺癌临床与转化性研究进展 2018

RUXIAN'AI LINCHUANG YU ZHUANHUAXING YANJIU JINZHAN 2018

主　编：	陆劲松　徐兵河
策划编辑：	史仲静　冯晓冬
责任编辑：	赵文羽
文字编辑：	王月红
校　对：	龚利霞
责任印刷：	李振坤
出版发行：	中华医学电子音像出版社
通信地址：	北京市东城区东四西大街 42 号中华医学会 121 室
邮　编：	100710
E－mail：	cma－cmc@cma.org.cn
购书热线：	010-85158550
经　销：	新华书店
印　刷：	北京虎彩文化传播有限公司
开　本：	889mm×1194mm　1/16
印　张：	19.5
字　数：	500 千字
版　次：	2018 年 7 月第 1 版　2018 年 7 月第 1 次印刷
定　价：	98.00 元

内 容 提 要

本书重点介绍了乳腺癌最新临床研究进展,由国内临床一线著名乳腺癌专家全方位、多角度、立体化地阐述了乳腺癌最新研究现状和诊疗进展,对乳腺癌新辅助治疗、手术治疗、晚期解救治疗等重大临床试验进行详细解读。本书内容权威性、学术性、实用性强,对临床具有一定的指导意义。

前 言

随着对乳腺癌治疗的进一步研究,我们已经认识到乳腺癌病理和分子亚型的复杂性,当前乳腺癌治疗已经难以靠单个科室包办整个治疗过程,而需要更多地依靠多学科协作诊疗模式,这种机制使多个专科都参与到对疑难病例的诊断和治疗中,从各自专科的角度进行分析讨论,最后多学科协作做出最合理和统一的临床决策。为达成这个目标,需要各个学科的临床医师对疾病的诊断和治疗有最前沿和最深刻的理解,而其基础就是学习和解读最新的临床试验结果。

本书特邀请了全国乳腺癌各个领域的一流专家,第一部分对近一年具有重要进展的临床课题做专题综述,第二部分全面解读2017—2018年在国际权威医学杂志上发表的重大的、对临床具有指导意义的临床试验的研究设计、结果与结论,并总结近期最新的临床与转化研究进展,编撰成这本《乳腺癌临床与转化性研究2018》。本书全面系统、细致深入地阐述了一年来乳腺癌基础与临床研究现状,力求让国内的乳腺癌临床一线工作者快速、准确地掌握乳腺癌研究领域的热点问题与最新成果,尽量减少最新研究进展扩展到临床实践的推广时间,使我国的临床医师第一时间掌握和执行国际公认的标准化治疗,并为临床医师在一些疑难病例的诊治上提供新思路和新方法。

纵观近一年来发表的乳腺癌临床研究结果,我们可以感受到"全程化""个体化治疗"和"注重治疗的不良事件、长期生存质量"的深入探索,力图使乳腺癌的综合治疗疗效在不同的患者群体中"更上一层楼"。今年,我们看到一些熟悉的临床试验公布了更长时间随访的结果,或发表了预后标志物、不良反应、生活质量等各个方面亚研究的结果,寻找出治疗获益优势人群,进一步贯彻了精准及个体化医疗的原则,为临床上根据不同亚群患者精准用药给出了更详细的循证医学证据。此外,多个临床试验关注于系统治疗方案的优化,研究者们仍在不懈探索已有治疗的合理时长及方案,在用药时长、给药方案、联合用药上尝试"加减法"，在保持现行方案疗效的基础上进一步探索不良反应更小、费用更少、依从性更好的用药方案。尤其引人注目的是大量针对不同基因信号通路的新分子靶向药物的研究也渐入佳境，发表了多个前瞻性临床试验的结果，而且均取得了令人欣喜的结果，不但显著改善了晚期患者的无进展生存期，在总生存期上也已表现出延长的趋势，同时也能保证相对可控不良反应和较好的生活质量。这些新药物的涌现和其亮眼表现，即将为乳腺癌临床治疗带来新的突破。

在这个每天都涌现海量信息的大数据时代，虽然研究者通过互联网能第一时间发布最新的研究进展，但由于国内医务工作者临床工作繁忙，而无暇在第一时间获得前沿知识系统的、全面的更新。虽然通过网络媒体和会议部分了解这些进展，但也由于信息不对等和存在一定的语言障碍等限制，无法获得全面和连续的新知识。为此，我们力图通过此书的出版，为广大同道提供一本系统全面、精练的最新知识进展专著，便于临床医师能随时利用碎片时间阅读和学习。

为使本书对临床各专科及基础研究更有全面指导作用，我们还邀请国内一线影像诊断科、肿瘤病理科、乳腺外科、肿瘤内科及放疗科等多学科著名的专家针对乳腺癌临床工作中极为重要的诊断治疗、基础及转化研究进行了专题系统而深入的论述，特别是对于某些亚型乳腺癌治疗进行阶段性的总结归纳。希望这些解读和综述能使临床医师对于乳腺癌及其不同亚型的最新研究结果有一个全面、系统、深刻的理解，为不同分期、不同亚型的患者提供最精准的治疗及最准确的疗效预测。

为了使广大临床医师更深刻地理解这些临床试验和基础转化研究的规律和精髓，我们还在全国范围内广泛收集可深度探讨研究的典型乳腺疾病病例，邀请国内知名专家深入剖析，结合最新的循证医学证据和临床指南规范，编纂本书的姊妹篇《乳腺癌病例集锦2018》。在学习最新理论和临床试验成果的基础上，通过复杂的现实病例，锻炼自身临床思维，提高实际临床诊断治疗能力。

由于编著时间紧迫，仓促付梓，文中疏漏之处在所难免，尚祈各位专家不吝指正。

陆劲松　徐兵河

2018年7月于上海

出 版 说 明

医疗卫生事业发展是提高人民健康水平的必然要求，医药卫生人才队伍建设是推进医药卫生事业改革发展、维护人民健康的重要保障。继续医学教育作为医学终身教育体系的重要组成部分，是实施人才强卫战略和卫生人力资源开发的主要途径和重要手段。

《国家级继续医学教育项目教材》系列于 2006 年经全国继续医学教育委员会批准，由中华医学会组织编写，具有以下特点：一是权威性，由全国众多在本学科领域内有较深造诣和较大影响力的专家撰写；二是时效性，反映了经过实践验证的最新学术成果和研究进展；三是实用性、指导性和可操作性，能够直接应用于临床；四是全面性和系统性，以综述为主，代表了相关学科的学术共识。

纵观《国家级继续医学教育项目教材》系列，自 2006 年出版以来，每一分册都是众多知名专家智慧的结晶，其科学、实用的内容得到了广大医务工作者的欢迎和肯定，被全国继续医学教育委员会和中华医学会共同列为国家继续医学教育推荐教材，同时连续被原国家新闻出版广电总局定为"十一五""十二五""十三五"国家重点出版物。

本套教材的编辑与出版得到了全国继续医学教育委员会、国家卫生健康委员会科技教育司、中华医学会及其各专科分会与众多专家的支持和关爱，在此一并表示感谢！

限于编写时间紧迫、经验不足，本套教材会有很多不足之处，真诚希望广大读者谅解并提出宝贵意见，我们将在再版时加以改正。

《国家级继续医学教育项目教材》编委会

目　录

第一部分　乳腺癌临床及临床转化研究进展

第二部分　乳腺癌重大临床试验及其转化性研究解读

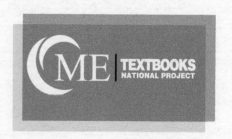

第一部分

乳腺癌临床及临床转化研究进展

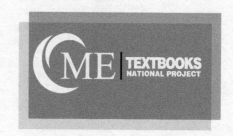

第一篇

乳腺癌诊疗新技术及流行病学研究进展

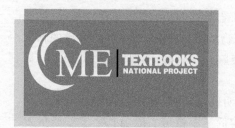

乳腺癌遗传学研究进展

第 1 章

美国癌症协会(American Cancer Society,ACS)的最新统计数据显示,乳腺癌占全球女性恶性肿瘤发病总数的25%,亚洲因乳腺癌死亡的患者数占全球的44%。最近几十年来,发展中国家的乳腺癌发病率仍在持续稳定地上升,乳腺癌现已成为导致发展中国家女性癌症相关死亡的第一大病种。虽然发展中国家乳腺癌的发病率仍低于西方发达国家,但死亡率却相对较高,其中确诊较晚是主要原因之一。

乳腺癌的发生、发展是一个多因素、多步骤协同作用的复杂过程,如物理因素、化学因素、基因突变、染色体异常和表观遗传学修饰变异等。尽管绝大多数的乳腺癌为散发病例,但家族性遗传性乳腺癌在所有类型乳腺癌中占的比例为20%～30%。本文将对乳腺癌的易感基因和表观遗传学研究进展进行综述,以期对遗传性乳腺癌的早期预防、早期诊断、早期治疗和遗传咨询提供参考。

一、遗传性乳腺癌易感基因

(一)BRCA1 和 BRCA2 基因

抑癌基因乳腺癌易感基因 1(breast cancer susceptibility gene 1,BRCA1)和 2(BRCA2)是主要的遗传性乳腺癌易感基因,已明确与乳腺癌发生存在高度相关性。家族性遗传性乳腺癌的发生至少30%归因于 BRCA1/2 的胚系突变。一项涵盖9856个 BRCA1/2 突变携带者的前瞻性队列研究结果显示,对于 BRCA1 和 BRCA2 基因突变携带者而言,80 岁前罹患乳腺癌的风险分别为72%和69%,风险高低还与是否有癌症家族史及突变的位置有关。

BRCA1/2 基因突变也可存在于部分原发性乳腺癌患者中,且生殖细胞与体细胞突变比例为2:1,即肿瘤原位组织中检测到的 BRCA1 和 BRCA2 基因突变可能来自于生殖细胞或体细胞,进行遗传咨询时尤其要注意这一点。

BRCA1/2 在细胞周期检查点控制、基因组稳定性维持及双链 DNA 修复的同源重组途径中发挥关键作用。BRCA1/2 的结构异常可导致 DNA 修复功能异常,影响细胞稳定,从而显著提高遗传性乳腺癌的发生率。

携带 BRCA1/2 突变的乳腺癌患者病理改变与无突变者有明显差异:除了恶性行为更加明显以外,雌二醇、孕酮和人类表皮生长因子受体 2(human epidermal growth factor receptor 2,HER2)通常全部为阴性,即临床上最为严重的乳腺癌类型——三阴性乳腺癌。

乳腺癌患者是否存在 BRCA1/2 突变与某些抗癌药物的疗效有关。正常的 BRCA1/2 可以激活细胞 S、G_2、M 期 DNA 损伤检测点，修复 DNA 损伤，进而使细胞对致 DNA 损伤类化疗药物（如铂类药物）耐药。而 BRCA1/2 突变患者对致 DNA 损伤类化疗药物敏感，突变携带患者用药后的临床缓解率显著高于非突变携带患者。最新的临床研究结果表明，聚腺苷二磷酸-核糖聚合酶（PARP）抑制剂对胚系 BRCA1/2 突变乳腺癌患者具有良好的抗肿瘤活性。

胚系 BRCA1/2 基因突变状态与乳腺癌患者预后关系尚不明确，但已有临床数据统计结果显示携带 BRCA1/2 突变的乳腺癌患者的总生存期、特异性生存期均低于不携带 BRCA1/2 突变或散发性乳腺癌患者。

在临床上开展早期 BRCA1/2 基因突变筛查显得尤为重要。对于乳腺癌患者而言，尽早识别其是否携带 BRCA1/2 突变，将有利于医师及时制订治疗方案和随访计划。对于目前健康但具有乳腺癌高危因素的女性，BRCA1/2 基因检测结果可以辅助评估她们罹患乳腺癌的危险度，从而接受有效的监测手段，以达到早发现、早诊断和早治疗的目的。

（二）其他乳腺癌易感基因

除 BRCA1/2 外，目前已有超过 20 个遗传性乳腺癌易感基因或体细胞变异被报道（表 1-1），而且数量还在不断增加。例如，TP53 基因的突变与并发乳腺癌的恶性肿瘤综合征相关，人群频率较低但风险程度高；PALB、CHEK2 等与 BRCA1/2 存在重要相互作用，近年来也在乳腺癌人群中发现它们存在致病性胚系突变。

TP53 是调控细胞生长的抑癌基因，其突变可引起 Li-Fraumeni 综合征，它是一种罕见的癌症综合征，约发生在 1% 的乳腺癌病例中。TP53 突变中最常见的是错义突变，编码区、启动子区的碱基缺失也有报道。TP53 基因突变导致乳腺癌发生风险增高的原因尚不明确，近年来基于 TCGA 数据库 RNA-seq 数据分析结果显示 TP53 突变可在糖酵解、线粒体活性等多个水平影响能量代谢。TP53 突变发生频率低，且其导致乳腺癌发生多与患者年龄及家族史存在密切关系，所以临床暂未普及 TP53 基因检测。

PALB2 与 BRCA1/2 共定位，共同促进基因组的稳定，辅助增强 BRCA1/2 重组修复及调控细胞周期检查点功能。PALB2 突变影响编码蛋白与 BRCA1/2 相互作用，导致乳腺癌具有 BRCA1/2 突变及同源重组缺陷的肿瘤标志性基因组特征。最早在 923 位家族性遗传性乳腺癌患者中发现 10 名存在该基因杂合性截短突变，且突变可使乳腺癌患病风险增加 2.3 倍。PALB2 纯合或复合杂合突变可引起 Fanconi 贫血。Fanconi 贫血——DNA 修复途径与乳腺癌易感性之间存在密切关系，PALB2 功能丧失型突变在散发性乳腺癌发病中起重要作用。

CHEK2 基因编码丝氨酸苏氨酸激酶，在 DNA 双链断裂时被激活，将信号转导至下游具有修复损伤能力的蛋白质。CHEK2 可磷酸化 BRCA1/2，增强它们在 DNA 修复中的作用。近年来 CHEK2 被列为乳腺癌易感基因，缺失型突变 1100delC 在欧洲乳腺癌人群中高发，携带该突变人群罹患乳腺癌风险增加 2～3 倍，其中携带 1100delC 纯合突变人群的乳腺癌患病风险较正常者增加 6 倍。

ATM 是一个重要的多功能基因，DNA 损伤可激活其表达，进而自身磷酸化激活下游通路并对细胞周期进行调节，最终修复 DNA，维持细胞稳态。ATM 纯合突变携带者患有共济失调毛细血管扩张症，表现为小脑共济失调、免疫缺陷和乳腺癌患病风险增加。ATM 基因突变的女性罹患乳腺癌风险是正常人的 3～6 倍。另外，ATM 蛋白表达降低与乳腺癌的侵袭存在部分关联。

表 1-1　部分重要的遗传性乳腺癌易感基因*

基因	位置	临床表型	遗传方式
RAD54L	1p34.1	乳腺浸润性导管癌	常染色体显性遗传
CASP8	2q33.1	乳腺癌	常染色体显性遗传
BARD1	2q35	乳腺癌	常染色体显性遗传
PIK3CA	3q26.32	乳腺癌	体细胞变异
HMMR	5q34	乳腺癌	常染色体显性遗传
NQO2	6p25.2	乳腺癌	常染色体显性遗传
ESR1	6q25.1	乳腺癌	常染色体显性遗传
RB1CC1	8q11.23	乳腺癌	体细胞变异
SLC22A1L	11p15.4	乳腺癌	体细胞变异
TSG101	11p15.1	乳腺癌	体细胞变异
ATM	11q22.3	乳腺癌	常染色体显性遗传
KRAS	12p12.1	乳腺癌	体细胞变异
XRCC3	14q32.3	乳腺癌	常染色体显性遗传
AKT1	14q32.3	乳腺癌	体细胞变异
RAD51	15q15.1	乳腺癌	常染色体显性遗传
PALB2	16p12.2	乳腺癌	常染色体显性遗传
CDH1	16q22.1	小叶型乳腺癌	常染色体显性遗传
TP53	17p13.1	乳腺癌	常染色体显性遗传
PHB	17q21.3	乳腺癌	常染色体显性遗传
PPM1D	17q23.2	乳腺癌	体细胞变异
BRIP1	17q23.2	早发性乳腺癌	常染色体显性遗传
CHEK2	22q12.1	乳腺癌	常染色体显性遗传

*:表格数据来源于 OMIM。

RAD54L(RAD54 Like):RAD54 样蛋白

CASP8(caspase 8):半胱氨酸蛋白酶 8

BARD1(BRCA1 associated RING domain 1):BRCA1 相关环结构域 1

PIK3CA(phosphatidylinositol-4,5-bisphosphate 3-kinase catalytic subunit alpha):磷脂酰肌醇-4-磷酸二磷酸-3-激酶催化亚单位 α

HMMR(hyaluronan mediated motility receptor):透明质酸介导型运动受体

NQO2(N-ribosyldihydronicotinamide:quinone reductase 2):N-核糖基二氢烟酰胺:醌还原酶 2

ESR1(estrogen receptor 1):雌激素受体 1

RB1CC1(RB1 inducible coiled-coil 1):RB1 诱导型 E 螺旋体 1

SLC22A1L(solute carrier family 22 member 1L):溶质载体家族 22 成员 1L

TSG101(tumor susceptibility 101):肿瘤易感性蛋白 101

ATM(ATM serine/threonine kinase):ATM 丝氨酸/苏氨酸激酶

KRAS(KRAS proto-oncogen GTPase):KRAS 原癌基因-GTP 酶

XRCC3(X-ray repair cross complementing 3):X 线修复交叉互补蛋白 3

AKT1(AKT serine/threonine kinase 1):Akt 丝氨酸/苏氨酸激酶 1

RAD51(RAD51 recombinase):RAD51 重组酶

PALB2(partner and localizer of BRCA2):BRCA2 伴侣及定位蛋白

CDH1(cadherin 1):钙黏蛋白 1

TP53(tumor protein P53):肿瘤蛋白 P53

PHB(prohibitin):抑制素

PPM1D(protein phosphatase,Mg^{2+}/Mn^{2+} dependent 1D):Mg^{2+}/Mn^{2+} 依赖型蛋白磷酸酶-1D

BRIP1(BRCA1 interacting protein C-terminal helicase 1):BRCA1 相互作用蛋白 C-末端解旋酶 1

CHEK2(checkpoint kinase 2):检查点激酶 2

二、乳腺癌相关的表观遗传学变化

（一）非编码 RNA

1. 微小 RNA（microRNA，miRNA） 是一类长度为 18～22 nt 核苷酸的内源性非编码短链 RNA，通过与靶蛋白 mRNA 3′端非翻译区的完全或不完全互补结合，抑制 mRNA 的翻译或降解 mRNA。研究表明，miRNA 的异常表达与乳腺癌的发生发展密切相关，因此具备作为乳腺癌诊断标志物和治疗靶点的潜力。例如，miR-20a 在乳腺癌血管生成方面发挥重要作用，乳腺癌细胞 MCF7 高表达 miR-20a 可以显著扩大血管孔径和网格面积；在乳腺癌细胞 MDA-MB-231 中抑制 miR-20a 后，血管孔径则显著减小。血管生成是肿瘤发展的关键过程，所以 miR-20a 有可能作为乳腺癌的治疗靶标。此外，miR-19b 在不同类型乳腺癌组织中表达水平不一，在激素受体阳性/HER2 阴性的乳腺癌组织中低表达，是一种抑制肿瘤的 miRNA。

miRNA 与乳腺癌药物耐药休戚相关，包括化疗、靶向治疗和内分泌治疗药物。miRNA 促进药物耐药的机制主要有 4 点：①促进药物转运蛋白将进入细胞内的药物排出；②通过改变自噬和凋亡，提高肿瘤细胞生存能力；③干扰正常的信号通路；④激活上皮-间质细胞转化过程，增加癌症干细胞数量，促进转移。参与上述活动的 miRNA 见图 1-1。

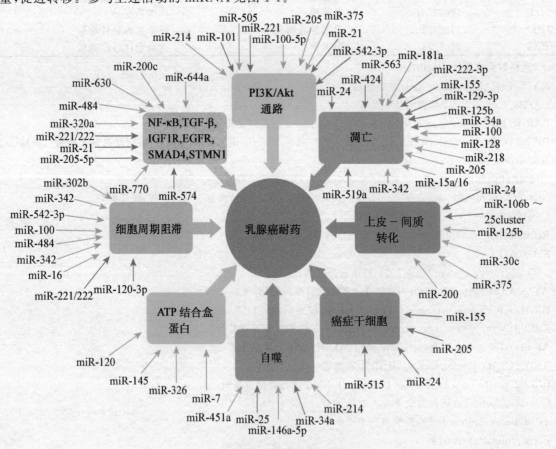

图 1-1* miRNA 参与乳腺癌药物耐药性调控的机制

*：红色箭头表示促进肿瘤发生，绿色箭头表示抑制肿瘤发生。

TGF-β（transforming growth factor-β）：转化生长因子-β；IGF1R（insulin-like growth factor 1 receptor）：胰岛素样生长因子 1 受体；EGFR（epithelial growth factor receptor）：表皮生长因子受体

2. 长链非编码 RNA(long non-coding RNA,lncRNA)　是一类在细胞核或细胞质中转录长度超过 200 nt 核苷酸但无或很少有蛋白质编码功能的 RNA,与 DNA、RNA 和蛋白质相互作用进而发挥相应的生物学功能。

lncRNA 的异常表达参与乳腺癌发生发展,包括促进或抑制作用。例如,lncRNA BANCR 在乳腺癌中高度表达,促进乳腺癌细胞的生长、侵袭和转移,与乳腺癌患者的预后密切相关。在乳腺癌细胞中低表达的 lncRNA-CTD-2108O9.1,由于解除了对转移抑制因子 LIFR 的抑制,从而降低乳腺癌细胞的转移能力;lncRNA XIST 与 miR-155 结合,后者通过抑制转录因子 CDX1,降低乳腺癌细胞的生长、迁移和侵袭能力。与乳腺癌相关的 lncRNA 及其作用机制见表 1-2。这些 lncRNA 作为生物标记物有可能应用于乳腺癌的诊断和治疗。

表 1-2　部分乳腺癌相关 lncRNA 的作用机制

lncRNA	表达水平	作用机制
ROR	上调	作用于多功能干细胞功能维持相关的转录因子 SOX2、OCT4 和 NANOG,破坏干细胞自我更新能力
Hh	上调	诱导 OCT4 和 SOX2 表达,促进干细胞的自我更新
BANCR	上调	促进癌细胞的生长、侵袭和转移
XIST	上调	作用于 miR-155,调控转录因子 CDX1,抑制癌细胞的生长、迁移和侵袭
FOXC2-AS1	上调	影响癌细胞的周期和凋亡
MAPT-AS1	上调	影响 MAPT mRNA 的稳定性,促进癌细胞的增殖和迁移
HOTAIR	上调	调节 HoxD10 表达,抑制肿瘤抑制性 miR-7 的作用
CTD-2108O9.1	下调	靶向转移抑制因子 LIFR,降低癌细胞的转移能力
CASC2	下调	通过失活 TGF-β 路径,抑制癌细胞的扩散和转移
MALAT1	下调	调节上皮细胞黏附分子(EpCAM)和整合蛋白 4(ITGB4),是一种肿瘤抑制因子
FENDRR	下调	抑制癌细胞增殖
ZFAS1	下调	通过上皮-间质转化影响细胞的迁移和侵袭
MAGI2-AS3	下调	通过 Fas 和 FasL 路径抑制肿瘤细胞生长
PlncRNA-1	下调	上调 TGF-β1,下调 PHGDH,抑制细胞生长

3. 环状 RNA(circRNA)　是一类新型的 RNA,通过与 miRNA 或其他分子结合,在转录或转录后水平上调节基因表达。

circRNA 与乳腺癌的发生密切相关,但其中仅有少数 circRNA 的功能被阐明。例如 hsa_circ_0011946 通过招募 miR_26a/b,抑制复制因子 C 亚基 3(RFC3),从而使得 MCF7 的迁移和侵袭能力减弱。circRNA-000911 通过招募 miR-449a,激活 Notch1 和 NF-κB 通路,促进乳腺癌发生。综合乳腺癌相关的 circRNA 研究进展,促进肿瘤发生的有 circRNA hsa_circ_0001982、circular RNA circ-ABCB10 和 HIF1α-associated circDENND4C,抑制肿瘤发生的有 circular RNA VRK1 和 circG-FRA1,详见表 1-3。

表 1-3　部分乳腺癌相关的 circRNA 的作用机制

circRNA	表达水平	作用机制
circRNA_000911	上调	招募 miR-449a,激活 Notch1 和 NF-κB 通路,促进乳腺癌发生
hsa_circ_0001982	上调	通过下调 miR-143,促进乳腺癌细胞的增殖和侵袭
circ-ABCB10	上调	通过招募 miR-1271,促进乳腺癌细胞的增殖
HIF1α-associated circDENND4C	上调	低氧环境中高表达,促进乳腺癌细胞增殖
hsa_circ_0011946	下调	抑制 RFC3 表达,减弱乳腺癌细胞的迁移和侵袭能力
VRK1	下调	抑制癌症干细胞的扩散和自我更新能力
circGFRA1	下调	结合 miR-34a,在三阴性乳腺癌中作为竞争性的内源 RNA(ceRNA)调节 GFRA1 的表达,抑制乳腺癌细胞的增殖并促进其凋亡

(二)DNA 甲基化

由 DNA 甲基转移酶 DNMTs 催化的 DNA 甲基化是调控细胞增殖、凋亡、分化及细胞周期的重要表观遗传机制之一。DNA 甲基化对维持基因组结构和调节基因表达至关重要。异常的 DNA 甲基化通常发生在参与癌症发病和增殖阶段的转录因子的启动子区域中,导致抑癌基因的沉默从而诱发肿瘤。在乳腺癌中,DNA 甲基化已经显示出作为早期诊断、治疗监测、预后评估的生物标志物的潜力。

几乎所有的组织和体液样本都可以用于 DNA 甲基化的检测。通过检测发现,与乳腺癌早期发生相关的甲基化基因包括 *BRCA1*、*CCND2*、*ER*、*PR*、*CDH1*、*SEPT9*、*PITX2*、*SHOX2*、*RASSF1A*、*TET*、*APC*、*GSTP1* 和 *RAR-β* 等。例如,*BRCA1* 启动子甲基化的乳腺癌患者总生存期较短,但在接受辅助化疗的三阴性乳腺癌患者中,*BRCA1* 启动子甲基化患者无病生存期有延长的迹象。乳腺癌细胞中 *PITX2* 基因的高度甲基化,与其不良预后和术后复发风险均具有较高的相关性。此外,DNMT1 在 DNA 复制过程中保持甲基化有利于控制细胞的生长,但是 DNMT3B、DNMT3A 和 DNMT3L 的过多将会导致肿瘤抑制因子的超甲基化从而诱发癌症。

目前用于癌症治疗的 DNA 甲基转移酶抑制药包括核苷类抑制和非核苷衍生物抑制剂,其中非核苷 DNMT 抑制剂在乳腺癌肿瘤细胞系中表现出良好的抗肿瘤作用,目前处于研究阶段的 DNA 甲基转移酶抑制剂(DNMTi)如表 1-4 所示。

表 1-4　研发阶段的 DNA 甲基转移酶抑制剂

分类	抑制药名称	作用靶点	临床研究阶段
核苷类	5-氟 2-脱氧胞苷(5-F-CdR)	DNMTs	Ⅰ 期
	胞苷类似物(zebularine)	DNMTs	临床前期研究
非核苷类	肼屈嗪(hydralazine)	DNMT1	Ⅲ 期
	普鲁卡因胺(procainamide)	DNMT1	临床前期研究
	SGI-1027	DNMTs	临床前期研究
	RG108	DNMTs	临床前期研究

(三)组蛋白修饰

在细胞核内,组蛋白八聚体与缠绕在其表面的 DNA 一起组成核小体,它们的末端修饰在基因表达调控中起着重要作用。这些修饰通过募集影响转录的核蛋白,或者使转录因子结合位点关闭或开放,最终影响基因的表达和染色质的结构。常见的组蛋白修饰包括甲基化、乙酰化、磷酸化和泛素化等,如图 1-2 所示。

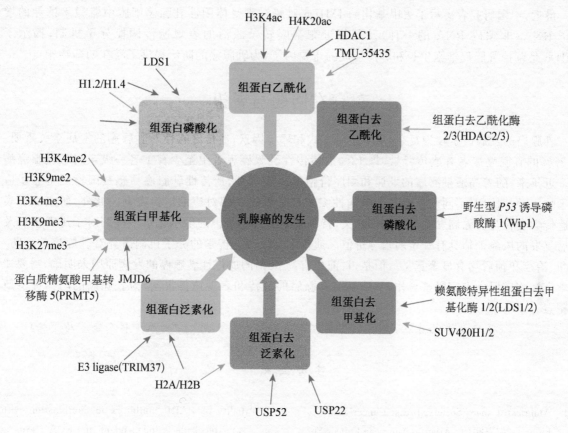

图 1-2　组蛋白修饰与乳腺癌的发生

*:红色箭头表示促进肿瘤发生,绿色箭头表示抑制肿瘤发生

　　组蛋白甲基化与打开或压缩的染色质区域有关,这取决于组蛋白特定的氨基酸甲基化。作为基因表达的重要激活或抑制因素,H3K4me2 和 H3K27me3 在三阴性乳腺癌组织中富集,促进肿瘤发生。蛋白质精氨酸甲基转移酶 5 (PRMT5)通过招募转录因子 FOXP1 启动子,促进组蛋白甲基化(H3R2me2s,H3K4me3)。组蛋白甲基转移酶 SET1 的增加能够调节乳腺癌干细胞功能。PRMT5 抑制剂对三阴性乳腺癌患者治疗效果显著。组蛋白去甲基化酶 2(LSD2)在 basal-like 型乳腺癌细胞中高表达,在乳腺癌细胞 MDA-MB-231 中过表达 LSD2 可以显著促进肿瘤的生长。在乳腺癌细胞系中,H4K20me3 特异性组蛋白甲基转移酶 SUV420H1 和 SUV420H2 的高表达抑制癌细胞的侵袭性。相反,在永生化的 MCF-10A 细胞系中,SUV420H2 的下调促进乳腺癌细胞的侵袭。

　　组蛋白乙酰化和去乙酰化修饰与乳腺癌发生具有高度相关性。对 192 例乳腺癌组织和正常组织进行 ChIP-qPCR,结果显示 BRCA1、EZH2、P300、SCR3、ERS1、ERS2 和 PGR 基因启动子上的组蛋白 H3 修饰(H3K27 甲基化、H3K4 和 H3K9 乙酰化)可以区分乳腺癌的高危型和低危型。组蛋白去乙酰酶抑制剂 HDACi 可以促进 LIFR 基因启动子的组蛋白乙酰化,进而招募结构域蛋白 BRD4,增强 LIFR 的表达,激活 JAK1-STAT3 信号通路,通过激活抗凋亡级联路径负反馈抑制 HDACi 在乳腺癌中的作用,同时抑制 BRD4 或 JAK,从而增强乳腺癌尤其是三阴性乳腺癌对 HDACi 的敏感性,该研究表明联合使用 HDACi 和 BRD4 抑制剂或 JAK 抑制剂可能成为乳腺癌的有效治疗手段。

组蛋白的磷酸化修饰也参与乳腺癌的发生过程。例如在三阴性乳腺癌中,JNC 激酶通过磷酸化组蛋白去乙酰化酶 HDAC3 增加 HDAC3 抑制剂的结合力。LSD1 的 Ser_{112} 位点磷酸化对于诱导乳腺癌细胞的上皮-间质转化和肿瘤转移发生具有重要作用。

最近,中国研究者揭示了去甲基化酶 JMJD6 对雌激素受体阳性乳腺癌细胞中雌激素诱导的增强子 RNA(非编码 RNA 的一种)及其邻近靶基因转录激活的表观遗传调控分子机制,揭示了 JMJD6 是调控乳腺癌细胞生长和肿瘤形成的重要因子,为乳腺癌的防治提供了潜在的药物靶点。

三、存在问题与展望

乳腺癌的发病因素较为复杂,除了生活方式和环境因素,遗传易感性对乳腺癌的发病至关重要。约 27％的乳腺癌患者有遗传背景,每 13％的遗传性乳腺癌患者中至少有 1 名一级亲属有乳腺癌病史。近年来,随着高通量测序的发展和测序价格的显著降低,遗传性乳腺癌易感基因检测也逐步应用于临床,同时可对不同的易感基因致病性突变携带者提供相对应的遗传咨询。此外,研究显示表观遗传学变化与乳腺癌发生发展密切相关,特别是某些易感基因的甲基化水平检测对于患者预后及术后复发的风险评估具有一定的指导价值。遗传学和表观遗传学的分子机制研究对乳腺癌的预防、诊断、治疗和预后均有显著意义。但是,目前仍有约 50％的遗传性乳腺癌的发病原因未明确,需要遗传学家和临床医学专家紧密合作,不断阐明乳腺癌的遗传和表观遗传机制,为乳腺癌的防治提供新的靶点。

(复旦大学代谢分子医学教育部重点实验室　马　竞　章美琴　崔人婕　马　端)

参 考 文 献

[1] American Cancer Society. Breast Cancer Facts & Figures 2017-2018. Atlanta：American Cancer Society，Inc. 2017[2018-04-21].

[2] Siegel RL，Miller KD，Jemal A. Cancer Statistics，2017. Cancer Journal for Clinicians，2017，67(1)：5.

[3] Kuchenbaecker KB，Hopper JL，Barnes DR，et al. Risks of Breast，Ovarian，and Contralateral Breast Cancer for BRCA1 and BRCA2 Mutation Carriers. JAMA，2017，317(23)：2402-2416.

[4] Winter C，Nilsson MP，Olsson E，et al. Targeted sequencing of BRCA1 and BRCA2 across a large unselected breast cancer cohort suggests that one-third of mutations are somatic. Annals of Oncology Official Journal of the European Society for Medical Oncology，2016，27(8)：1532-1538.

[5] Domagala P，Hybiak J，Rys J，et al. Pathological complete response after cisplatin neoadjuvant therapy isassociated with the downregulation of DNA repair genes inBRCA1-associated triple-negative breast cancers. Oncotarget，2016，7(42)：68662-68673.

[6] Carey JP，Karakas C，Bui T，et al. Synthetic lethality of PARP inhibitors in combination with MYC blockade is independent of BRCA status in triple negative breast cancer. Cancer Research，2017，78(3)：canres. 1494. 2017.

[7] Xie Y，Gou Q，Wang Q，et al. The role of BRCA status on prognosis in patients with triple-negative breast cancer. Oncotarget，2017，8(50)：87151.

[8] Harami-Papp H，Pongor LS，Munkácsy G，et al. TP53 mutation hits energy metabolism and increases glycolysis in breast cancer. Oncotarget，2016，7(41)：67183-67195.

[9] Foo TK，Tischkowitz M，Simhadri S，et al. Compromised BRCA1-PALB2 interaction is associated with breast cancer risk. Oncogene，2017，36(29)：4161.

[10] Zhang K，Zhou J，Zhu X，et al. Germline mutations of PALB2 gene in a sequential series of Chinese patients with breast cancer. Breast Cancer Research & Treatment，2017，166(3)：865.

[11] Luengo-Gil G，Gonzalez-Billalabeitia E，Perez-Henarejos SA，et al. Angiogenic role of miR-20a in breast cancer. Public Library of Science One，

2018,13(4):e0194638.

[12] Maleki E,Ghaedi K,Shahanipoor K,et al. Down-regulation of microRNA-19b in hormone receptor-positive/HER2-negative breast cancer. APMIS,2018,126(4):303-308.

[13] Hu W,Tan C,He Y,et al. Functional miRNAs in breast cancer drug resistance. Onco Targets and Therapy,2018,11:1529-1541.

[14] Yu G,Zhang W,Zhu L,et al. Upregulated long non-coding RNAs demonstrate promising efficacy for breast cancer detection:a meta-analysis. Onco Targets and Therapy,2018,11:1491-1499.

[15] Lou KX,Li ZH,Wang P,et al. Long non-coding RNA BANCR indicates poor prognosis for breast cancer and promotes cell proliferation and invasion. European Review for Medical and Pharmacological Sciences,2018,22(5):1358-1365.

[16] Chen S,Zhu J,Wang F,et al. LncRNAs and their role in cancer stem cells. Oncotarget,2017,8(66):110685.

[17] Zhang HD,Jiang LH,Sun DW,et al. CircRNA:a novel type of biomarker for cancer. Breast Cancer,2018,25(1):1-7.

[18] Meißner T,Mark A,Williams C,et al. Metastatic triple-negative breast cancer patient with TP53 tumor mutation experienced 11 months progression-free survival on bortezomib monotherapy without adverse events after ending standard treatments with grade 3 adverse events. Cold Spring Harbor Molecular Case Studies,2017,3(4):mcs. a001677.

[19] He R,Liu P,Xie X,et al. circGFRA1 and GFRA1 act as ceRNAs in triple negative breast cancer by regulating miR-34a. Journal of Experimental & Clinical Cancer Research Cr,2017,36(1):129.

[20] Aubele M,Schmitt M,Napieralski R,et al. The predictive value of PITX2 DNA methylation for high-risk breast cancer therapy:current guidelines,medical needs,and challenges. Dis Markers,2017,2017:4934608.

[21] Pan Y,Liu G,Zhou F,et al. DNA methylation profiles in cancer diagnosis and therapeutics. Clinical and Experimental Medicine,2018,18(1):1-14.

[22] Pasculli B,Barbano R,Parrella P. Epigenetics of breast cancer:Biology and clinical implication in the era of precision medicine. Seminars in Cancer Biology,2018.

[23] Judes G,Dagdemir A,Karsli-Ceppioglu S,et al. H3K4 acetylation,H3K9 acetylation and H3K27 methylation in breast tumor molecular subtypes. Epigenomics,2016,8(7):909-924.

[24] Zeng H,Qu J,Jin N,et al. Feedback activation of leukemia inhibitory factor receptor limits response to histone deacetylase inhibitors in breast cancer. Cancer Cell,2016,30(3):459-473.

[25] Gao WW,Xiao RQ,Zhang WJ,et al. JMJD6 licenses Eralpha-dependent enhancer and coding gene activation by modulating the recruitment of the CARM1/MED12 co-activator complex. Molecular Cell,2018.

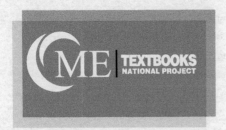

中美常见恶性肿瘤的流行及其时间变化的比较研究

第 2 章

一、前　言

对全球及部分国家恶性肿瘤流行病学的数据解读，可了解癌症的病因、相关的政策因素及科技的变迁，对我国乃至全球恶性肿瘤的防控提供重要线索和参考指导。

自 1951 年起，美国癌症协会(American Cancer Society,ACS)每年都会发表全美癌症数据，系统地展示美国癌症的发病率、死亡率及其变化趋势并探索其原因。2018 年 1 月在 *CA：A Cancer Journal for Clinicians* 上发表的"Cancer Statistics,2018"，展示了美国在癌症预防和控制上取得的举世瞩目的成就。美国癌症流行状况及其成因分析，对中国癌症防控具有可借鉴作用。

本文通过对 CA、Globocan 等肿瘤流行病学数据中中国和美国数据的对比分析，关注多种防控效果显著的恶性肿瘤，探讨中、美两国恶性肿瘤发展特点及其在防控中起重要作用的因素。

二、资料来源

本研究采用二手数据分析的方法，比较中、美两国在发病率和死亡率、发展趋势以及生存的差异。纳入分析的数据来源包括 Globocan、*CA：A Cancer Journal for Clinicians* 上发表的中美最新的恶性肿瘤数据、中国统计年鉴以及 CONCORD3 的各国生存研究资料。

三、结　果

(一)中美恶性肿瘤总体发病率和死亡率比较

Globocan 数据库显示，2012 年中国和美国的粗发病率分别为 225.2/10 万和 507.8/10 万，美国的粗发病率为中国的 2.25 倍。中、美癌症年龄标化发病率分别为 174.0/10 万和 318.0/10 万，美国为中国的 1.82 倍。美国恶性肿瘤发病率显著高于中国且老龄化程度较中国更为严重。中、美癌症发病率和死亡率的比较见图 2-1。

中、美两国的粗死亡率分别为 162.0/10 万和 195.5/10 万。死亡率中国(为 71.94%)显著高于美国(38.50%)。美国的癌症年龄标化死亡率为 105.8/10 万，低于中国的 122.2/10 万。

在去除人口结构的影响之后，中国的癌症发病率低于美国，而死亡率却高于美国，提示中国恶性

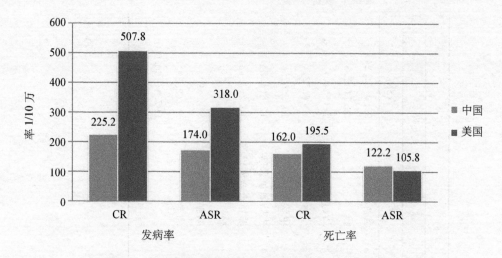

图 2-1　中、美癌症发病率和死亡率的比较(Globocan 2012)

CR. crude rate,发病率；ASR. age-standardized rate,年龄标化发病率

肿瘤患者预后较差。

　　导致发病死亡比差异的原因中,一个重要的原因是瘤谱不同。中、美两国常见癌症的比例存在非常显著的差异。如美国男性恶性肿瘤的发病率世标率为 347.0/10 万,远高于中国的 211.2/10 万。但是,其中发病率最高的是前列腺癌,为 98.2/10 万,而中国为 5.3/10 万,仅为美国的 5.4%。美国男性年龄标化发病率排名前 5 位的分别是前列腺癌、肺癌、结直肠癌、膀胱癌和皮肤黑色素瘤,而中国男性年龄标化发病率排名前 5 位的分别是肺癌、肝癌、胃癌、食管癌和结直肠癌。相对而言,中国男性的排名靠前的恶性肿瘤类型预后均较差。中国女性发病前 5 位的分别是乳腺癌、肺癌、胃癌、结直肠癌和肝癌,美国分别是乳腺癌、肺癌、结直肠癌、子宫体癌和甲状腺癌。尽管发病顺位前两位中国女性和美国女性一致,但是美国女性乳腺癌年龄标化发病率为 92.9/10 万,远远高于中国的 22.1/10 万,肺癌年龄标化发病率也高于中国女性(表 2-1)。

(二)美国与中国恶性肿瘤变化趋势

　　美国癌症死亡率的下降是其在癌症控制上最瞩目的成就。2014—2015 年,全美十大主要死因当中,唯独恶性肿瘤一项是下降的,可见近数十年来美国癌症的防控取得的卓越成绩。美国自 1991 年以来,恶性肿瘤的年龄标化死亡率呈现明显的持续下降趋势,从 215.1/10 万下降至 2015 年的 158.6/10 万,下降 26%。其中男性下降 32%,显著高于女性(23%)。如果与癌症死亡率维持在最高时期水平相比,相当于在 25 年间挽救了 2 378 600 人免于死于癌症。

　　从病种上看,在最近 20 年中,美国四大主要癌症死亡率全都大幅下降,乳腺癌 1989—2015 年死亡率降低 39%,前列腺癌 1993—2015 年降低 52%,结直肠癌 1970—2015 年降低 52%,男性肺癌 1990—2015 年降低 45%,女性肺癌 2002—2015 年降低 19%。

　　而在中国,随着卫生条件改善、经济水平提升和生活方式的改变,尽管过去在中国高发的胃癌、肝癌和食管癌的年龄标化死亡率均出现下降,但男性在结直肠癌、胰腺癌、前列腺癌和白血病,女性在乳腺癌、宫颈癌和卵巢癌的年龄标化死亡率均出现上升,男性在肺癌、膀胱癌、脑部肿瘤以及女性在结直肠癌、肺癌、子宫癌和甲状腺癌的年龄标化死亡率则处于稳定状态。

　　尽管中国的年龄标化死亡率总体保持稳定,但是由于老龄化等问题,我国恶性肿瘤的粗死亡率呈持续上升态势。国家统计局公布的资料显示,中国城市中,男性和女性的恶性肿瘤的死亡率分别从 1990 年的 155.1/10 万和 99.38/10 万上升至 2016 年的 200.97/10 万和 118.05/10 万,26 年间年

表 2-1　中国和美国男、女性发病排名前 10 位的恶性肿瘤

排名	中国				美国			
	男性		女性		男性		女性	
	部位	ASR(%)	部位	ASR(%)	部位	ASR(%)	部位	ASR(%)
1	肺	52.8(25.00)	乳腺	22.1(15.80)	前列腺	98.2(28.30)	乳腺	92.9(31.24)
2	肝	33.7(15.96)	肺	20.4(14.58)	肺	44.2(12.74)	肺	33.7(11.33)
3	胃	32.8(15.53)	胃	13.1(9.36)	结、直肠	28.5(8.21)	结、直肠	22(7.40)
4	食管	18.6(8.81)	结、直肠	11.6(8.29)	膀胱	19.6(5.65)	子宫体	20(6.72)
5	结、直肠	16.9(8.00)	肝	10.9(7.79)	皮肤黑色素瘤	16.8(4.84)	甲状腺	19.5(6.56)
6	前列腺	5.3(2.51)	子宫体	8.6(6.15)	肾	15.9(4.58)	皮肤黑色素瘤	12.6(4.24)
7	肾	5.1(2.41)	子宫颈	7.5(5.36)	非霍奇金淋巴瘤	14.7(4.24)	非霍奇金淋巴瘤	10.2(3.43)
8	白血病	5(2.37)	食管	6.7(4.79)	白血病	10.3(2.97)	肾	8.5(2.86)
9	膀胱	4.8(2.27)	甲状腺	4.4(3.15)	肝	9.8(2.82)	胰腺	8(2.69)
10	胰腺	4.5(2.13)	卵巢	4.1(2.93)	胰腺	8.6(2.48)	卵巢	7.1(2.39)
所有肿瘤除外非皮肤黑色素瘤		211.2(100.00)		139.9(100.00)		347.0(100.00)		297.4(100.00)

资料来源：Globocan 2012

ASR. age-standardized rate，年龄标化发病率

均上升速度分别为 2.56％和 1.14％；中国农村男性和女性的恶性肿瘤的死亡率分别从 1990 年的 140.41/10 万和 83.32/10 万上升至 2016 年的 199.41/10 万和 110.45/10 万，年平均上升速度达到 3.05％和 1.22％，农村均略高于城市（图 2-2）。

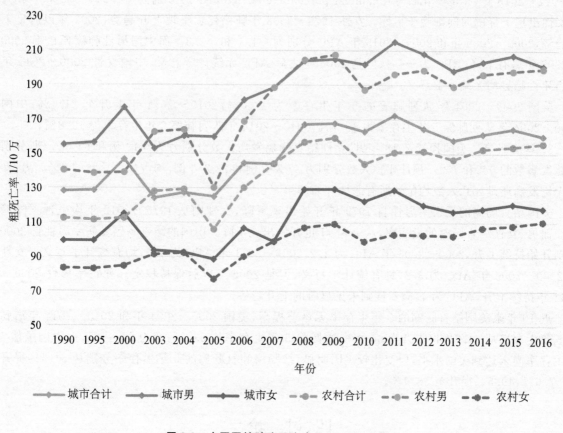

图 2-2　中国恶性肿瘤死亡率（1990－2016 年）

资料来源：中国统计年鉴

APC. annual percentage change，年度变化百分比

1. 乳腺癌　2018 年预计美国新发乳腺癌病例为 266 120 例，占女性恶性肿瘤发病的 30％，位列第一；死亡 40 920 例，占女性恶性肿瘤死亡的 14％，位列第二。尽管乳腺癌预后相对优于大部分肿瘤，但是由于其基数巨大，仍是导致美国女性死亡的第二大恶性肿瘤。

美国目前女性乳腺癌的年龄标化发病率为 123.6/10 万，死亡率为 20.9/10 万。2005－2014 年乳腺癌发病率以每年 0.4％的速度上升，但是死亡率却在以每年 1.8％的速度下降。中国乳腺癌 2000－2011 年以每年 3.9％的速度持续上升，死亡率也以每年 1.1％的速度上涨。既往的研究也显示中国女性乳腺癌发病率上升速度高于欧美发达国家。

在乳腺癌患者生存方面，美国自 1995 年开始，乳腺癌的 5 年生存率就已达到 86.0％，2010－2014 队列更是达到 90.2％。中国在近 20 年间在乳腺癌的生存上取得了突飞猛进的进步，中国女性乳腺癌 5 年生存率从 1995－1999 年的 53.8％提高到 2010－2014 年的 83.2％，与美国的生存差距进一步缩小。

2. 肺癌　2018 年预计美国新发肺癌病例男性为 121 680 例，占 14％，位列第二，女性 112 350 例，占 13％，亦位列第二；死亡人数男性 83 550 例，占 26％，位列第一，女性 70 500 例，占 25％，亦位列第一。可见肺癌在美国虽然发病率在男、女性都不占首位，但是死亡率却占据第一，并远远超过其他恶性肿瘤。

美国肺癌死亡率有着显著的时间趋势,男性1975—1991年肺癌的死亡率均呈现上升趋势,但是在1991—2015年,肺癌死亡率则呈下降趋势,且下降速率逐步加快。1991—2005年、2005—2012年和2012—2015年,年度变化百分比(annual percentage change,APC)分别为−1.9、−3.0和−4.0。而女性出现下降的时间则晚于男性。女性1975—2003年肺癌死亡呈现上升趋势,2003年以后呈下降趋势,2003—2009年和2009—2015年APC分别为−1.1和−2.3。而中国男性肺癌死亡率2000—2003年略有下降,APC为−4.1,但是2003年之后APC无统计学意义,中国女性2000—2011年肺癌死亡趋势均无统计学意义。

美国2000—2004年队列肺癌的5年生存率为17.0%,2010—2014年上升至21.1%;中国2000—2004年队列肺癌5年生存率为18.7%,2010—2014年队列肺癌5年生存率为19.8%。

3. 结直肠癌 美国预计2018年男、女性结直肠癌发病人数分别为75 610例和64 640例,分别占总发病数的9%和7%。预计死亡人数分别为27 390例和23 240例,均占死亡总数的8%。男、女性无论发病还是死亡人数均位列所有恶性肿瘤的第三位。

美国结直肠癌的死亡率男性自1979年开始出现下降,女性则从1975—2012年均呈现下降趋势。而男、女性结直肠癌的发病率,从1985年也开始出现下降。中国的结直肠癌发病率男性自2000年则开始持续上升,2000—2006年APC为4.2,2006—2011年APC为1.3,均有统计学意义。女性则2000—2006年APC为3.2,具有统计学意义,但是2006年以后保持稳定。死亡率男性2000—2011年持续上升,APC为1.6,女性则未见显著的上升趋势。

近10年来美国结直肠癌的5年生存率无显著提高,美国2000—2004年和2010—2014年结肠癌5年生存率从64.7%仅提升为64.9%,直肠癌5年生存率从63.9%变为64.1%。而中国虽然5年生存率尚未达到美国水平,但变化较美国明显,结肠癌和直肠癌的5年生存率分别从51.4%提升至57.6%,49.5%提升至56.9%。

四、讨 论

中国癌症患者的死亡率高于美国,其中最主要的原因是由于瘤谱不同。肝癌、胃癌、食管癌、宫颈癌等在中国为常见的瘤种,其发病率和死亡率都显著高于美国。而美国前列腺癌、结直肠癌和乳腺癌发病率远高于中国,但其预后相对较好。虽然近年来肿瘤的筛查和治疗方面的进步使得患者生存有所改善,但由于中国常见的瘤别,包括胃癌、肝癌、食管癌、肺癌以及迅速增长的胰腺癌的治疗有效性差,导致生存率仍旧非常低。在我国乳腺癌自20世纪70年代以来的资料都显示了发病率迅速上升的状况。

癌症相关的生活方式危险因素在我国仍然广泛流行。美国的控烟成效举世瞩目,成人吸烟率由1990年的42.4%下降到2014年的16.8%,男性的吸烟率为16.7%,与女性(13.6%)相差不大。而我国成人危险因素监测结果表明,男性的吸烟率为52.5%,大部分公共场所有烟比例超过50%,男性饮酒率47.6%,危险饮酒率达到9.4%,居民从不锻炼的比例达到83.8%,超重和肥胖呈现明显上升趋势,成人超重率达到27.9%,肥胖率达到5.1%,青年人的吸烟率和饮酒率仍在上升。

除了瘤谱改变外,我国肿瘤防控面临的另一个重大问题是老龄化。癌症是与年龄因素密切相关的一类疾病。尽管美国年龄标化的发病率和死亡率均有所下降,但是人口老龄化加剧使得美国的癌症控制工作仍倍感压力。

在我国随着人口生育率和死亡率的双重下降,现在乃至未来很长时间中都会面临同样的老龄化挑战。2016年我国65岁以上人口占总人口的比例已达到10.8%,高于世界公认的7%的老龄化社会的警戒线。老年人口的增长,使癌症发病率也持续增长,老年癌症患者的医疗服务需求无论在数量上和复杂程度上都会带来重大挑战。

目前美国恶性肿瘤的年龄标化发病率总体呈下降趋势,中国的年龄标化发病率整体在男性中趋于稳定,女性中略微有所上升。但是人口结构的老龄化是一个无法回避的问题。而纳入人口老龄化的因素后,更可以发现中国恶性肿瘤的死亡率从 1990 年到 2016 年以来,无论在城市还是农村,无论男女,均呈逐渐上升趋势。

随着我国城市化和老龄化的进程,经济转型期出现的西方化的生活方式流行,以及在我国工业化进程中环境污染和职业暴露问题的积累,未来我国癌症双重负担使得总体发病率和死亡率上升仍会加剧。

由于在癌症规范诊治和医疗服务均等方面的差异,中国与发达国家相比还存在非常大的差距。但是从既往数据看来,中国近 10 年的变化显著优于美国,并有很大的空间和机会可以在短时间内加以改善,从而迅速改善目前的癌症生存状况。因此,要提高总体的癌症生存率,更需要多管齐下,采取广泛的、综合性的防控措施,其中提供规范、均等、适宜的癌症诊疗服务都可以列为优先考虑的项目。

(一)乳腺癌

无论在中国还是美国,乳腺癌的发病率上升都是同样存在的问题。美国的乳腺癌呈现发病率上升但是死亡率下降的趋势。尽管中国在乳腺癌的筛查和治疗上也取得了长足的进步,一方面因为中国乳腺癌筛查的普及,更多的早期乳腺癌患者被发现,显著改善了整体的预后;另一方面,也得益于乳腺癌治疗技术的进步,诸如曲妥珠单抗一类的靶向药物的应用也使得过去疗效不佳的 HER2 阳性患者生存率得到极大的提高。但是中国由于乳腺癌患者发病率上升速度较快,使得中国乳腺癌的死亡率也在上升。

目前乳腺癌有部分明确的危险因素和保护因素,以绝经后乳腺癌为例,目前确信的危险因素包括乙醇(酒精)、身体脂肪、成人后获得体重和成人后获得身高,而体力活动和哺乳则是保护因素。另有部分有限的证据显示非淀粉类蔬菜、富含胡萝卜素的食物以及高钙饮食可降低部分乳腺癌的发病。而根据预测,美国约 28.7% 的乳腺癌发病是由诸如肥胖、饮食、不运动等因素导致的。也就是说,通过针对乳腺癌的生活方式干预,有超过 1/4 的乳腺癌是有望避免的。

但是我国居民危险因素监测资料表明,与乳腺癌相关的生活方式危险因素的流行正呈现上升趋势:2010 年,我国女性超重率 29.7%,肥胖率 12.1%,并呈逐步增长趋势;过量饮酒比例达 8.9%;86.0% 的女性从不参加体育锻炼;51.0% 的女性日均蔬果摄入量不足,而红肉和高脂类食物的摄入超标,生育意愿和母乳喂养率持续下降,且有 71.6% 的女性常处于被动吸烟的状态。

无论城市还是农村,不良生活方式的蔓延与乳腺癌发病上升保持一致。倡导健康生活方式,保持健康体重,控制危险因素是目前乳腺癌防控中遏制其快速上升的第一步。

在乳腺癌筛查方面,美国 USPSTF 2013 版推荐 50～74 岁平均风险的女性应该每 2 年进行一次钼靶检查,而最新的 AACR 癌症发展报告则认为各协会间对于每年还是每 2 年进行 1 次钼靶检测尚存争议。

不同于西方国家发病仅有绝经后乳腺癌一个高峰,中国女性乳腺癌发病年龄较早,且存在绝经前和绝经后两个高峰。因此,国内推荐女性从 40 岁开始就进行机会性筛查,对于一些高危人群可以将筛查年龄提前到 40 岁以前。但是,目前国内尚缺乏严格的以筛查为背景的随机对照试验。

在筛查方式上,中国女性乳腺筛查推荐采用每 1～2 年 1 次乳腺 X 线检查。由于东方女性乳腺组织相比西方女性更为致密,对于致密型乳腺推荐与 B 超联合检查。除此之外,MRI 也可作为乳腺 X 线检查、乳腺临床体检或乳腺超声检查发现的疑似病例的补充检查措施。尽管乳腺自我检查不能提高乳腺癌早期检出率和死亡率,但是鉴于自查可提高妇女的防癌意识,故仍鼓励基层医务工作者向妇女传授每个月 1 次的乳腺自我检查方法。

(二)肺癌

ACS 将美国在肺癌发病率和死亡率上的显著下降归因于烟草的控制。控制吸烟使得美国肺癌死亡率下降 43%,目前的低吸烟率使得未来多个瘤别的发病率和死亡率持续下降成为可能。事实上,对于肺癌的控制,在预防上的投入远胜于在治疗上的投入。尽管近 10 年来得益于新药的出现,如 EGFR-酪氨酸激酶抑制剂(EGFR-TKI)显著改善部分非小细胞肺癌(NSCLC)晚期患者的预后,但是从生存资料看,10 年间肺癌的治疗效果,至少在 5 年生存率这一指标上并未出现飞跃式的提升。因此,美国在肺癌死亡率上的降低,主要得益于成功的烟草控制,进而降低肺癌的发病率。肺癌发病率在男性中下降速度为女性的 2 倍,也同样反映了烟草使用和肺癌发病率的历史趋势。美国肺癌发病率的地区差异也间接反映了烟草与肺癌发病的关联。美国肯塔基州约 26% 的居民为吸烟者,位列全国第一,其肺癌发病率男性为 116/10 万,女性为 80/10 万。而在肺癌发病率最低的犹他州,男性仅为 33/10 万,女性为 24/10 万,其居民吸烟率仅为 9%。

由此可见,肺癌的控制当中,一级预防即烟草控制最为重要,也是美国肺癌发病率和死亡率双双显著下降的制胜法宝。

同时,肺癌死亡率的下降还得益于在高危人群中(55~79 岁有 30 年以上吸烟史的烟民,包括既往抽烟者)采用低剂量螺旋 CT(low-dose computed tomography,LDCT)进行筛查。研究显示,该筛查方法可降低肺癌约 20% 的死亡率。尽管 LDCT 被美国预防服务工作组(US preventive services task force,USPSTF)推荐作为肺癌筛查的方式,但是即使在美国,2015 年 680 万名符合筛查标准的对象中,接受 LDCT 筛查者仅占 4%。

而在中国,烟草的控制形式仍不容乐观。烟草造成中国 23%~25% 的癌症患者死亡,然而 2010 年中国成年男性中仍有超过 50% 的烟民,青少年吸烟率仍在上升。据预测,即使目前吸烟率保持不变,到 2030 年中国每年死于烟草的人数将在 2010 年的基础上翻一番,将与《健康中国 2030 规划纲要》提出的重大慢性疾病过早死亡率在 2015 年的基础上下降 30% 的指标背道而驰。

近年来,我国控烟最重要的举措是公共场所禁烟,包括北京、上海、深圳相继出台和实施严苛的公共场所禁烟令,但也只是局限在发达的城市地区,且实施成效也不尽如人意。男性吸烟率仍居高不下,而女性吸烟率则与西方国家一样出现上升趋势。控烟仍是一项艰巨的社会性工程,无论宣教、立法、个人行为干预还是烟草税收变革等都是需要重点投入和全力推动。

(三)结直肠癌

无论是男性还是女性,美国结直肠癌无论是发病率还是死亡率已经连续 20 多年持续下降。据预测到 2020 年,美国的结直肠癌死亡率将比 2000 年的水平下降 50%。最重要的原因就是筛查,尤其是肠镜的普及。进行结、直肠的筛查,除了能够发现早期肿瘤、及时治疗、降低死亡率之外,还能有效发现息肉、腺瘤等癌前病变。筛查使得诊断时期别普遍提前。据美国疾病预防控制中心监测,全美国的结直肠癌筛查的普及率达到 62.4%,乳腺癌筛查的普及率达到 71.6%,宫颈癌筛查普及率达到 82.8%,使得这三类癌症的死亡率显著下降,结直肠癌的发病率也出现下降趋势。

目前有充分的证据证明单次肠镜不但有效降低结直肠癌的死亡率,还能降低发病风险。目前美国推荐 50~75 岁的公民都进行肠镜筛查,如有家族史,筛查需要进一步提前到 40 岁。随着公众教育和医保政策的改变,美国 50 岁以上的成人做肠镜的比例已经从 2000 年的 21% 上升到 2015 年的 60%,未来肠癌的发病率和死亡率将进一步降低。

在我国经济基础较好的上海、天津和广州地区,近年来陆续开展了大规模的人群结直肠癌筛查项目,天津已经累计筛查 200 多万人,上海则是在全国率先将这一癌症筛查措施纳入公共卫生服务,使得结直肠癌筛查的覆盖面迅速扩大。上海市结直肠癌筛查项目第一轮效果已经报道,第一轮完成超过 80 万例人群的筛查,发现 1630 例结直肠癌和 6668 例腺癌。在所有发现的结直肠癌中 0~1 期的病例达 51.6%,而同期上海肿瘤登记系统中 0~1 期结直肠癌的比例仅占 16.2%。项目显示出强大的肿瘤防控潜力。地方主导、国家扶持的癌症筛查项目实施策略,可有效解决需求不均衡、资源不平衡的问题,将会具有可持续性。

美国和中国癌症死亡率的变化趋势差异实际上是反射出中国在肿瘤防治方面的短板。根据我国的特点在确定癌症防控的重点、选择防控措施、提高防控项目的人群针对性和医疗资源配置适宜性方面都必须考虑。

(复旦大学附属肿瘤医院　周昌明　郑　莹)

参 考 文 献

[1] Siegel RL,Miller KD,Jemal A. Cancer Statistics,2018. CA:A Cancer Journal for Clinicians,2018.

[2] Chen W,Zheng R,Baade PD,et al. Cancer statistics in China,2015. CA:A Cancer Journal for Clinicians,2016,66(2):115-132.

[3] Allemani C,Matsuda T,Di Carlo V,et al. Global surveillance of trends in cancer survival 2000-14 (CONCORD-3):analysis of individual records for 37 513 025 patients diagnosed with one of 18 cancers from 322 population-based registries in 71 countries. The Lancet,2018.

[4] 中华人民共和国国家统计局. 中国统计年鉴. 北京:中国统计出版社,2017.

[5] World Cancer Research Fund Internationa/American Institute For Cancer Research. Continuous update project report:diet,nutrition,physical activity and breast cancer,2017.

[6] Islami F,Goding SA,Miller KD,et al. Proportion and number of cancer cases and deaths attributable to potentially modifiable risk factors in the United States. CA Cancer J Clin,2018,68(1):31-54.

[7] American Association for Cancer Research. AACR cancer progress report 2016. Clin Cancer Res,

2016,22 (Supplement 1):S137.

[8] 中国抗癌协会乳腺癌专业委员会. 中国抗癌协会乳腺癌诊治指南与规范. 中国癌症杂志,2017,27(9):1-66.

[9] Marcus PM,Doria-Rose VP,Gareen IF,et al. Did death certificates and a death review process agree on lung cancer cause of death in the National Lung Screening Trial? Clin Trials,2016,13(4):434-438.

[10] White A,Thompson TD,White MC,et al. Cancer Screening Test Use — United States,2015. MMWR Morb Mortal Wkly Rep,2017,8(66):201-206.

[11] Lauby-Secretan B,Vilahur N,Bianchini F,et al. The IARC perspective on colorectal cancer screening. N Engl J Med,2018.

[12] 郑莹,龚杨明,周晓伟,等. 从社区实践到公共卫生政策——"上海社区居民大肠癌筛查"项目的规划和实施. 上海预防医学,2017,2:89-94.

[13] Gong Y,Peng P,Bao P,et al. The implementation and first-round results of a community-based colorectal cancer screening program in Shanghai,China. The Oncologist,2018:2017-2451.

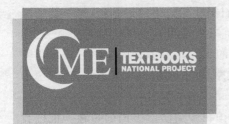

乳腺癌影像学诊断——电阻抗断层成像新技术

第3章

乳腺癌已经成为中国女性最常见的癌症,年发病率达到 21.6/10 万人。中国每年乳腺癌新发数量和死亡数量分别占全世界的 12.2% 和 9.6%。中国疾病预防控制中心针对我国女性乳腺癌机会性筛查的现状调查,结果显示,和美国 68.5% 的筛查比例相比,我国筛查的比例偏低,仅为 21.7%。乳腺癌是否能够早期诊断直接决定患者的治愈率和生存期。电阻抗断层成像(electrical impedance tomography,EIT)应用于人体乳腺肿瘤的检测是近年来才发展起来的一项新技术,具有精准、无创、安全、便捷等特点和断层扫描、三维可视化、定量评估、功能成像等优势。电阻抗断层成像基于人体乳腺癌组织和正常乳腺上皮组织电导率的差异,能够检测出肿瘤早期和潜伏期尚未发生结构性病变之前的电特性变化,因而用于乳腺癌的早期筛查。

一、EIT 技术历史沿革

早在 1926 年,Friche 等学者就进行乳腺组织电阻抗研究,结果显示乳腺癌组织的电容高于正常的乳腺组织。当时受到测量技术的限制,组织电阻抗的测量仅局限于单一频率。从 20 世纪 80 年代开始,测量技术逐渐发展,测量设备的频响性能逐步改善和提高,组织的电阻抗随着测量频率的差异而发生改变,阻抗频谱的理念应运而生。1976 年 Swanson 教授率先提出电阻抗断层成像技术,在生物医学界引起极大的关注,定义该技术是一种无创伤的、能够反映生物体内部结构及组织器官功能的新颖的医学影像技术。1978 年美国 Henderson 和 Webster 首次获取电阻抗图像。1996 年,Jossinet 研究组测量 64 位乳腺疾病患者的离体组织,并把样本分成 5 组:正常乳腺组织、纤维结缔组织、脂肪组织、纤维腺瘤和乳腺癌组织。结果显示,乳腺癌组织的电导率高于纤维结缔组织和脂肪组织,低于纤维腺瘤;正常乳腺组织和良性病变(乳腺增生和纤维腺瘤)的电导率之间没有明显差异。2000 年达特茅斯学院 Osterman 等使用多频 EIT 对 13 名志愿者进行乳腺检查,由测量得到的图像发现,正常测量者的电导率分布均匀,而有肿瘤或囊肿等病变的测量者,其病变所在区域的电阻抗影像则呈现高亮度的白点。美国 Rensselaer 理工学院(RPI)的 EIT 研究小组 Mueller 教授使用安装在乳房表面上的矩形电极阵列来收集电压数据,并为电极阵列下的子空间创建 3D 电阻抗图像。

目前国外有 30 多个研究小组从事 EIT 基础研究及临床研究,其中美国 Rensselaer 理工学院,英国 Sheffield 大学与俄罗斯无线电工程和电子学院等 EIT 研究小组在算法和实验设备上均有自己完整的体系,研究工作居世界领先地位。我国在电阻抗成像技术领域的研究起步较晚,主要研究小组有第四军医大学生物医学工程系、中国医学科学院生物医学工程研究所、清华大学电机系生物工程研究所等高校的电阻抗研究小组。基于电阻抗扫描原理的乳腺肿瘤检测设备得到一定的临床应用,其中包括 SIEMENS 公司开发的 TransScan TS2000 系统和国内由第四军医大学生物医学工程系研制的 Angelplan. EIS1000 电阻抗乳腺诊断仪。英国 Maltron 公司在谢菲尔德大学 EIT 研究小组多年的研究成果基础上,推出了 MK 3.5 EIT 系统。俄罗斯科学院无线电与电子学研究所的 EIT 研究小组也开发了用于乳腺肿瘤检测的 3D EIT 系统,自动对平行于电极面板的 7 个断层进行三维成像(图 3-1),在此基础上俄罗斯 PKF SIM. technika 公司推出了商业化的电阻抗乳腺诊断仪 MEIK,由雅罗斯拉夫尔第 9 医院的 Karpov 教授牵头临床研究,制定了 MEIK 乳腺疾病的诊断标准和一系列影像解读标准,迄今已经是第 6 代产品(MEIK 5.6),已在俄罗斯和欧盟各国上市,获得了 ISO 认证,并且成为俄罗斯政府指定的乳腺筛查设备。这标志着 EIT 技术作为乳腺癌的辅助诊断手段的地位已被确立,尤其是在乳腺癌的早期检测与诊断方面较其他临床检测手段有明显优势。

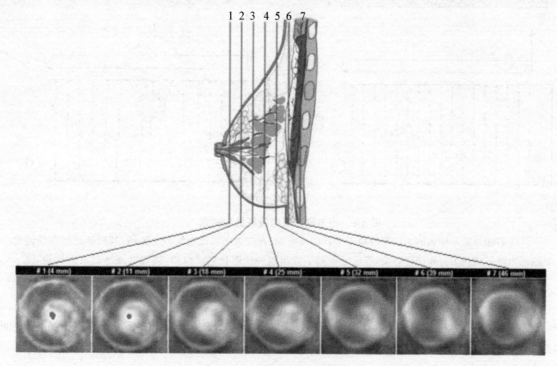

图 3-1 电阻抗断层成像
系统能显示 7 个断层的影像,成像深度从 4mm 到 4.6mm

二、EIT 技术应用于乳腺检测的原理及病理生理学基础

从人体解剖学的角度显示,人体乳腺组织下部的胸大肌具有良好的导电性,这可能与肌肉组织收缩依靠神经电信号传递有关。相对于胸大肌组织,正常乳腺组织的导电性较差,且电阻抗分布较均匀,于是,胸大肌组织和测量电极阵列构成两个导电平面,乳腺组织充满在两个导电平面之间。通过置于乳房表面的电极阵列和在上肢末端加载驱动电场,便可以经过体内的肌肉组织传导到达胸大肌组织,与测量电极阵列一起构成测量电场。分析测量电极阵列的电流分布,就可以重建乳腺组织的电阻抗变化或分布的图像(图 3-2)。

正常乳腺组织向恶性肿瘤组织发展的过程中,细胞会发生一系列分子和细胞生物学变化,细胞的结构和病理形态决定组织电导率。当乳腺组织异常分化形成肿瘤时,癌变组织引发细胞内和细胞外液空间改变、细胞膜表面改变、离子渗透性改变和相关水层隔膜的改变,低脂肪、高水分、高盐分的特性引起癌细胞的电阻明显减小,这样原来均匀分布的电场受到干扰,这种干扰被电极阵列的测量

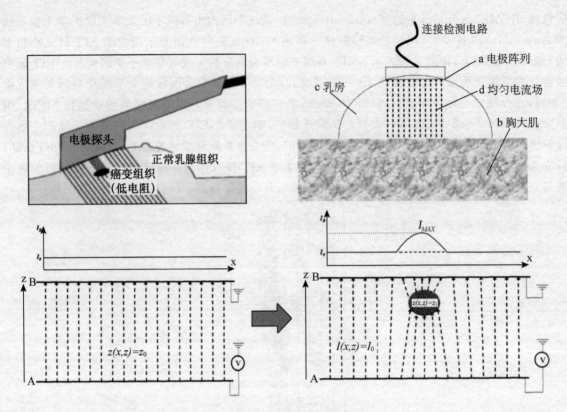

图 3-2　均匀电介质电流场扰动原理

乳房表面电极和胸大肌之间形成两个平行的导电面,在二者之间建立均匀电流场,其间的正常乳腺组织则视为电阻抗均匀分布的电介质,若电极阵列下方出现一低阻抗癌变组织,均匀电流场会发生扰动,位于包块正上方的电极上测得的电流值显著增大

得到,成为乳腺病变诊断的依据。在乳腺癌早期,结构性检查方式如超声和钼靶 X 线并不能够观测到组织的变化,而这种变化能够体现在组织电阻抗特性上,因此 EIT 是一种功能性成像,对早期肿瘤能够更好地诊断。

三、EIT 操作

采用 MEIK 5.6 电阻抗乳腺断层扫描仪,探头为 256 个电极,电极面直径 12 cm,使用 0.5 mA 弱交流电,频率为 50 kHz。患者取仰卧位,如果患者的乳腺偏小,可以采取坐位,乳腺应处于正前方,如需要可以在患者肩下垫高,确保乳头位于乳腺的中心位置,使用棉纱蘸取清水或生理盐水,润湿被测乳腺部位。水量无须太多,不能在乳腺表面留有水滴。同样方法润湿被测乳腺的对侧手,然后患者手握远端电极,患者手臂应高举过头,握电极的手不能碰触身体其他任何部分,使用激光帮助定位电极面板,确保红色激光点落在乳头上,确保计算机显示屏上所有或大多数的电极点变绿色(至少 60%),按动启动按钮,等待 20 s,每侧乳腺应扫描 2 次,扫描后,自动对平行于电极面板的 7 个断层进行三维成像,成像深度从 4 mm 到 4.6 cm。每侧乳腺需扫描 2 次,再次确保成像准确。

四、EIT 适应证及应用

EIT 适用于各年龄阶段的女性、妊娠妇女、哺乳期妇女的监测。可以检测:①癌前病变,良性或恶性肿瘤；②乳腺癌；③乳腺病；④乳腺炎；⑤钙化。

　　EIT 应用于如下领域：①乳腺肿瘤病理学筛查；②评估乳腺明显病灶；③评估无明显临床病症的乳腺变化；④致密乳腺结构的乳腺检查；⑤50 岁以下人群（包括青少年）的检查；⑥妊娠妇女和哺乳期妇女的检查；⑦激素避孕和激素替代疗法治疗期间的监测；⑧药物治疗或手术治疗后的监测；⑨整容手术后的检查；⑩乳腺癌风险分组。

五、EIT 技术的诊断标准和诊断效能

　　由俄罗斯 Karpov 和 Korotkova 教授分析 MEIK 检查结果，根据乳腺电阻抗的目视判读和定量评估对局部异常区域进行独立分析，提出并制定了 MEIK 的主要诊断标准（表 3-1），从局部异常区域的形状、轮廓、周围组织、内部电气结构和双侧乳腺电导率的差异 5 个方面评估该患者乳腺病理变化的可能性；表 3-2 所示为电阻抗 EIT 评分与美国放射学会（ACR）乳腺影像数据和报告系统 BI-RADS 分级的对应列表，可将电阻抗结果转换成常用的 BI-RADS 分级进一步解读。

表 3-1　EIT 诊断标准

诊断标准	EIT 评分	诊断标准	EIT 评分
形状		内部电气结构	
·圆形,椭圆形	1	·超阻抗	0
·叶形,不规则形	2	·等阻抗	1
轮廓		·低阻抗	2
·无明显轮廓	0	·无阻抗	3
·轮廓清晰	1	双侧乳腺电导率差异	
·超阻抗,轮廓模糊	2	·差异＜20%	0
周围组织		·差异 20%～30%	1
·正常	0	·差异 30%～40%	2
·结构紊乱或移位	1	·差异＞40%	3
·增厚或挤压或回缩	2		

表 3-2　EIT 评分转化为 BI-RADS 分级解读

电阻抗	ACR
通用范围	BI-RADS 类别
未评分	BI-RADS 0,图像质量欠佳
0～1	BI-RADS 1,没有显示出病灶
2～3	BI-RADS 2,良性肿瘤-常规乳房影像检查
4	BI-RADS 3,可能良性发现
5～7	BI-RADS 4,疑似异常-组织活检
8～10	BI-RADS 5,高度疑似为恶性肿瘤-治疗或活检

　　目前应用于临床的乳腺检查主要有彩色多普勒超声、乳腺 X 线、乳腺增强 MRI 等，它们各具优势，也存在各自的局限性。乳腺 X 线检查在欧美国家通常作为女性健康筛查的首选，在乳腺病灶中微钙化显示极为敏感，异常沙粒样钙化灶对于提示乳腺癌也极具特异性，但检查时需挤压乳房，造成

患者疼痛,同时需要接触放射线,且 X 线检查对年轻女性致密乳腺组织敏感度较低。另外,乳腺超声对于<1 cm 的乳腺癌、微小钙化点和毛刺样结构不易显示,且超声报告结果在很大程度上依赖于医师的诊断经验。乳腺磁共振检查敏感度高,3D 成像能够准确定位病灶,但磁共振检查费用高,部分患者如置入心脏起搏器的患者、妊娠妇女及有幽闭症的患者不能行磁共振检查。所以,上述均不适合单独作为乳腺早期筛查的手段。电阻抗断层成像技术应用于人体乳腺检测是近年来发展的新技术,以其无损伤、便捷、诊断准确性高的定位受到医学界的广泛关注。

2011 年 Raneta 等对 808 例女性乳腺肿块患者进行 EIT、X 线摄影和超声检查,三者的灵敏度分别为 87%、89% 和 91%,特异度分别为 85%、91% 和 84%,差异无统计学意义,钼靶 X 线检查和超声检查分别结合 EIT 后敏感度分别上升至 96% 和 98%。2012 年 Bella 等对 149 例肿瘤<2 cm 的乳腺癌患者进行 EIT 检测,敏感度为 90.4%,特异度为 86.9%。说明 EIT 技术对于 T_1 期小肿瘤具有高度敏感性。2016 年俄罗斯 Trokhanova 教授等分别对 252 例乳腺囊肿、93 例乳腺纤维腺瘤、47 例乳腺癌患者进行 EIT 检测,结果乳腺囊肿的敏感度达 95%,特异度达 93%;乳腺纤维腺瘤的敏感度达 69%,特异度达 65%;乳腺癌敏感度达 92%,特异度为 97%。同年,Karpov 团队总结 3710 例乳腺病患者的临床特点,将电阻抗 EIT 评分与美国放射学会(ACR)BI-RADS 分级的对应,编写了 EIT 影像诊断标准和一系列影像解读报告。基于 EIT 技术刚引入我国,2017 年北京朝阳医院乳腺外科团队在俄罗斯学者的帮助下进行中国人群的 EIT 检测,研究纳入 121 例患者共 126 个乳腺结节,对比 EIT、超声及 X 线检查在诊断乳腺良、恶性病变的准确率。结果发现,EIT、超声及 X 线检查对乳腺良、恶性病变诊断的准确率未见明显差异,EIT 结合超声或 X 线诊断乳腺病变的准确度均显著高于单独超声或 X 线检查。综上所述,EIT 技术诊断乳腺肿瘤具有较高的敏感性和特异性,有望用于早期筛查。分析各项研究检测差异的原因,一方面在于检测仪器和判读标准不统一;另一方面,在于不同人种乳腺腺体致密程度不一致性。

纵观乳腺 EIT 检测的诸多临床试验,目前 EIT 技术有相当的临床使用价值,对现有的乳腺癌早期检测手段(如 X 线、超声)有良好的补充作用。乳腺 EIT 检测有可能成为一种广泛使用的乳腺癌早期筛查手段。但是,目前的乳腺 EIT 检测仍有许多不足:①EIT 应用于乳腺肿瘤测量的数据量还远远不够,不同乳腺良、恶性肿瘤的电阻抗检测特点还没有足够多的数据来描述和支持;②不同人种之间如欧美和亚洲女性乳腺差别较大,乳腺良、恶性病变的发生率和发病年龄有较大差别,其电阻抗特性也应不同;③乳腺电阻抗断层成像的影像学读片尚未进一步普及,亟待建立系统化的影像诊断标准,培训更多的乳腺科医师和影像科医师。另外,能否应用电阻抗断层成像监测乳腺癌新辅助化疗的疗效和腋窝淋巴结发展阶段的状态是我们需要进一步探索的新课题。

(首都医科大学附属北京朝阳医院　徐　峰　蒋宏传)

参 考 文 献

[1] 吴克瑾.优化我国乳腺癌筛查策略与实施效果的思考.中华外科杂志,2018,56(2):101-105.

[2] Trokhanova OV,Okhapkin MB,Korjenevsky AV. Using of electrical impedance mammography for diagnostics of focal lumps in mammary glands. Research Gate,2016.

[3] 徐峰,李梦新,Peter Jusko,et al.电阻抗断层成像与乳房超声及钼靶在诊断乳腺良恶性病变中的对照观察.中华医学杂志,2017,97(18):1391-1395.

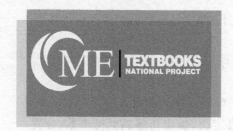

真空辅助乳腺活检

第 4 章

随着微创外科领域的不断发展与更新,理念和技术的不断进步,乳腺疾病的活检方法也在不断地改进。

在乳腺癌的早期诊断方法中,病理学诊断一直是金标准,临床获取病理的方法,主要有以下几种:①肿物切除＋术中冷冻;②细针穿刺活检(FNAC);③空心针穿刺活检(CNB);④真空辅助乳腺活检(vacuum-assisted breast biopsy,VABB)。

肿物切除＋术中冷冻是临床常见术式,但其对早期恶性肿瘤和交界性肿瘤的准确度较低,有假阴性,常需借助石蜡切片和免疫组化检查来明确诊断。细针穿刺活检(FNAC)的标本量不足,且仅为细胞学检查,不能充分完整地显示病变组织结构,对取材、涂片的技术和病理学诊断经验要求较高,造成较高的假阴性率。目前临床已不作为首选活检方法,仅在乳腺原发灶已病理明确诊断的情况下,对于腋窝淋巴结的 FNAC 才被大多数专家认可。空心针穿刺活检的性价比较高,标本量足够,兼顾了组织学结构和细胞学特征的评估,可以进行免疫组化检查,为术前、术后的辅助治疗及判断肿瘤预后提供指导依据,是目前临床常用的活检方法。

真空辅助乳腺活检,是目前最先进的微创活检治疗系统,取材量大,通过一次准确的穿刺就可完成活检和切除,诊断乳腺可疑病灶,并治疗已经明确性质的良性病灶已获得肯定。不同品牌的VABB 系统已经可以在超声、X 线及 MRI 引导下对临床乳腺可疑病灶进行活检和良性病灶进行切除。本章节主要针对超声引导下 VABB 对乳腺可疑病灶活检及良性病灶切除,不包括 X 线及 MRI引导下的 VABB 手术。

一、超声引导下 VABB 适应证

①超声发现未扪及的可疑乳腺病灶,BI-RADS≥4 级或部分 3 级病灶,如果患者强烈要求或临床其他考虑,也可考虑活检。②可扪及乳腺肿块,且超声提示相应部位有乳腺病灶,需要行微创活检或微创切除以明确诊断的。③新辅助治疗后的疗效判定。

二、超声引导下 VABB 禁忌证

①有出血倾向、凝血机制障碍等患者。②合并严重的心脑血管、肝、肾等原发性疾病,难以耐受手术者。③加压包扎困难者。

如为靠近乳头乳晕区皮肤的病灶及邻近乳房假体的病灶,VABB 易引起皮肤及假体副损伤。另外,伴有粗大钙化的病灶,易引起旋切刀损伤。因此,在上述情况下,操作者应根据经验严格选择。

三、超声引导下 VABB 的操作技巧及注意事项

1. 体位选择　根据病灶部位以方便操作为前提,建议选择平卧位或患侧垫肩。

2. 术前超声定位　以无菌套罩住超声探头,行术前超声体表定位,确定切除病灶的个数、位置,选择最佳的穿刺点和进针方向。

3. 穿刺点的选择　沿肿块的最长径进针,尽可能选择"就近原则",方便手术操作,减少对正常腺体的损伤,同时应避免对主乳管的损伤(尤其对年轻有哺乳需求的患者)。需保证安全的穿刺角度和缓冲距离,不宜距肿瘤太近,进针方向尽可能与胸壁平行。有文献报道,经 VABB 确诊为乳腺癌的患者,有针道残留肿瘤细胞的可能,因此在选择穿刺点和进针方向时,还应考虑到若病理检查结果为恶性,二次手术时可以将穿刺点及针道切除。多发肿块切除,不过分强调单一切口,在方便操作,减少损伤的前提下,可以选择多个切口。术前在体表按时钟法分别标记,遵循"先小后大,先少发侧后多发侧,先易后难,边切边压迫"的原则,也可左、右两侧分期手术。考虑意外恶性肿瘤引起的污染问题,禁止使用同一个旋切刀切除双侧乳腺病灶。

4. 麻醉　尽可能选择局部麻醉,但须避免局部麻醉药物过量造成不良后果,利多卡因单次使用剂量上限不超过 400mg,酌情选择长效局部麻醉药(罗哌卡因)或联合静脉麻醉。合理使用肾上腺素、利多卡因和生理盐水,进行肿胀麻醉(可以按照 1:200 000 或 1:100 000 比例加入盐酸肾上腺素以预防出血),注射出安全隔离带,有效避免皮肤、胸大肌及正常腺体的损伤。

5. 超声的应用　需保证每一步操作都在超声实时监测下进行。

6. 避免病灶残留　沿肿块的长径呈扇形切除,随时观察肿块与刀槽的相对位置,通过刀槽的前后移动和旋转,始终保持刀槽正对肿块的长径,避免偏移。用超声探头进行"十字交叉"定位检查,全面评估病灶是否被完整切除。

四、术后并发症的预防及处理

1. 出血　出血是 VABB 手术最常见的并发症,除患者自身凝血机制障碍原因以外,多为术后局部处理不佳,如按压时间不够、包扎松脱或移位等。因此,操作者应严格掌握适应证和禁忌证,以减少上述情况的发生。已经出现术后活动性出血的患者,若经压迫止血无缓解,应及时切开止血,清除血肿。

2. 感染　VABB 术后较少出现伤口感染,应注意术中无菌操作。若已出现感染,则按照外科学感染处理原则处理。

3. 表皮或胸大肌的损伤　对于腺体层较薄或病灶靠近表皮的患者,会增加 VABB 损伤表皮或胸壁的风险。因此,合理使用肿胀麻醉,注射出安全隔离带,有利于减少损伤的发生。

4. 乳房外观改变　主要因组织量切除过多所致,操作者应严格掌握适应证和禁忌证,对浅表和乳头、乳晕附近的病灶尤其应当注意。

(首都医科大学附属北京朝阳医院　崔健袖　蒋宏传)

参 考 文 献

[1] 中国临床肿瘤学会指南工作委员会.中国临床肿瘤学会(CSCO)乳腺癌诊疗指南.2018.V1.北京：

人民卫生出版社,2018.

[2] 中华医学会外科学分会乳腺外科学组.超声引导

下真空辅助乳腺活检手术专家共识及操作指南：2017 版. 中国实用外科杂志, 2017, 37(12): 1374-1376.

[3]　范志民, 王建东. 乳腺疾病微创诊断与治疗. 2 版.

北京: 人民军医出版社, 2017: 69.

[4]　中国抗癌协会乳腺癌专业委员会. 中国抗癌协会乳腺癌诊治指南与规范: 2017 版. 中国癌症杂志, 2017, 27(9): 695-760.

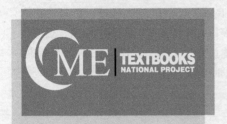

液体活检在乳腺癌诊治中的机遇与挑战

第5章

在肿瘤的临床诊断治疗中病理诊断极为重要。过去我们通过手术、穿刺等方法进行组织活检，为临床肿瘤的确诊与治疗方案的确定带来巨大的帮助。但存在一定的不足：首先，随着肿瘤异质性特性的发现，单一组织活检难以全面反映肿瘤的特征。其次，由于其操作有创性，无法反复检测，不能及时了解患者肿瘤的特性。

随着生物信息学、分子生物学的不断发展与研究，"精准医疗"时代的到来，液体活检(liquid biopsy)开始并逐渐应用于产前诊断、肿瘤疾病的筛查、早期诊断、治疗监测和预后评估等多个方面，视其为补充或替代组织活检的新方法。

液体活检是针对患者体内循环系统的一类非侵入性病理检测方法，能够快捷、无创伤地对肿瘤患者诊断和治疗监测。液态活检最早由 Sorrells 于 1974 年提出，当前液体活检技术已逐渐应用在肿瘤诊断治疗当中。在 *MIT Technology Review* 杂志发布的 2015 年度十大技术突破中，液体活检技术荣登榜单，可见其在未来的临床诊断和疾病治疗中的重要发展前景。

在肿瘤患者的临床诊断治疗中，液态活检常见研究对象为循环肿瘤细胞(circulating tumor cell，CTC)和与肿瘤相关的各类循环核酸，例如，循环肿瘤 DNA(circulating tumor DNA，ctDNA)、信使RNA(messenger RNA，mRNA)、小 RNA(microRNA，miRNA)、长链非编码 RNA(long non-coding RNA，lncRNA)及外泌体(exosome)等。这些游离标志物与肿瘤密切相关的分子的检测也相继被报道，为肿瘤临床诊断、治疗以及预后分析提供了强有力的依据。

本文以下将就液体活检技术在乳腺癌中近年来可能存在的机遇与挑战进行阐述。

一、机　遇

(一)检测技术的不断进步

基于实时荧光定量 PCR(quantitative real-time polymerase chain reaction，qPCR) 技术、数字PCR(digital PCR，dPCR) 技术、高通量测序(next generation sequencing，NGS) 技术、基质辅助激光解吸电离飞行时间质谱(matrix-assisted laser desorption/ionization time-of-flight mass spectrometry，MALDI-TOF MS)等方法的发展，无论从检测通量、检测敏感度、检测特异性上都为液态活检的实现提供了可能性(表 5-1)。

表 5-1　检测技术比较

方法	优点	缺点
qPCR	操作简便 价格较低 耗时短	通量低 敏感度有限 仅检测已知位点
NGS	高通量 可以检测未知突变	需要生物信息学分析 操作复杂 耗时长 费用高 需要昂贵设备
dPCR	敏感度高 操作简便 价格适中 耗时短	需要昂贵设备 仅已知位点 通量低
MALDI-TOF-MS	高通量 价格适中 简单快速	需要昂贵设备 仅已知位点

(二)分子标志物的逐渐明确

乳腺癌治疗早已进入以分子亚型为基础的分类治疗时代。乳腺癌治疗历经 100 多年的发展,随着我们对乳腺癌生物学特性认识和研究的不断深入,这些分子标志物为患者预后和治疗的判断也提供了可能性。近年来,CTC 及 ctDNA 中 HER2、ESR、*PIK3CA*、*TP53* 等在乳腺癌中进行了大量尝试。例如,在预后判断上,SABCS 2017 会议中(文稿号 PD3-03)利用 3 期 NeoALTTO 试验的 HER2 扩增病例进行 ctDNA 检测的转化探索。该研究收集 NeoALTTO 研究中新辅助治疗前、治疗 2 周后和手术前患者血浆,采用 ddPCR 法检测 *PIK3CA* 和 *P53* 突变。原发灶的穿刺活检标本也同时做 *PIK3CA* 和 *P53* 突变检测。发现新辅助治疗前 ctDNA 检出意味着更低的 pCR 率(odds ratio,*OR* 0.16,95% *CI* 0.04～0.71,*P*=0.016)。在内分泌治疗预测上,Schiavon 等发现无论是转移后首次行芳香化酶抑制药(AI)治疗(*HR*=3.7,*P*=0.008),还是转移前已行 AI 治疗(*HR*=3.1,*P*=0.004)的晚期乳腺癌患者,存在 ESR1 突变者在后续的基于 AI 的治疗中,无进展生存期均较短。

与此同时,在肿瘤领域,治疗方式也正从非特异性的化疗转向靶向治疗和免疫治疗。那么在癌症治疗前或治疗中通过组织活检或液体活检方法确定患者的特殊生物标志物都会促使伴随这些癌症疗法的诊断和监测技术的发展。

二、挑　战

(一)组织活检与液态活检的比较

就目前的研究情况来看,组织活检仍然是金标准,液态活检仍处于追赶补充地位。目前也仅有肺癌的 CFDA 批准 ctDNA 在吉非替尼(易瑞沙)中的应用:"如果肿瘤标本不可评估,则可使用从血液(血浆)标本中获得的循环肿瘤 DNA(ctDNA)"。

SABCS 2017 会议中来自德国埃森市医院和莱比锡医院的研究关注 CTC 的分子标志物检测(文

稿号：PD3-02）。该研究比较了早期乳腺癌患者原发灶、转移淋巴结和循环肿瘤细胞分子标志物的一致性，以及与预后包括 DFS 和 OS 的相关性。CTC 与原发灶的 HER2、ER 和 PR 表达的不一致率分别是 16％（12/76）、83％（63/76）和 72％（55/76）。当我们面临不一致时，到底依据组织的结果还是原发灶的结果，无疑是临床一大难题。

液态活检预后监测在临床研究中应用较多，实际临床应用还未成熟。究竟如何指导临床治疗和监测还未有统一的标准。因此，乳腺癌的液态活检技术需要更多基于治疗的大规模临床研究进行支持。

（二）游离标志物含量较低

健康人血浆 cfDNA 浓度为 1～10 ng/ml，而肿瘤患者的 cfDNA 水平相对增加。ctDNA 能够在多种肿瘤患者外周血中检出，其浓度与肿瘤大小、分期等相关。ctDNA 的浓度在不同患者间的差异也可能很大。另外，在癌症早期患者中，ctDNA 可能在 cfDNA 中占极小比例，绝对浓度也很低。

所以，目前在核酸提取时，需要提高生物样本采集量（一般要求 8 ml 以上的血液，30 ml 以上的尿液）。对于低频突变应选用高敏感度的检测方法（例如，ddPCR、NGS 等）。倘若需要达到真正的万分之一或十万分之一的敏感度，则需要采集大体积生物样本并配合高敏感技术。

（三）检测费用

由于前述的技术难度的问题，液态活检往往需要更高的敏感度（以 NGS 为例，组织在测序深度 100× 至 1000×，血液往往需要 1000× 至 10000×）。由此带来费用的进一步提升，无疑是在中国等非发达国家与地区进一步推广的难题之一。然而，随着技术的上升，液态活检的成本在未来可能会持续降低。著名测序公司 Illumina 其中可以筛选所有癌症的产品将会在 2019 年推出，预计成本在 1000 美元或更少。

（四）标准化问题

2017 年 12 月 *JAMA Oncology* 发表文章，在 40 例晚期前列腺癌患者中，同一时间采集血样，分别送检 2 家美国液体活检检测，得到的检测吻合率远低于预期。这一结果显示同一份血液样本在不同液体活检平台检测结果的较大差异，因而引发了对于液态活检技术重复性与稳定性的争议。尤其是 NGS 技术，国内外尚无一个统一的检测标准，当检测用于疾病早筛或预后判断时，不稳定的结果可能为患者带来极大的心理负担和未知风险。

从另一方面来看，目前通过大量国内外室间质评发现，对予低频的突变位点，样本质量、测序深度、分析方法等检测参数对其稳定检出的影响很大，因此呈现检测间差异的可能性也更高。而对于一些目前意义较明确的突变位点，例如 *EGFR*、*BRAF*、*KRAS* 等基因的热点突变，由于这些位点已经在技术平台建立过程中经历反复验证与性能评价，其检测重复性与稳定性会显著好于意义不明确的突变位点。对于经典的热点突变，同样品在不同检测平台间可以达到较好的一致性。2016 年 4 月 23 日，中国临床肿瘤学会（CSCO）、中国肿瘤驱动基因分析联盟（CAGC）发布《二代测序技术应用于临床肿瘤精准诊治的共识》（简称《共识》），《共识》旨在为二代测序（NGS）技术应用于临床肿瘤驱动基因分析，提供相关指导性建议并规范临床实践。

所以在未来只要合理规范地使用液态活检技术，并建立统一的室间评价检测体系，对于乳腺癌液态活检的标准化检测是完全可行的。

(五)生物信息学问题

以 NGS 为代表的新一代高通量测序技术,其数据庞大,数据管理、储存和分析均需要强大的计算机平台支持,数据的质量、信息学分析、输出格式、储存等方面必须要建立标准 SOP 支持,并配备专业的技术人员进行结果的解读。这对临床实验室硬件设施及人员都提出极高的要求。不过目前已有一些云分析平台或一体化的报告分析软件,为其临床应用提供方便。

三、结语与展望

随着肿瘤发生发展分子机制研究的不断深入,液态活检在如今临床检测领域应用越来越广泛。但是,与肺癌等肿瘤相比,乳腺癌目前的靶向治疗方法较少,一定程度上限制了液态活检在其治疗方面的应用。同时,规范化是任何技术应用于临床的前提,尤其是以 NGS 为技术手段进行 ctDNA 检测尚无明确技术标准,在临床应慎重应用其相关研究结果。包括乳腺癌在内的肿瘤 ctDNA 检测的临床应用价值尚需更多的大规模临床研究验证,真正用于指导临床实践时机尚不成熟。随着未来乳腺癌基因组学研究的深入及新治疗靶点的发现,其价值将会得到充分体现。

(上海交通大学医学院附属仁济医院　马硝惟)

参 考 文 献

[1] Bidard,François-Clément,Michiels,et al. Circulating tumor cells in breast cancer patients treated by neoadjuvant chemotherapy: A meta-analysis. J Natl Cancer Inst,2018,110(6):djy018.

[2] Perrier A,Gligorov J,Lefèvre G,et al. The extracellular domain of Her-2 in serum as a biomarker of breast cancer. Lab Invest,2018.

[3] Kuderer NM,Burton KA,Blau S,et al. Comparison of 2 commercially available next-generation sequencing platforms in oncology. JAMA oncology,2017,3(7):996-998.

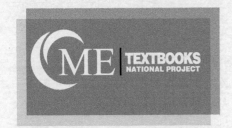

乳腺癌人类表皮生长因子受体2检测中的问题及对策

第6章

人类表皮生长因子受体2（HER2）的检测在乳腺癌中具有非常重要的临床意义。正确检测和评估 HER2 蛋白在乳腺癌中的表达以及 HER2 基因的扩增对乳腺癌的临床治疗和预后判断至关重要。2006 年，我国第一次发布《HER2 检测乳腺癌指南》，有效地规范了国内乳腺癌 HER2 检测的标准。到 2009 年，发布《乳腺癌 HER2 检测指南（2009 版）》。这一版指南重点在解释 HER2 检测结果的标准、检测技术路线、内部和外部质量控制等方面。这极大地推动了中国乳腺癌 HER2 检测的标准化。2013 年，美国临床肿瘤学会/美国病理学家协会（ASCO/CAP）发布了基于 2007 版 ASCO/CAP HER2 测试指南的更新版本。根据中国临床实践的情况，2014 年中国的《HER2 乳腺癌检测指南（2014 年版）》也已发布，以求进一步提高 HER2 测试的可重复性和准确性，更有效地评估乳腺癌患者的预后，并为个体化治疗提供证据。但在 HER2 检测中仍会有诸多细节方面的问题，本文列出以下问题，并尝试回答。

一、乳腺癌 HER2 免疫组织化学染色中的特殊模式

在 ASCO/CAP 指南中对免疫组织化学染色的阳性判断仍强调完整的细胞膜阳性，但 2014 版中国指南中，专家组已经关注到有关微乳头癌和含有腺腔的癌的特殊染色模式。有时浸润癌细胞的细胞膜已呈很深的棕褐色，但却并未呈闭环染色，此时至少应视为 2＋。由于该肿瘤独特的生长模式存在着极性翻转，其管腔缘胞膜（即间质面）常不表达 HER2，而在细胞侧膜及基底侧膜为阳性，呈现特殊的 U 形着色。这种特殊的着色模式为乳腺癌免疫组织化学 3＋判断标准中反复强调的连续、完整的细胞膜着色带来挑战。随着检测数据的积累，这种特殊的着色模式将受到越来越多的关注，相信今后也会影响到免疫组织化学判断标准的制定。

二、原位杂交检测结果的判断标准

2014 版指南在原位杂交的判断标准中从仅评估 HER2/CEP17 比值转变为除了关注比值外，同时关注 HER2 基因拷贝数。这个变化反映了近年来 HER2 研究中的新进展。越来越多的研究显示 CEP17 的状态并不能等同于整条第 17 号染色体的状态。与 HER2/CEP17 比值相比，HER2 拷贝数对于 HER2 扩增的判断可能更为重要。这也让我们关注到对同一个病例，采用单探针原位杂交和双探针原位杂交可能会获得不同的结果。对于是否需要在 HER2 原位杂交检测中关注 CEP17 状态，相信今后会有更多的研究阐明。

对于原位杂交检测中 HER2/CEP17 比值＞2.0,但 HER2 拷贝数＜4.0 的情况,目前各国乳腺癌 HER2 检测指南中均将其视为原位杂交阳性。中国版专家组对此种情况的判断采取谨慎态度,因为目前缺乏足够的循证医学证据提示这部分患者对 HER2 靶向治疗有效。虽然 ASCO/CAP 指南在补充材料中对这个问题给予一定说明,如 HERA 临床试验中有 48 例 HER2/CEP17 比值＞2.0,HER2 拷贝数＜4.0,统计趋势并未显示其对曲妥珠单抗治疗无效。但文献报道同时显示 N9831 中有 79 例第 17 号染色体单体 HER2/CEP17＞2.0 的病例,统计学分析显示这些病例并不能从曲妥珠单抗的治疗中获益。虽然这组病例较为少见,但仍需足够的治疗及随访数据阐明这部分患者靶向治疗的疗效。相信不久的将来,对这部分患者的归类会更加明确。而在目前情况下,对于这组有争议的病例,中国专家组仍主张在报告中给予足够的说明,提示临床医师和患者结果的特殊性及目前存在的争议。

三、有关乳腺癌 HER2 检测中的异质性

在新版指南中对 HER2 存在异质性时的原位杂交判断给出了较为明确的指导:即使存在异质性,但只要扩增细胞连续、均质且占浸润癌 10％以上,就应明确报告为阳性。这也是临床医师最关注的治疗相关点。在明确阳性或阴性后,可进一步补充报告不同细胞群的计数值,并报告扩增细胞群占所有浸润癌细胞的比例。事实上 10％这个临界值并没有明确的循证医学依据,但与免疫组织化学 3＋判断标准中 10％的临界值保持一致,也更方便日常工作中的应用。由于有 10％临界值的存在,对于粗针穿刺标本中存在异质性的病例,需要在切除标本中重复原位杂交检测以确认扩增细胞占整个肿瘤的比例。对于扩增细胞连续、均质但占浸润癌比例不到 10％的病例究竟应该如何报告,是目前指南中空缺的内容,需要进一步循证医学依据的积累。

四、免疫组化和 FISH 的结果不完全一致的原因和应对方法

据文献报道,临床实践中 HER2 免疫组化 3＋与 FISH 结果的不符合率为 6％～11％,HER2 免疫组化 1＋和阴性的病例与 FISH 结果的不符合率为 3％～7％和 3％左右。其主要原因如下:其中任何一个检测或判断问题的出现都可能导致偏差,或者是两者判断标准的不一致,因此建议严格按照指南标准由有经验的制定人员进行结果判读;此外,就是由于 HER2 扩增的异质性(包括不同标本类型、不同蜡块)所致,这个问题的出现比较多见于粗针穿刺获得的标本,因此建议此类患者尽量以术后乳腺根治标本获得的结果为准,当然其他判别方法可参见本文如前所述;还有就是 17 号染色体的多体或单体问题,这一点鉴于目前对于其在临床中的角色尚未完全明确。因为 17 号单体可能就是免疫组化 1＋或 2＋但出现 FISH 扩增的原因,而 17 号多体可能就是免疫组化 3＋但 FISH "无扩增"的原因,故建议在报告中应给出其 17 号染色体的扩增状况即其拷贝数,以便于判别其不一致的原因所在。当然,其真正的意义还有待于更多的循证医学依据的支持。

五、复发灶和转移灶中是否需要再检测 HER2

有报道通过分析 26 项研究中 2520 例乳腺癌患者的配对原发灶和转移灶,系同时检测 HER2 状态的回顾性研究,结果显示原发灶和转移灶的不一致率为 5.5％(3.6％～8.5％),淋巴结转移中的不一致率为 4.2％(2.5％～7.1％),远处转移中的不一致率为 9.6％(4.9％～17.7％)。造成这种原发灶与转移灶 HRR2 不一致的可能原因主要有:①肿瘤发生发展过程的克隆选择;②肿瘤的异质性;③检测技术上的偏差和结果判读上的偏差等。因此,建议在条件许可的情况下,在转移性或复发

性肿瘤中重复检测 HER2 状态将更准确地指导相关治疗,因为它可以帮助确定为究竟是真正复发(true recurrence)还是第二原发(secondary primary)。

六、新辅助化疗是否会影响 HER2 的检测结果

大多数报道均认为 HER2 状态在新辅助化疗前后保持相对稳定,但也有报道认为经过新辅助化疗前后 HER2 状态可能发生改变(治疗后细胞发生遗传学上的改变,如基因表达的获得或缺失、染色体不稳等)。通过对新辅助化疗前后 HER2 的状态变化(共 86 例)的统计,发现 HER2 2+ 或 3+ 转为 HER2 0 的约为 13%,而 HER2 0 的转为 HER2 3+ 的所占比例较小,为 2%。因此,对于强烈建议新辅助化疗前 HER2 检测结果为 2+ 或 3+ 的病例要进行化疗后的再检测,以便及时调整治疗方案。

七、导管原位癌 HER2 检测的意义

有学者统计,HER2 在 32%～55% 的乳腺导管内原位癌(DCIS)中有过表达,在 60%～70% 的高级别 DCIS 中有过表达。22 例伴有浸润的导管原位癌中,17 例的导管原位癌与浸润癌 HER2 表达一致,其中 6 例 HER2 均为阴性,11 例 HER2 均为阳性,而 5 例 HER2 表达二者不一致,且有意思的是均为导管原位癌阳性,而浸润性癌阴性。因此,并非所有的浸润癌与原位癌之间的 HER2 状态都一致。当然,对于临床上治疗有参考价值的应该是对于浸润癌部分的评价,但建议报告上注明导管原位癌部分的阳性表达情况。

八、对于导管原位癌伴有微浸润病例的检测和报告

如上,仅需要对其微浸润部分做出 HER2 的阳性表达评估,如果是多灶性的微浸润病变,也同样需要综合评估其阳性表达的百分比以做出最后结论。至于导管原位癌部分建议注明供临床及研究参考。

综上所述,无论是 ASCO/CAP 还是我国的乳腺癌 HER2 检测指南的颁布解决了一些 HER2 检测中出现的新问题,为进一步提高 HER2 检测的可重复性和准确性提供了基础。有些日常工作中面临的问题,需要在实践的积累中不断更新,不断优化。

(海军军医大学附属长海医院　郑唯强)

参 考 文 献

[1] Ongaro E, Gerratana L, Cinausero M, et al. Comparison of primary breast cancer and paired metastases: biomarkers discordance influence on outcome and therapy. Future Oncol, 2018, 14(9): 849-859.

[2] Jensen K, Krusenstjerna-Hafstrøm R, Lohse J, et al. A novel quantitative immunohistochemistry method for precise protein measurements directly in formalin-fixed, paraffin-embedded specimens: analytical performance measuring HER2. Mod Pathol, 2017, 30(2): 180-193.

[3] Press MF, Villalobos I, Santiago A, et al. Assessing the new American Society of Clinical Oncology/College of American Pathologists Guidelines for HER2 testing by fluorescence in situ hybridization: Experience of an Academic Consultation Practice. Arch Pathol Lab Med, 2016, 140: 1250-1258.

[4]　Solomon JP，Dell'Aquila M，Fadare O，et al. Her2/neu status determination in breast cancer：A single institutional experience using a dual-testing approach with immunohistochemistry and fluores- cence in situ hybridization. Am J Clin Pathol，2017，147(4)：432-437.

[5]　Sorscher S. Reclassifying HER2-equivocal disease. Breast Cancer Res Treat，2018，167(3)：823.

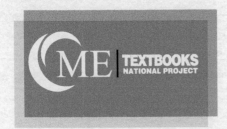

人工智能在乳腺癌诊治中的应用及影响

第 7 章

人工智能已经逐步在医疗健康领域应用,尤其在癌症的诊疗环节中均有不同程度的探索,在乳腺癌诊疗领域不少已经实际进入临床应用,本文对 AI 在乳腺癌的影像、病理、基因等领域应用做了概要性介绍。同时对 AI 对医师乃至整个医疗体系的影响进行初步探讨,对人工智能在医疗领域所面临的挑战以及医师接受度也做了相应分析。

一、人工智能及其在医疗领域应用概述

(一)人工智能发展背景

人工智能(artificial intelligence,AI)是研究、开发用于模拟、延伸和扩展人的智能的理论、方法、技术及应用系统的技术科学,AI 涉及计算机科学、机器控制、数学、心理学、神经生理学、精神病学、心理学等多学科领域。AI 经过 60 余年的起伏曲折发展,在近年来得以迅速发展,主要来源于大数据技术应用、计算机计算能力增强,在此基础上算法模型改进的驱动。世界各国政府都高度重视 AI 相关产业发展,并上升到国家战略层面布局。中国共产党十九大报告中重点提及人工智能推动现代化的经济系统,国务院也发布《新一代人工智能发展规划》等一系列文件扶持推动产业发展。在操作层面上,美国和中国 FDA 已经制定出相关医疗健康 AI 的相关准则,保证 AI 在健康领域的规范发展。

(二)AI 在医疗健康领域的应用

医疗健康领域是人工智能重点应用方向。目前医疗 AI 应用场景上主要集中在医学影像、病理、疾病筛查和预测、慢病管理、虚拟助理(电子病历语音录入、导问诊)、病历文献分析、医院管理、基因检测诊断、智能化器械、制药发现等领域,其中影像和虚拟助理是首先突破口,但多数都是处于初期项目概念验证的阶段,真正涉及临床应用成熟性商业化的产品方案还较少。

二、AI 在乳腺癌领域的应用

目前 AI 在乳腺癌诊疗上影像、病理、辅助诊疗为主要应用,除此之外,基因检测、手术机器人上也有探索。

（一）AI 在影像学上的应用

医学影像 AI 领域研究相对比较早,计算机辅助诊断(computer aided diagnosis,CAD)技术可以自动提取图像特征并应用机器学习算法进行病变检出和诊断,目前已广泛应用于多种疾病的多模态影像图像的分析,从而提高医学影像检查的价值。CAD 可以提高检测或诊断的准确性和一致性,减少放射科医师阅读图像所需的时间,从而提高工作效率。CAD 系统的基础一般由 4 个阶段组成,即预处理、分割、特征提取和分类。算法模型主要是乳房图像分类的卷积神经网络(CNN)方法,与 CNN 方法一起,包括传统神经网络(NN)的、基于逻辑的分类器,例如,随机森林(RF)算法、支持向量机(SVM)、贝叶斯方法,以及一些半监督和已用于乳房图像分类的无监督方法。基于区域的分割和基于聚类的算法被广泛用于开发乳腺癌检测的 CAD 系统。目前美国市场有 500 多家医疗影像 CAD 公司,中国也有近 50 家。

1. 乳腺 X 线摄影　影像学上微钙化和肿块是乳腺恶性肿瘤的两个最重要的征兆。微型钙化的检测是一项艰巨的任务,由于微钙化和邻近组织的对比度降低,年轻女性乳腺 X 线摄影解读困难增加,CAD 系统对乳腺 X 线片图像的观察评估已经在乳腺癌患者群体中进行。在 12 860 例乳腺 X 线片中,放射科医师的表现是在没有 CAD 和 CAD 的情况下测量的召回率从 6.6% 增加到 7.7%,早期恶性肿瘤的比例从 73% 增加到 78%,这表明使用 CAD 系统检测癌症的效率有所提高。

来自休斯敦卫理公会研究所的团队表示,他们已经开发出能够以 99% 的精度分析乳腺癌乳腺 X 线片的人工智能软件。开发了自然语言处理(NLP)软件算法,从自由文本乳腺 X 线片和病理报告中自动提取乳腺 X 线片和病理结果,使用单因素方差分析和 Fisher 精确检验分析乳腺摄影成像特征与乳腺癌亚型之间的相关性。

2. 超声　超声波不如 MRI 敏感,但由于它的可用性、无创性和成本效益高于其他选项,因此它已经转化为乳腺 X 线检查的辅助工具,超声成像是一种非侵入性的乳腺癌检查方法。

超声波能够高准确度地检测和区分良性和恶性肿块,并减少不必要的活检数量。超声对于检测致密乳腺中的侵袭性癌症更为敏感。但是,这是一种依赖于操作者的方式,其图像的解释需要超声科医师的专业知识。为了克服操作人员的依赖性并提高诊断率的准确性,计算机辅助检测/诊断(CAD)系统得到发展。台湾大学学者研究得到 148 个三维 US 恶性乳腺肿瘤图像。量化纹理、形态学、椭球拟合和后部声学特征以表征肿瘤块。支持向量机被开发用来将乳腺肿瘤等级分为低或高。在 CAD 系统的准确性达到 85.14%(126/148),敏感性为 79.31%(23/29),特异性为 86.55%(103/119)。

3. MRI　乳腺 MRI 对有乳腺癌家族史的女性检查敏感性高(78%~98%)和低特异性(43%~75%)。MRI 图像的解释过程非常耗时,需要高水平的放射学经验才能检测和区分良性和恶性病变。

国内外学者都在这个领域深入研究。我国中山大学研究团队通过乳腺磁共振成像(BMRI)建立 CAD,用于恶性和良性肿块的分类。所提出的 CAD 系统包括乳房分割方法,该方法包括识别乳房接口边界的预处理步骤和用于胸壁线(CWL)分割的曲线拟合。采用 Chan-Vese(CV)模型水平集(LS)分割方法对乳腺肿块进行分割,并显示出足够好的分割性能。使用具有 ReliefF 特征选择的支持向量机(SVM)分类器将提取的形态特征和纹理特征合并到分类评分中。准确度、灵敏度和特异性测量值分别为 92.3%、98.2% 和 76.2%。对于重采样方法,测量值分别为 90.0%、98.7% 和 73.8%。

需要指出的是用于 MRI 的 CAD 虽然可用于评估浸润性乳腺癌患者的肿瘤范围和多灶性,然而,CAD 在评估节点状态方面效果不佳。

（二）AI 在病理上的应用

病理诊断是癌症诊断的前提基础,当前大多数病理科存在大量的手工记录、人工核对与手工操作。有研究表明,对乳腺癌病理报告差异很大,影响治疗的关键因素常被忽略。

全切片数字化图像(whole slide images,WSI)随着数字病理切片在病理诊断中的应用,提供了病理的大数据基础,大量定量分析算法应运而生,包括传统机器学习算法和深度学习算法,使得 AI 在病理切片分析中表现出巨大价值。

使用人工智能手段分析病理切片主要分为 3 个方面:①对细胞的检测分割;②图像相关特征的提取;③病理图像的分类和分级。病理医师根据计算机辅助算法的分析结果可以对疾病做出进一步诊断。

谷歌公司采用病理切片图像来训练深度学习算法,经过一系列优化之后,将之用于已经扩散(转移)到与乳腺相邻淋巴结的乳腺癌的定位。算法具有 92% 的灵敏度。为了检验成果,该公司使用 GoogLeNet AI 对荷兰大学提供的医学图像进行审查,并能够以 89% 的准确率鉴定乳腺癌图像中的恶性肿瘤,而人类对照组的这一比例为 73%。

(三)AI 用于乳腺癌基因检测

肿瘤的发生伴随着多个基因变异,且具有异质性。目前对乳腺癌的基因检测主要集中在 BRCA1 和 BRCA2 基因,目前在这两个基因里已经发现更多的变异,至少有 12 个碱基置换突变标记和 6 个重排标记对发现的体细胞突变有贡献。93 个突变的癌症基因(31 个显性,60 个隐性,2 个不确定)与疾病的发生有关。随着越来越多的乳腺癌治疗靶点基因被发现,二代测序技术可实现多基因平行检测,达到更高的技术灵敏度,从而更真实地反映肿瘤基因变异情况。但是对罕见位点突变的发现与解读,还需要人工干预。

现代化的人工对 NGS 的测序解读包括并通过检索多种数据源将这些基因突变与分子靶向治疗相匹配,人工方式解读癌症基因报告需要花费几天、甚至几周的时间,而且准确性不够高。另外,庞杂的基因数据和临床试验数据不断增加,导致人工分析癌症基因的可行性进一步降低。IBM 认知计算工具 Watson for Genomics 平均每个月增加超过 10 000 篇科学论文数据和 100 个新临床数据,仅需几分钟时间便可系统化对每一个基因组变异的产生提供注释文件,认知计算可大规模完成常规人力无法操作的工作量。Watson for Genomics 可以读取基因组测序数据,并将这些数据与大量的临床、科学和药理数据库进行比较,以帮助医师发现与患者肿瘤基因突变匹配的潜在治疗方案,供医师参考、制定基于患者的致癌因素变化的治疗方案或标准治疗方案。

(四)机器人

1. 机器人在乳腺触诊的应用　乳房触诊仍是查体必不可少的环节。伊朗学者进行的一项研究,利用模型参考自适应系统识别(model reference adaptive system identification,MRAS)算法来估计机械应力应变测算乳房组织的动态形态。利用机器人辅助装置(Robot-Tac-BMI)模仿医师对乳腺的触诊,特定时间段内在两个乳房的 14 个区域收集测量应力应变数据集,并考虑乳房组织的时间依赖性黏弹性形态,然后利用二阶线性模型分析实验数据集。结果证实,此动力学算法模型在描述乳腺组织形态最大误差约为 0.89%,而与此同时人工触诊仅能识别出 56.1% 与正常组织有差异。

2. 机器人在辅助病理活检中的应用　众多研究者利用三维超声引导下机器人自主进行乳腺病理活检。首先确定针头的方位并确定活检目标的位置。机器人在超声引导下,自动操作斜角弹性针头,便沿指定的路线定位进针,超声实时跟踪系统监测针头的进针插入情况,并且可以在针头接近目标时进行调整。整个过程完成 3D 追溯、穿刺通道的规划以及算法的控制。

机器人辅助病理活检优势非常明显,能精准地获得<1 mm 的病理标本。迅速、安全、准确、组织损伤少是其主要特点,而且能精准地进行追溯,产生均匀间隔的病理切片,便于 3D 体积重建,减少人为因素的影响。超声引导的乳房活检系统将在不久的将来改变手术模式。但是,应该始终保持谨

慎,仍需要人的监督和干预。

3. 机器人在手术中的应用　当今的机器人技术从早期的计算机辅助设计/制造系统向现代主从机器人系统大幅提升,机器人辅助手术在泌尿外科、普外科和妇科手术中应用越来越广泛。自 2014 年以来学者一直在研究机器人辅助乳头保留乳房切除术的可行性和安全性,这种创新程序的关键优势在于:只剩下一个非常小的隐藏的瘢痕,并且术后疼痛和住院期也显著减少。高度精确的保留乳头的乳房切除术可立即进行乳房再造,避免皮瓣坏死,可显著减少乳房切除术后的不良心理后果并增加自尊。

美国、欧洲和日本的外科医师正在使用机器人技术进行乳头保留乳房切除术,并使用组织扩张器或置入物和背阔肌皮瓣进行即时乳房再造。密歇根大学的一项小型研究发现,内镜乳房切除术和组织扩张器的即时重建缩短手术时间,降低并发症发生率,缩短了患者的住院时间。

使用机器人进行乳房切除术和乳房再造现处于早期阶段,绝非标准做法,还未广泛地推广,同时要求手术医师经过培训进行操作。

(五)机器人在辅助诊疗上的应用

IBM Watson 是医疗 AI 商业化应用的典范,Watson 是以 IBM 创始人 Thomas Watson 命名的认知计算为基础的云计算平台,在生命健康领域涉及 5 个主要产品线。其中,肿瘤解决方案(Watson for Oncology,WfO)在 20 多个国家和地区数百家医疗机构使用。WfO 是受训于美国顶尖的癌症治疗中心纪念斯隆凯特琳癌症中心(Memorial Sloan Kettering Cancer Center,MSKCC),使用 MSK 提供的培训与测试病例。在知识驱动方面,Watson 通过学习 300 多种医学期刊,250 多本专著,2700 万页文献。在系统录入关键的临床指标数据后,运行 10 余秒,系统给出推荐治疗方案、考虑方案、不推荐方案,并按照绿色、橙色、红色给予标识。每个方案都给出相关文献的循证支持,药物的用法、不良反应与药物相互作用,手术方案以及放疗剂量。

目前正在运营的 v18.3 版本已经包括乳腺癌等 13 种癌种,支持乳腺癌早期、局部晚期、一线治疗、二线治疗和外科治疗、放疗方案的提供。在提供治疗方案背后证据支持上,包括 MSK 实证、NC-CN 指南、真实世界证据,呈现出多视角的证据源支持。同时对<18 岁、>89 岁、孕妇、男性患者、三线以上治疗不支持。其原因为此类患者的实证支持的治疗方案尚无共识,或者测试训练案例不足所致。目前国内外不少机构对 WfO 进行对照性研究,获得了较高的一致性结果,其中印度 Manipal 医院对 638 例不同分期乳腺癌患者给出的治疗符合率达到 93%,国内在一线治疗上也达到 90% 的一致性。但是,在药物可及性、不同习惯用法上、本地化应用上存在差异。

三、医疗 AI 的益处

在肿瘤领域,中国肿瘤临床医师,尤其是病理医师缺乏,肿瘤治疗不规范现象也比较突出,肿瘤治疗领域最规范的乳腺癌,规范率也仅为 53.5%。医疗 AI 能够帮助医师有效提升尤其是基层医疗机构肿瘤诊治的规范性,整体提升肿瘤治疗的医疗质量均质化水平。亦可以在临床用于决策支持和第二诊疗意见。上海市第十人民医院利用 AI 建立新型的癌症 MDT 模式,同时结合分级诊疗体系,促进医疗服务的可及性。

医疗 AI 在医学培训教育领域上也起到很大作用,中国人民解放军第 307 医院江泽飞教授主持的多中心研究发现,使用 WfO 可增加对指南规范的依从性,可以帮助年轻医师迅速成长,缩短临床成长周期。

对患者来说,可以增强患者诊疗信心,使患者更多参与自己治疗计划(方案)的决策,并对治疗方案更有信心,使之更积极地与医师合作。

四、AI在医疗领域面临的挑战

(一)技术发展挑战

人工智能发展的前提基础是建立在大数据分析上,高质量、规范化的数据是AI技术实现的前提基础。但就现实而言,当前医院信息系统产生的临床数据质量欠佳、不够规范、标准化不足、数据范围上远不够所谓的"大数据",距离理想状态中的真实世界数据(real world data)还比较遥远。同时采集的数据缺乏整合与互联互通,还不能全景、连续的数据集合,应用只是在点状、局部环节上满足临床的需求。

其次,来自医学本身的挑战。医学认识的本身就是过程,在发病机制、诊断、治疗各环节仍存在不清的机制,尚无达到完全共识、有着难以定论的方面,信息不明确的知识内容不能成为AI学习的输入。医学这些复杂性、模糊性与特殊性的特点决定了医疗AI的艰难。对医疗AI产品方案评估上,尚无完整的体系模型。

再次,一些医疗AI产品过于沉醉于算法,炫耀技术,在医学领域结合上缺乏深度,在临床应用上存在局限。所以必须有医师的积极参与,以建立起适宜的应用场景,保持应用的黏附性与持续性,建立起对医疗AI的评估体系。对于产品而言,同时有良好的商业模式,建立真正意愿支付行为。只有这样AI才能有效地推广和应用。

最后,在医疗AI应用上还面临伦理、安全、法律和社会的挑战,这些都不容忽视。

(二)应用挑战:医师的接受度

医疗AI在应用层面上,也会受到来自医师自身接受度与认知程度的挑战。有研究表明,医师对创新技术的应用需要17年时间,主要与医师群体审慎的职业特点相关。笔者发现,以Watson肿瘤的实际用户反馈来看,不同级别医院、不同层级医师对AI的认知存在差异。这种差异首先体现在对AI期望值上,部分医师笃信当前AI只是一般工具而已,尚不能解决复杂疑难病症,距离临床应用期望很大。也有基层医院医师由于临床技术的自身担心对此有恐惧心理。还有,AI在纠正临床医师错误上,也会造成医师的心理复杂反应。在三级甲等医院深入应用的中青年、拥有较高学历和海外进修培训经历群体对AI产品接受较为理性,不排斥、不狂热、审慎观察。三级甲等综合医院的年轻医师持欢迎态度者居多。

另外,在医疗AI产品的易用性上,如果增加临床医师的工作量,操作烦琐、界面不友好,容易遭到医师的冷遇,造成应用推广上的难度。

五、AI对医疗领域的变革影响

现代科学技术推动社会的发展进步与生态的变革,AI取代医师的话题不时地在媒体上炒作,尽管是伪命题,但不可否认的是AI能够取代医师的一些工作。这并不意味着对应行业或职业的消亡,而仅仅意味着职业模式的部分改变,对医师自身的临床能力提出了更高的要求,同时医学的人文主义关怀不是AI所能替代的。

医疗AI带来开放、可及、民主式的医疗给公众和医师带来更多的机遇,AI能够提供个人健康维护和疾病诊治更多的可行的建议与选择。AI日臻完善并涉足个人、社会的各个领域。这种新时代AI体系下,AI的可及性表现为个人、组织获取各行业领域以及生活行为方式最佳适宜决策建议的更加便捷,而之前医患之间存在信息不对称的鸿沟不再难以逾越,患者可以更加积极主动地参与自身的诊疗过程中。势必重塑新的医疗体系。从既往的家长专制医疗到半自主的医疗，从而推动医疗民主化的进程，构建起新的医疗生态体系。

六、展　望

虽然人工智能在医疗健康很多领域尚处于研究项目阶段，但人工智能正处于新的技术高速发展浪峰。AI 在医学以及乳腺癌领域应用不断地深入拓展，涉及诊疗包括院前、院后的各个环节场景，对医疗体系带来巨大的影响，也同时对医师提出了更高的临床技能与人文精神的要求。个人对 AI 的态度和行为决定着未来的发展，只有让 AI 融入生活与工作中，才能成为新的智能时代的驾驭者。

（IBM 公司　李　明）

参 考 文 献

［1］ One Hundred Year Study on Artificial Intelligence https://ai100. stanford. edu/2016-report.

［2］ 蛋壳研究院. 2017 年医疗大数据与人工智能产业报告,2017:44-121.

［3］ Mehdy MM,Ng PY,Shair EF,et al. Artificial neural networks in image processing for early detection of breast cancer. Comput Math Methods Med,2017, 2017:2610628. Published online 2017 Apr 3. DOI:10. 1155/2017/2610628.

［4］ Afsaneh Jalalian,Syamsiah Mashohor,Rozi Mahmud,et al,Foundation and methodologies in computer-aided diagnosis systems for breast cancer detection. Excli Journal,2017,16:113-137.

［5］ Tejal A. Patel,Mamta Puppala,Richard O,et al. Correlating mammographic and pathologic findings in clinical decision support using natural language processing and data mining methods. Cancer,2016, DOI:10. 1002/cncr. 30245.

［6］ Toesca Al,Peradze N,Galimberti V,et al. Robotic nipple-sparing mastectomy and immediate breast reconstruction with implant:first report of surgical technique. Ann surg,2017,266(2):e28-e30. doi:10. 1097/SLA. 0000000000001397.

［7］ Somashekhar SP,Sepúlveda M-J,Puglielli S,et al. Watson for Oncology and breast cancer treatment recommendations:agreement with an expert multidisciplinary tumor board. Annals of Oncology, 2018,29(2):418-423. https://doi. org/10. 1093/annonc/mdx781.

［8］ Juemin Fang,Zhongzheng Zhu,Hui Wang,et al. The establishment of a new medical model for tumor treatment combined with Watson for Oncology,MDT and patient involvement. J Clin Oncol,2018,36(suppl):e18504.

［9］ Zefei Jiang,Fengrui Xu,Martín-J. Sepúlveda,et al. Concordance,decision impact and guidelines adherence using artificial intelligence in high-risk breast cancer. J Clin Oncol,2018，36(suppl):e18566.

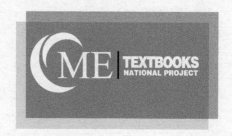

第二篇

乳腺癌系统性治疗进展

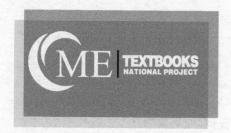

激素受体阳性早期乳腺癌辅助内分泌治疗的"加减法"

第 8 章

辅助内分泌治疗是激素受体(hormone receptor,HR)阳性早期乳腺癌的一个重要治疗手段,其以降低 HR 阳性乳腺癌患者的复发和死亡风险而受到重视和推崇,随着医疗理念越来越向"精细化、个体化"发展,乳腺癌治疗更多强调"加法"和"减法"。纵览乳腺癌治疗发展史,对于乳腺癌的手术治疗,从起初乳腺癌的扩大根治术,过渡到简化根治术,再到如今被青睐的保乳术,减法是越来越被提倡。而对于乳腺癌靶向治疗,1 年的曲妥珠单抗治疗已成为人类表皮生长因子受体 2(human epidermal growth factor receptor 2,HER 2)阳性早期乳腺癌辅助治疗的金标准,在此基础上,加用来那替尼可使患者获得更长的总生存和更优的无病生存期(disase-free survival,DFS),因此在 HER2 阳性早期乳腺癌中更多的是强调"加法"。对于辅助内分泌治疗,我们不禁产生疑问,到底是更强调加法,还是更强调减法? 到目前为止,大量循证医学证据及专家共识更多地提倡对内分泌治疗进行"加法",主要集中在延长内分泌治疗时长和增加药物治疗,但是针对特定的人群,内分泌治疗也强调适当地进行"减法",那么哪些人群适合做"加法",哪些人群适合做"减法"呢? 接下来将逐一进行分析和讨论。

一、HR 阳性早期乳腺癌辅助内分泌治疗的"加法"

(一)绝经前 HR 阳性早期乳腺癌治疗

延长内分泌治疗时长

(1)EBCTCG 研究:他莫昔芬(tamoxifen,TAM)目前是公认的绝经前乳腺癌患者内分泌治疗的首选,大量临床试验及现有指南均表明 5 年 TAM 治疗可降低约 39% 乳腺癌相对复发风险,2017 年 St. Gallen 会议专家投票一致同意将 TAM 单药作为绝经前 HR 阳性乳腺癌的标准治疗。然而有研究显示,超过 50% 的乳腺癌患者的复发和死亡出现在 5 年 TAM 治疗结束后,那么延长 TAM 辅助内分泌治疗时长能否给患者带来获益? 2015 年早期乳腺癌临床试验协作组(early breast cancer trialists,EBCTCG)发表的一项 Meta 分析共纳入 9885 例早期 HR 阳性乳腺癌女性患者,应用 TAM 5 年的复发率 12.1%,10 年复发率为 22.7%,两者的差值为 10.6%,提示即使辅助内分泌治疗应用了 5 年 TAM,但停药后仍然有 10.6% 的患者出现进一步的复发。同时,应用 TAM 5 年的死亡率是 5.8%,10 年死亡率是 14.2%。说明停用 TAM 后仍然有 8.4% 的患者因乳腺癌出现相关死亡。因此表明,辅助内分泌治疗 5 年以后,乳腺癌复发和死亡风险应是持续存在的。

(2)ATLAS 和 aTTom 研究:ATLAS 研究回答了临床医师所关心的问题——延长 TAM 治疗

效果如何？该研究一共入组 12 894 例已完成 5 年 TAM 初始辅助内分泌治疗的早期乳腺癌患者,并随机分为两组,即用药延长至 10 年 TAM 组(10 年组)和停药组(5 年组),2012 年公布 15 年的随访结果显示,10 年组早期乳腺癌患者 5 年复发风险相对降低 10%[13.1% vs. 14.5%,相对危险度(relative risk,RR)0.90],10 年复发风险相对降低 25%(21.4% vs. 25.1%,RR 0.75,P=0.002),10 年组早期乳腺癌患者 5 年死亡风险相对降低 3%(5.8% vs. 6%,RR 0.97),10 年死亡风险相对降低 29%(12.2% vs. 15%,RR 0.71,P=0.01),这项研究告诉我们,如果辅助 TAM 延长至 10 年,能够显著降低患者的复发率和死亡率。而另一项大型随机临床试验 aTTom 研究也进一步证实了这一个理论,该研究共纳入 6933 例已完成 5 年 TAM 初始辅助内分泌治疗的早期乳腺癌患者,随机将其分为继续 5 年 TAM 组和停药组,随访至 15 年。结果表明,辅助 TAM 延长至 10 年可显著降低复发率(28% vs. 32%,RR 0.85,P=0.003),但在死亡率上两组没有显著差别(21% vs. 24%,RR 0.88,P=0.06)。

随后对 ATLAS 和 aTTom 研究数据(17 477 例患者)进行了 Meta 分析发现,应用 10 年 TAM 患者的死亡风险下降 25%(RR 0.75,P=0.001),总体生存期(overall survival,OS)降低 16%(RR 0.84,P=0.008)。这些数据表明,辅助 TAM 5 年"加"5 年可显著改善 HR 阳性早期乳腺癌患者的生存。

(二)增加辅助内分泌治疗药物

SOFT 研究　对于绝经前早期乳腺癌患者加用卵巢功能抑制(ovarian function suppression OFS)是否能得到进一步获益一直存在争议,2003 年发起 SOFT 试验为我们回答了这个问题,该试验于 2011 年顺利完成入组(共 4891 例),随机分为 3 组:5 年 TAM 单药组、5 年 TAM+OFS 组、5 年 AI+OFS 组,研究主要终点是无病生存期(disease-free survival,DFS),次要终点是无乳腺癌间期(breast cancer-free interval,BCFI)和生存期(OS),中位随访 5.6 年显示 3 组 DFS 无显著差异,而随访至 8 年 TAM+OFS 组及 AI+OFS 组表现出总人群 DFS 显著获益(83.2%、85.0% vs. 78.9%,P=0.009)。此外,中位随访 5.6 年时 TAM+OFS 组表现出复发风险相对降低 19%[风险比(HR)0.81,P=0.09],随访到 8 年时 TAM+OFS 组死亡风险下降 33%(HR 0.67,P<0.05),并出现 OS 的绝对获益(1.9%,P<0.05),这说明,随着 OFS 的长期应用,其在总生存上的优势也会逐渐突出。对于这样的结果,两组之间差异主要是从 7 年左右分开的,可能与统计学中的 Carryover 效应有一定相关性,主要原因可能是在最初内分泌治疗 5 年中,患者接受过化疗,再加上 TAM 治疗效果,早期 OFS 作用相对不明显,随着 5 年 OFS 及内分泌药物应用,化疗作用越来越弱,OFS 作用逐渐增强,并在 7 年后出现一个显著的统计学差异,颠覆了既往 SOFT 研究 5 年随访,说明 OFS 在降低乳腺癌第 2 个复发高峰发挥重要作用,在绝经前乳腺癌患者中联合 OFS 可减少复发和改善总生存;但该结果的出现并未改变整个试验的阴性结果。

亚组分析,在未化疗组(1353 例患者)中,随访 5.6 年时,TAM+OFS 组和单药 TAM 组之间的 DFS 和 OS 绝对差异较小,延长至 8 年时两组的远处复发风险仍持续稳定在一个非常低的水平。这个结果表明 OFS 对于那些低危复发人群 OS 的获益并不是特别大。在化疗组(1271 例患者)中,随访 5.6 年时 TAM+OFS 组患者的疾病复发风险下降 18%(HR 0.82),死亡风险下降 36%(HR 0.64,P<0.05),DFS 和 OS 绝对差异都是 3.6%,随访至 8 年时,OFS 可使患者的复发风险下降 16%(HR 0.84,P<0.05),死亡风险降低 41%(HR 0.59,P<0.05)。OFS+TAM 治疗中 OS 的绝对获益达到了 4.3%,表明化疗组中加用 OFS 可获得较好的疗效。我们进一步对需要化疗人群进行分析发现,80% 的年龄<35 岁、淋巴结阳性、肿块>2cm、病理学 3 级、HER2 阳性的人群接受了化疗。令我们惊喜的是,年龄<35 岁加用 OFS 组比较单用 TAM 组,5 年的 DFS 绝对获益是 11.2%(TAM+OFS、TAM 组 DFS 分别为 78.9%、67.7%)。随访至 8 年的 DFS 绝对获益是 9.7%(TAM

＋OFS、TAM 组 DFS 分别为 73％、64.3％）。这说明，对于年龄＜35 岁的患者，加用 OFS 可以从内分泌治疗当中持续获益。

在 OFS 的基础上，联合芳香化酶抑制剂（aromatase inhibitor，AI）还是联合 TAM，谁的获益更大呢？TEXT 和 SOFT 的联合分析给了我们一个满意的答案。AI＋OFS 组的 5 年 DFS 优于 TAM＋OFS 组，绝对差值相差 3.8％（91.1％ vs. 87.3％，HR 0.72，P＝0.000 2），随访至 8 年时这一差值增加到 4％（86.8％ vs. 82.8％，HR 0.77，P＝0.000 6）。AI＋OFS 组的 5 年 BCFI 绝对获益是 4％（92.8％ vs. 88.8％，HR 0.64，P＜0.000 1），8 年 BCFI 绝对获益是 3.9％（89.3％ vs. 85.2％，HR 0.74，P＝0.000 2），BCFI 绝对获益保持在一个稳定的状态。AI＋OFS 组的 5 年无远处转移间隔期（distant relapse-free interval，DRFI）绝对获益是 0.2％（93.8％ vs. 92％，HR 0.78，P＝0.02），8 年 DRFI 绝对获益是 2.1％（91.8％ vs. 89.7％，HR 0.80，P＝0.02）。由此表明，OFS 联合 AI 组在 DFS、BCFI 及 DRFI 上具有显著的绝对获益，且明显优于 OFS 联合 TAM 组，经过 9 年的随访，尽管没有看到总生存的获益，但 OFS 联合 AI 可持续减少复发风险。

（三）绝经后 HR 阳性早期乳腺癌治疗

1. 延长内分泌治疗时长

（1）MA.17、NSABP B33、NSABP B42 研究：对于早期绝经后 HR 阳性乳腺癌患者，在应用 5 年内分泌治疗的基础上继续 5 年 AI 治疗，患者能否得到更大的生存获益？MA.17 是由加拿大国家肿瘤中心临床研究组 Paul E. Goss 教授发起的一项国际、多中心、随机、双盲安慰剂对照实验研究，共入组 5187 例患者，所有患者入组前已完成约 5 年的 TAM 治疗，其中 50％的患者无腋窝淋巴结转移，入组人群被随机分为两组，即 5 年来曲唑组和 5 年安慰剂组，主要研究终点是 DFS，次要研究终点包括 OS、安全性等，中位随访至 2.4 年的结果显示，5 年来曲唑组，无论是 DFS（18.5％ vs. 12.4％，P＝0.0004）还是 OS（P＝0.04）都是获益的，说明 TAM 治疗 5 年后继续使用来曲唑治疗能显著降低复发率（无论有无腋窝淋巴结转移）。该试验为揭盲试验，允许对照组患者转入来曲唑组，中位随访 64 个月时，通过意向人群（intent-to treatment，ITT）分析显示从一开始就随机接受来曲唑治疗组仍占有优势，患者 DFS 获益 32％（94.3％ vs. 91.4％，HR＝0.68，P＝0.000 1），远处 DFS 获益 20％（96.3％ vs. 94.9％，HR＝0.80，P＝0.082）。但两组 OS 无差异，均为 95.1％。NSABP B33 研究共入组 1598 名患者，均为绝经后，临床分期 $T_{1\sim3}N_1M_0$，该试验在 MA.17 结果公布后提前结束，但是在 30 个月的随访期间，ITT 分析显示相比安慰剂组，依西美坦组无复发生存（relapse-free survival，RFS）是有显著获益的（96％ vs. 94％，P＝0.004），但两者 DFS 没有统计学差异（P＝0.07）。NSABP B42 研究是一项随机、双盲、安慰剂对照临床试验，该研究纳入 3966 例绝经后 Ⅰ～Ⅲ期 HR 阳性早期乳腺癌患者，患者在 AI 起始治疗 5 年或 TAM 起始治疗≤3 年序贯 AI 治疗共 5 年后无疾病进展，随机给予来曲唑 5 年或安慰剂治疗 5 年。中位随访 6.9 年的结果表明，来曲唑组较安慰剂组 BCFI 显著降低 29％（10％ vs. 6.7％，HR＝0.71，P＝0.003），远端复发（DR）降低了 28％（5.8％ vs. 3.9％，HR＝0.72，P＝0.03），但 DFS 没有明显的改善（84.7％ vs. 81.3％，HR＝0.85，P＝0.048）。基于这 3 项研究，认为既往行 5 年辅助内分泌治疗后绝经后 HR 阳性乳腺癌患者，继续延长内分泌治疗 5 年可以有更好的获益，那么哪些人群更容易从序贯 AI 当中获益呢？由 3 项研究显示，年龄＜60 岁、淋巴结阳性、肿块＞2cm、既往接受化疗、HER2 阴性的绝经后 HR 阳性乳腺癌患者可以从 5 年辅助内分泌治疗后序贯 AI 中获得较优的生存获益。

（2）IDEAL、ABCSG 16 研究：既往研究告诉我们对于具有高危复发风险的绝经后早期乳腺癌患者延长 AI 治疗是优选方案，然而序贯 AI 时长一直困扰临床决策，内分泌治疗 5 年还是 2～2.5 年 AI 到底谁更优呢？IDEAL 和 ABCSG 16 研究为我们揭开疑问。IDEAL 研究是一项随机临床Ⅲ期研究，该研究在荷兰 74 个中心纳入 1824 例绝经后 HR 阳性早期乳腺癌患者，入组前均接受 5 年内分泌治疗,其中,5 年他莫昔芬治疗者占 12.2%,5 年 AI 治疗者占 28.8%,他莫昔芬序贯 AI 治疗共 5 年者占 59.0%。随机分配为 2.5 年或 5 年来曲唑治疗(2.5 mg/d)。中位随访 6.5 年结果显示,来曲唑 2.5 年组和 5 年组的 DFS 无显著差异(87.9% vs 88.4%,$P=0.43$),OS 也无显著差异(92.6% vs. 93.5%,$P=0.70$)。不过,来曲唑 5 年组的第二原发性乳腺癌累计发生率显著低于 2.5 年组(HR 0.37,$P=0.008$)。该研究两组患者疾病相关的转归总体无显著差异,但在预防第二原发性乳腺癌方面有显著差异,其中 5 年组第二原发性乳腺癌发生绝对风险小幅降低 1%。ABCSG 16 研究自奥地利 71 个中心共入组 3484 例绝经后 I～III 期激素受体阳性乳腺癌患者,完成 5 年内分泌治疗后,延长 2 年阿那曲唑辅助治疗与延长 5 年阿那曲唑治疗,结果显示,5 年辅助内分泌治疗后,延长 2 年阿那曲唑治疗与延长 5 年治疗的 DFS($HR=0.997$,$P=0.982$)和 OS 均无显著差异,在对侧乳腺癌($HR=1.134$,$P=0.562$)和第二原发癌发生风险($HR=1.094$,$P=0.477$)方面亦均无显著差异。造成这一结果的原因入组人群大多为低复发风险的患者,70% 的患者为 pT_1,66% 的患者为淋巴结阴性,71% 的患者未接受辅助化疗,因此该研究入组的人群并不需要延长内分泌治疗,我们需要用更精准的方式去选择能从延长治疗中获益人群,设计更科学、更合理的延长治疗方案和治疗时长的临床试验,进一步来考量延长内分泌治疗获益人群。

对于临床中已应用内分泌治疗 10 年绝经后激素受体阳性早期乳腺癌患者,继续应用内分泌治疗至 15 年是不是能获益呢? 加拿大癌症试验组(CCTG)发起的 MA.17R 研究为我们指明了方向。该研究共纳入 1918 例绝经后 HR 阳性早期乳腺癌患者,在接受任意时长 TAM 及序贯 4.5～6 年 AI 治疗后,被随机分配到继续 5 年 AI 治疗组及安慰剂组,该试验主要研究终点为 DFS,次要研究终点为 OS 和对侧乳腺癌年发病率,中位随访 6.3 年的结果显示:相比安慰剂组,5 年 AI 组 DFS 显著降低 34%(95% vs. 91%,$HR=66\%$,$P=0.01$),对侧乳腺癌年发病率也显著降低(0.21% vs. 0.49%,$P=0.007$),但 OS 未表现出明显统计学差异(93% vs. 94%,$P=0.83$)。综上所述,延长辅助 AI 治疗至 15 年,可显著降低绝经后 HR 阳性早期乳腺癌患者的复发风险,同时可以预防对侧乳腺癌发生。亚组分析的结果表明人群中淋巴结阳性、接受 TAM 治疗、AI 治疗 4.5～5 年的患者是可以从 15 年内分泌治疗中获益。

2. 增加 CDK4/6 抑制剂药物　NeoMONARCH 研究:在绝经后辅助内分泌治疗中,加用 CDK4/6 抑制剂能否使绝经后早期乳腺癌患者获得更长的生存? 到目前为止,没有更多循证医学证据指导临床,而 NeoMONARCH 研究是新辅助治疗中开展为数不多的 CDK4/6 抑制剂联合 AI 治疗的一项 II 期随机对照研究,入组 223 例患者按 1:1:1 被随机分为 3 组,分别接受 abemaciclib 联合阿那曲唑治疗、单药 abemaciclib 组、单药阿那曲唑组,研究的主要终点为 Ki67,次要终点为临床反应率。结果显示,abemaciclib 联合阿那曲唑组 Ki67 水平下降是最明显的(92.86%,$P<0.001$),临床反应率的获益也是最大的(67.8%,$P<0.001$),而单药 abemaciclib 组比较单药阿那曲唑组,上述两个指标也有统计学差异,说明 CDK4/6 抑制剂 abemaciclib 新辅助治疗可显著降低 Ki67 水平,对于绝经后早期乳腺癌辅助内分泌治疗加用 CDK4/6 抑制剂也许会是一个更好的选择,但目前仍需更多的临床证据来支持和证实。

总而言之,对于绝经后早期乳腺癌的内分泌治疗,我们的选择是多样的,在 5 年 TAM 治疗后,可以加用 5 年 AI 治疗这一观点已经得到专家们认可,而 5 年 AI 治疗后加用 5 年 AI 仍然还有很多的争议,对于具有高危复发风险的绝经后早期乳腺癌患者,更推荐使用延长 AI 治疗。而中、低危复发风险的人群,能否从延长内分泌治疗中获益还需要更多的临床试验来证实。目前缺乏有效的筛选机制去选择延长内分泌治疗获益人群。

二、HR 阳性早期乳腺癌辅助内分泌治疗的"减法"

在激素受体阳性早期乳腺癌辅助内分泌治疗中,我们更多的是强调加法,但对于那些不一定能从内分泌治疗中获益的人群似乎也应该适当地做做减法,比如 HR 低表达患者能否从内分泌治疗中获益一直存在争议,2017 年发表的一篇 Meta 分析解决了我们的疑惑。这项研究共纳入 1632 个潜在的相关临床研究,经过层层筛选最后只有 6 个临床研究进入了最终分析。在入组的 16 606 例原发乳腺癌患者中,834 例为雌激素受体(ER)低表达(1％～9％),4176 例为 ER 阴性,余下的 11 596 例均为 ER 阳性(≥10％),研究结果发现,与 ER 阴性原发乳腺癌比较,ER 低表达(<10％)患者无论是 5 年 DFS($OR=1.47$,$P=0.046$)还是 OS($OR=1.23$,$P=0.046$)都具有更好的预后。与 ER 高表达(≥10％)的人群相比,ER 低表达(<10％)患者从内分泌治疗获益较少($P=0.684$),反之,对于 ER 高表达(≥10％)人群会有一个更好的内分泌治疗获益。对于 ER 低表达(<10％)患者并不能够从内分泌治疗当中获益,也不能够从内分泌治疗中提高预后,因此提示我们对于 ER 低表达患者,减少内分泌治疗可以使得这类人群获得更少的不良反应和更长的生存。

随着精准医疗的蓬勃发展,对于乳腺癌患者的治疗,寻找合适的受益人群及最优的治疗获益成为越来越多的临床研究及临床工作的目标,新型药物的不断问世及治疗方案的反复精简使得乳腺癌治疗走向越来越个体化的方向。对于乳腺癌的内分泌治疗,如何更好地筛选出最佳获益人群、掌握最优的药物配伍及合适的治疗时长,这些治疗中的"加减法"的完美换算将成为现阶段我们长期努力的方向。

(大连医科大学附属第二医院　李　曼)

参 考 文 献

[1]　Mamounas EP, Bandos H, Lembersky BC, et al. A. randomized, double-blinded, placebo-controlled clinical trial of extended adjuvant endocrine therapy(tx) with hormone-receptor(＋)breast cancer (BC) who have completed pervious adjuvant tx with an aromatease inhibitor (AI): results from NEG Oncology/NSABP B-42. Cancer Res, 2017, 774:712-721.

[2]　Blok EJ, van de Velde CJH, Kranenbarg EMM, et al. Optimal duration of extended letrozole treatment after 5years of adjuvant endocrine therapy: results of the randomized phase Ⅲ IDEAL trial (BOOG 2006-05). Cancer Res, 2017, 77(4):774.

[3]　Kroep JR, Meershoek-KK E, Duijm-de CM, et al. Optimal duration of extended adjuvant endocrine therapy for early breast cancer: Results of the I-DEAL Trial (BOOG 2006-05). Natl Cancer Inst, 2018, 110 (1).

[4]　Gnant M, Steger G, Greil R, et al. A prospective randomized multi-center phase-Ⅲ trial of additional 2 versus additional 5 years of anastrozole after initial 5 years of adjuvant endocrine therapy—Results from 3,484 postmenopausal women in the ABCSG-16 trial. SABCS, 2017, 78(4).

[5]　Goss PE, Ingle JN, Pritchard KI, et al. A randomized trial (MA. 17R) of extending adjuvant letrozole for 5 years after completing an initial 5 years of aromatase inhibitor therapy alone or preceded by tamoxifen in postmenopausal women with early-stage breast cancer. N Engl Med, 2016, 375(3): 209-219.

[6]　Martin M Huroitz SA, Chan D, et al. Abstract PD5-01: Final results of NeoMONARCH: A phase 2 neoadjuvant study of abemaciclib in postmenopausal women with hormone receptor positive (HR＋), HER2 negative breast cancer (BC), Cancer Research, 2018, 78(4).

[7]　Chen Tong, Zhang Ning, Moran Meena S, et al. Borderline ER-Positive Primary Breast Cancer Gains No Significant Survival Benefit From Endocrine Therapy: A Systematic Review and Meta-Analysis. Clin Breast Cancer, 2018, 18(1):1-8.

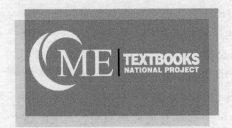

晚期乳腺癌内分泌耐药研究进展

第 9 章

乳腺癌是女性中发病率最高的恶性肿瘤,严重威胁着全球女性的生命健康。在乳腺癌分子分型中,以激素受体(hormone receptor,HR)阳性者[雌激素受体阳性和(或)孕激素受体阳性]居多,占70%~75%。此类晚期乳腺癌治疗以内分泌治疗为主。目前 HR 阳性晚期乳腺癌的一线标准治疗方案如下:绝经前 HR 阳性乳腺癌患者以他莫昔芬治疗为主,对于一些具有高危因素的绝经前 HR 阳性乳腺癌患者可采用卵巢功能抑制联合芳香化酶抑制剂(aromatase inhibitors,AIs)治疗;绝经后 HR 阳性晚期乳腺癌患者则以 AIs 为首选治疗方案。目前用于治疗乳腺癌的 AIs 已是第三代 AIs,包括甾体类 AIs 依西美坦及非甾体类 AIs,如来曲唑及阿那曲唑。由于晚期 HR 阳性乳腺癌患者易发生内分泌治疗耐药,因此并不是所有患者都对一线内分泌治疗方案敏感。有研究发现,在晚期 HR 阳性乳腺癌患者中,仅有 20%~40%患者对一线内分泌治疗方案有效,并且在这些治疗有效的患者中,仍有约 50%的患者在治疗 8~14 个月后因内分泌治疗耐药而发生复发及转移。近年来,对于晚期 HR 阳性乳腺癌内分泌治疗耐药相关机制的研究以及如何解决晚期 HR 阳性乳腺癌内分泌耐药成为研究的热点及难点。本文将对晚期 HR 阳性乳腺癌发生内分泌治疗耐药的相关机制及近年来治疗方面的进展进行综述。

一、选择性雌激素受体下调剂

随着对乳腺癌基因序列研究的逐步深入,发现有14%~40%的 HR 阳性晚期乳腺癌患者发生雌激素受体1(estrogen receptor 1,ESR 1)基因的突变,从而使 HR 结合激素的位点发生非配体依赖性活化。这一机制也被认为是晚期 HR 阳性乳腺癌患者对 AIs 产生获得性耐药的主要原因。氟维司群(fulvestrant)作为一种选择性雌激素受体下调剂(selective oestrogen receptor down regulators,SERDs),可使雌激素受体失活,从而靶向性对抗由 ESR1 基因突变引起的内分泌耐药的发生。氟维司群在 2002 年被美国食品药品监督管理局(Food and Drug Administration,FDA)批准用于一线内分泌治疗方案后,仍发生疾病进展的晚期雌激素受体阳性乳腺癌的治疗,标准使用总剂量为 250mg。而后,在一项应用氟维司群治疗复发和转移性乳腺癌的Ⅲ期随机临床试验 CONFIRM 中,将氟维司群总剂量 500 mg 与氟维司群总剂量 250 mg 的疗效进行对比,发现氟维司群总剂量 500 mg 具有更好的治疗效果。因此,2010 年欧洲药品管理局(European Medicines Agency,EMA)和 FDA 将氟维司群标准使用总剂量变更为 500 mg。随后的研究发现,氟维司群作为晚期 HR 阳性乳腺癌一线内分泌治疗药物,其效果也得到了肯定。在一项氟维司群一线内分泌治疗对比研究 FIRST(Ⅱ期随机临床试验)中发现,氟维司群总剂量 500 mg 作为晚期乳腺癌的一线治疗方案其效果优于阿那曲唑;

在这个临床试验中,使用氟维司群组的总生存期(overall survival,OS)较阿那曲唑组延长 5.7 个月。随后,在 2016 年公布的一项Ⅲ期临床试验(FALCON)中也证实了氟维司群的效果,将 462 例首次接受内分泌治疗的晚期乳腺癌患者随机分为 2 组,分别使用氟维司群(总剂量 500 mg)与阿那曲唑(总剂量 1 mg),进行疗效对比后发现,氟维司群总剂量 500 mg 组的无进展生存期(progression-free survival,PFS)显著延长(中位 PFS:16.6 个月 vs. 13.8 个月,$P = 0.0486$)。

二、哺乳动物西罗莫司靶蛋白

哺乳动物西罗莫司(雷帕霉素)靶蛋白(mammalian target of rapamycin,mTOR)主要参与肿瘤细胞中翻译、细胞迁移和侵袭以及自噬等多个生物学过程。研究显示,mTOR 发挥作用的功能结构域有 2 个,分别为 TORC1 和 TORC2。在乳腺癌中,调控 mTOR 的信号通路至少有 2 条,一条是由蛋白激酶 B(protein kinase B,PKB,又称 Akt)及磷脂酰肌醇 3-激酶(phosphatidylinositol 3-kinase,PI3K)参与的 PI3K/Akt/mTOR 信号通路,另一条是由肝激酶 B1(liver kinase B1,LKB1)、AMP 活化蛋白激酶(AMP-activated protein kinase,AMPK)和结节硬化复合物 1/2(tuberous sclerosis complex 1/2,TSC1/2)组成的信号通路。研究发现,mTOR 发生活化将导致 HR 阳性的乳腺癌对内分泌治疗产生耐药。Miller 等将 4 种激素依赖性乳腺癌细胞株(MCF-7、HCC1428、MDA-361 和 ZR75-1)进行长期激素剥夺(long-term estrogen-deprived,LTED)后发现,4 种细胞株的雌激素受体水平以及其对雌激素的敏感性增强,使细胞在激素耗尽的情况下仍能继续生长,出现内分泌治疗耐药。该研究同时发现,激素剥夺后的细胞株中 mTOR/PI3K/Akt 信号通路异常激活,这一结果表明当缺乏雌激素时,乳腺癌细胞将依赖 mTOR/PI3K/Akt 信号通路的活化继续生长,从而对内分泌治疗药物产生耐药;因此,如果将 mTOR/PI3K/Akt 信号通路抑制,即有可能阻止 HR 阳性乳腺癌细胞发生内分泌治疗的耐药。Degraffenried 等同样通过体外实验证实,PI3K/Akt/mTOR 信号通路的激活会促使乳腺癌细胞发生内分泌耐药。除此之外,一些临床前期试验也证明,mTOR 抑制剂与内分泌治疗具有协同作用。

目前有 2 类 mTOR 抑制剂,一类是西罗莫司类似物,通过抑制 TORC1 发挥作用;另一类是 ATP 竞争性抑制剂,可将 TORC1 和 TORC2 同时抑制。目前西罗莫司类似物,如依维莫司(everolimus)及替西罗莫司已广泛用于乳腺癌耐药的相关研究。依维莫司作为西罗莫司类似物的代表性药物,其有效性已在多个临床试验中得到证实。一项Ⅱ期临床试验(TAMARAD)研究发现,依维莫司联合他莫昔芬用于对 AIs 产生耐药的晚期乳腺癌患者可延迟疾病进展,可使 PFS 由 4.5 个月延长至 8.6 个月($P = 0.0026$)。在另一项Ⅲ期临床试验(BOLERO-2)中,将绝经后对 AIs 治疗耐药的晚期乳腺癌患者随机分成 2 组,分别使用依维莫司联合依西美坦和依西美坦单药进行治疗,结果发现联合治疗组的疗效明显优于单药治疗组,其中位 PFS 有明显获益(6.9 个月 vs. 2.8 个月,$P < 0.001$)。BOLERO-2 的结果使依维莫司的治疗效果在许多国家得到认可,并且已被多个指南纳入,作为治疗绝经后晚期乳腺癌先前使用内分泌治疗发生耐药的二线治疗药物。

在 AI 耐药的 ER 阳性晚期乳腺癌患者,氟维司群联合 mTOR 抑制剂也显示出较好的疗效。一项Ⅱ期研究 PrECOG0102,探索氟维司群±依维莫司用于 AI 治疗耐药的 HR 阳性/HER2 绝经后晚期乳腺癌,结果显示,氟维司群+依维莫司相比于单用氟维司群,可显著延长 PFS,两组 mPFS 分别为 10.4 个月 vs. 5.1 个月($HR = 0.60$,95% CI 0.40~0.92,$P = 0.02$)。2017 年 SABCS 乳腺癌大会报道的一项Ⅱ期研究 MANTA,评估氟维司群联合 vistusertib,或联合依维莫司或氟维司群单药治疗 ER 阳性转移性乳腺癌的疗效。主要终点为 PFS。结果显示,依维莫司联合相比 vistusertib(持续给药)联合氟维司群可显著延长 PFS,中位 PFS 分别为 12.3 个月 vs. 7.6 个月($HR = 0.63$);相比氟维司群单药亦可显著延长 PFS(12.3 个月 vs. 5.4 个月,$HR = 0.63$)。

三、细胞周期蛋白依赖性激酶4/6抑制剂

细胞周期蛋白依赖性激酶(cyclin dependent kinase,CDK)在细胞周期调控中发挥着重要的作用。在 HR 阳性的乳腺癌细胞中,细胞周期蛋白(cyclin)D1 往往表现为过表达,从而激活位于其下游的信号靶点 CDK4/6;而活化的 CDK4/6 成为细胞复制的驱动因子,当 CDK4/6 与 cyclin D1 形成的复合体后,即可使成视网膜细胞瘤蛋白(retinoblastoma protein,Rb)磷酸化,阻止 Rb 蛋白对细胞增殖的抑制作用,导致细胞周期调节失控,肿瘤细胞不断生长。另有研究同时发现,抑制 CDK4/6 的活性后,可抑制乳腺癌细胞的增殖。在体外通过 LTED 诱导形成的内分泌耐药乳腺癌细胞(MCF-7/LTED、HCC1428/LTED、MDA-361/LTED 和 ZR75-1/LTED)中发现,CDK4/6 激活可促进乳腺癌细胞的增殖。上述结果引发学者们关于是否可以通过 CDK4/6 抑制剂联合内分泌治疗来解决乳腺癌细胞耐药问题的可行性研究,并设计了一系列的临床试验来验证 CDK4/6 抑制剂的疗效。palbociclib 是一种小分子口服型 CDK4/6 抑制剂,在一项 Ⅱ 期临床试验(PALOMA-1)中,将来曲唑联合 palbociclib 与来曲唑单药作为晚期乳腺癌一线内分泌治疗方案进行比较,结果发现联合 palbociclib 组较来曲唑单药组的 PFS 延长 10 个月($P=0.0004$),这一结果加速 palbociclib 在美国批准上市。随后,在另一项临床 Ⅲ 期试验(PALOMA-2)中,palbociclib 的效果再次得到验证,一线应用 palbociclib 联合来曲唑治疗组相较于来曲唑单药治疗组,晚期乳腺癌患者的 PFS 延长 10 个月($P<0.000\,001$)。在上述 2 个研究中,入组人群均为对内分泌治疗敏感的晚期乳腺癌人群。为了进一步验证 palbociclib 对内分泌耐药的晚期乳腺癌的治疗效果,研究者们设计了 PALOMA-3 这一试验,该研究共入组 521 例对 AIs 耐药的乳腺癌患者,这些患者随机接受 palbociclib 联合氟维司群或氟维司群单药治疗,结果发现联合 palbociclib 组的中位 PFS 为 9.2 个月,较氟维司群单药组的 3.8 个月明显延长($P<0.001$);在安全性方面,结果显示大多数患者对内分泌治疗联合 palbociclib 所产生的不良反应是可耐受的。在 PALOMA-2 和 PALOMA-3 这 2 个研究结果报道之后,palbociclib 在美国、欧洲和巴拉圭等多个国家和地区获得审批;并且在 2017 年更新的美国国立综合癌症网络(National Comprehensive Cancer Network,NCCN)指南中提到,对于复发和转移的晚期乳腺癌患者,如果其在 1 年之内没有接受过内分泌治疗,可以考虑联合 palbociclib 的内分泌治疗,如 palbociclib 联合来曲唑。目前,美国 FDA 批准的 CDK4/6 抑制剂除了帕布昔利布还有 abemaciclib 和 ribociclib。Ⅲ期的 MONARCH2 研究探索了氟维司群±abemaciclib 用于内分泌耐药后的 HR 阳性/HER2 的晚期乳腺癌患者,入组 669 例患者,2∶1 被随机分配接受 abemaciclib＋氟维司群或安慰剂＋氟维司群治疗,主要终点为 PFS,结果显示,abemaciclib＋氟维司群组患者相比安慰剂组可显著延长 PFS,mPFS 分别为 16.4 个月 vs. 9.3 个月(研究者评估,$P<0.001$)。

四、PI3K 抑制剂

PI3K 可激活 PI3K/Akt/mTOR 信号通路中的多种蛋白激酶,从而调控细胞代谢、增殖、迁移、扩散、逃逸及血管生成等过程。PI3K 是由一个催化亚基(由 *PIK3CA*、*PIK 3CB*、*PIK3CG* 和 *PIK3CD* 这 4 种基因中的其中一个基因进行编码)与一个调节亚基(由 *PIK3R1*、*PIK3R2* 或 *PIK3R3* 这 3 种基因中的其中一个基因进行编码)所构成的异二聚体。有研究发现,*PI3KCA* 基因在乳腺癌中经常发生突变,尤其是在 HR 阳性的乳腺癌中,发生突变的概率约为 30%。当 *PIK3CA* 基因突变后将导致 PI3K 持续活化,从而引起乳腺癌细胞不断增殖。在体外研究中发现,PI3K 抑制剂与内分泌治疗具有协同作用,从而阻止内分泌治疗耐药的发生。Buparlisib(BKM120)是一种 PI3K 抑制剂,已有多项其联合内分泌治疗或化疗用于治疗乳腺癌的相关研究报道。在一项Ⅲ期随

机临床试验(BELLE2)中,对比 BKM120 联合氟维司群与氟维司群单药治疗晚期绝经后 AIs 耐药的乳腺癌患者的疗效。结果发现,联合 BKM120 组患者的 PFS 明显延长(6.9 个月 vs.5.0 个月,$P<$0.001)。

在 2016 年圣安东尼奥乳腺癌会议上,研究者对该药的另一个新的临床试验 BELLE-3 的结果进行了报道,指出对于 mTOR 抑制剂联合内分泌治疗耐药的晚期乳腺癌患者,使 BKM120 后可以延长患者的生存期。然而,不论是在 BELLE-2 试验中,还是在 BELLE-3 试验中均强调了 BKM12 不良反应的影响。由于 BKM120 可以通过血-脑屏障,所以会对患者情绪造成一定的影响,如产生焦虑、易怒或抑郁等情绪反应。由于该药的不良反应较大,而临床获益不是十分明显,因此该药目前尚未批准用于晚期乳腺癌的治疗。由于 BKM120 是一种广谱的 PI3K 抑制剂(pan-PI3K inhibitor),所以其在抗肿瘤的同时对正常细胞的伤害也较大。因此,为了增强治疗效果同时减轻不良反应,一些特异性 PI3K 抑制剂也相继研制产生,如选择性 α PI3K 抑制剂(taselisib 和 alpelisib),可通过选择性抑制 PIK 3CA 基因突变从而增强抗肿瘤效果及减少不良反应。有关这些药物联合氟维司群的疗效,仍在进一步试验中,结果拭目以待。

五、成纤维细胞生长因子受体抑制剂

成纤维细胞生长因子受体(fibroblast growth factor receptor,FGFR)家族是一类酪氨酸激酶受体家族,它包括由 4 种密切相关的基因(*FGFR 1*、*FGFR 2*、*FGFR 3* 和 *FGFR 4*)所编码的 4 种受体亚型(FGFR-1、FGFR-2、FGFR-3 和 FGFR-4)及一些异构分子,它们通过与成纤维细胞生长因子(fibroblast growth factor,FGF)和硫酸乙酰肝素形成三元复合物,进而引发一系列的信号转导途径的激活。有研究发现,FGF 与 FGFR 参与的信号转导途径异常与致瘤活性相关,可引起乳腺癌内分泌治疗的耐药性,是导致乳腺癌发生和进展的危险因素之一。研究发现,*FGFR* 基因发生扩增导致FGFR 过表达,从而引起 FGF/FGFR 信号通路转导异常,导致乳腺癌发生耐药,患者的 OS 率、PFS率以及无复发生存率均有降低,提示预后不良。有 16%~27% 的 HR 阳性乳腺癌患者发生 FGFR1基因扩增,这一部分患者更易产生对内分泌治疗的耐药。

达韦替尼(dovitinib)是一种小分子 FGFR 抑制剂,可抑制 FGFR-1、FGFR-2 和 FGFR-3 的表达。达韦替尼对于存在 FGFR 过表达的乳腺癌的抗肿瘤效果在临床前期的体内试验和体外试验研究中均已得到证实。基于此,Musolino 等开展了一项 II 期临床试验,旨在评价达韦替尼联合氟维司群是否可以改善对内分泌治疗耐药的晚期乳腺癌患者的预后;该研究将入组的 97 例患者随机分成 2组,分别接受氟维司群 500 mg 联合达韦替尼以及氟维司群 500 mg 联合安慰剂的治疗,结果显示氟维司群联合达韦替尼组和氟维司群联合安慰剂组的中位 PFS 均为 5.5 个月,两组间差异无统计学意义;但是通过亚组进一步分析发现,针对 FGF/FGFR 信号通路扩增的患者(31 例),联合达韦替尼组的中位 PFS 较安慰剂组的中位 PFS 稍有延长(10.9 个月 vs. 5.5 个月)。

六、其　他

在一项将脱乙酰化酶抑制剂 entinostat 联合依西美坦对比依西美坦单药用于乳腺癌晚期患者治疗的 II 期临床随机试验中发现,联合治疗组患者的中位 PFS 较单药治疗组稍有延长(4.3 个月 vs.2.3 个月,$P=0.05$);同时,关于 entinostat 的一项 III 期临床试验(NCT02115282)也正在筹备当中。随着对乳腺癌基因图谱的研究进展,一些针对基因突变的靶向药物,如针对 luminal 型乳腺癌中 Akt基因发生突变的 Akt 抑制剂(AZD5363),针对 luminal 型乳腺癌中 *HER2* 基因发生突变的酪氨酸激酶抑制剂 neratinib 等药物,目前也都在临床研究中。

七、总　结

　　晚期 HR 阳性乳腺癌又被称为难治性乳腺癌,其主要治疗目的是延长患者的 PFS 及 OS,并且改善患者的生存质量。多个指南及专家共识中均指出对于晚期 HR 阳性乳腺癌患者,应将内分泌治疗作为首选。近年来,关于 HR 阳性乳腺癌内分泌治疗方面的研究进展迅速,并且通过对耐药机制的深入研究,在延续他莫昔芬或芳香化酶抑制剂这些一线治疗药物的基础上,出现了氟维司群以及一系列分子靶向药物如 palbociclib 和依维莫司等,这为晚期出现内分泌治疗耐药的 HR 阳性晚期乳腺癌患者带来了希望;但同时也发现,这些靶向药物仅在某些特定条件下(如某些特定位点的基因改变或信号通路的异常)有效,因此通过何种检测方法有效地识别乳腺癌耐药发生的不同机制,从而个体化地选择相应的内分泌治疗药物,仍是乳腺癌治疗中需要努力的方向。

(中国医学科学院肿瘤医院　袁　芃)

参 考 文 献

[1] Fribbens C,O'Leary B,Kilburn L,et al. Plasma ESR1 mutations and the treatment of estrogen receptorpositive advanced breast cancer. J Clin Oncol,2016,34(25):2961-2968.

[2] Robertson JFR,Bondarenko IM,Trishkina E,et al. Fulvestrant 500 mg versus anastrozole 1 mg for hormone receptor-positive advanced breast cancer (FALCON):an international,randomised,double-blind,phase 3 trial. Lancet,2016,388(10063):2997-3005.

[3] Kornblum NS S,Manola J,Klein P,et al. PrECOG 0102:A randomized,double-blind,phase II trial of fulvestrant plus everolimus or placebo in postmenopausal women with hormone receptor (HR)-positive,HER2-negative metastatic breast cancer (MBC) resistant to aromatase inhibitor (AI) therapy. 2016 SABCS. S1-02.

[4] Schmid P,Zaiss M,Harper-Wynne C,et al. MANTA-A randomized phase II study of fulvestrant in combination with the dual mTOR inhibitor AZD2014 or everolimus or fulvestrant alone in estrogen receptor-positive advanced or metastatic breast cancer,2017 SABCS. GS2-07.

[5] Sherr CJ,Beach D,Shapiro GI. Targeting CDK4

and CDK6:from discovery to therapy. Cancer Discov,2016,6(4):353-367.

[6] Finn RS,Crown JP,Ettl J,et al. Efficacy and safety of palbociclib in combination with letrozole as firstline treatment of ER-positive,HER2-negative,advanced breast cancer:expanded analyses of subgroups from the randomized pivotal trial PALOMA-1/TRIO-18. Breast Cancer Res, 2016, 18(1):67.

[7] Sledge GW Jr,Toi M,Neven P,et al. MONARCH 2:Abemaciclib in combination with fulvestrant in women with HR+/HER2-advanced breast cancer who had progressed while receiving endocrine therapy. J Clin Oncol,2017,35(25):2875-2884.

[8] PI3K inhibitor improves PFS in BELLE-2 trial. Cancer Discov,2016,6(2):115-116.

[9] Benefit mixed with caution for buparlisib. Cancer Discov,2017,7(2):121.

[10] Musolino A,Campone M,Neven P,et al. Phase II randomized,placebocontrolled study of dovitinib in combination with fulvestrant in postmenopausal patients with HR+,HER2-breast cancer that had progressed during or after prior endocrine therapy. Breast Cancer Res,2017,19(1):18.

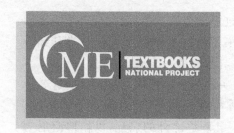

乳腺癌 CDK4/6 抑制剂研究
新进展之一

第 **10** 章

一、概 述

　　乳腺癌的发生和其他肿瘤一样,与细胞周期调控机制的破坏导致细胞失控性生长相关,例如癌基因的激活或抑癌基因的失活,往往会使细胞周期的调控发生异常,从而导致细胞的无限增殖和肿瘤的形成。在细胞周期中,从 G_1 期到 S 期的调控点 R 点(restriction point)是对细胞增殖调控的关键点,只有突破 R 点才能触发 S 期的脱氧核糖核酸(DNA)复制,实现细胞增殖,该点调控的异常与肿瘤的发生、发展关系密切。因此,对能够阻断肿瘤细胞从 G_1 期向 S 期进展的靶向抗肿瘤药物的探索已成为目前基础研究的热点之一,如涉及细胞周期调控细胞周期素依赖性蛋白激酶的相关药物。细胞周期蛋白 D(cyclin D) 可通过自身的"周期蛋白框",结合并激活细胞周期蛋白依赖性激酶 4 和 6(cyclin-dependent kinase 4 and 6,CDK4/6),形成的 cyclin D-CDK4/6 复合物可磷酸化视网膜母细胞瘤基因(retinoblastoma,Rb)及其他 Rb 家族成员,继而释放转录因子 E2F,促进细胞周期相关基因的转录,使细胞进入 S 期。以上调控过程可受到 CDK 抑制剂的影响,因此一些可抑制 cyclin D-CDK4/6 复合物形成的 CDK 抑制剂应运而生,cyclin D-CDK4/6-Rb 通路可作为乳腺癌新的潜在治疗靶点。

　　虽然 CDK 抑制剂本身通过细胞增殖调控具有一定的抗肿瘤作用,但是,既往因为疗效及不良反应的原因未能一线单用第 1 代 CDK 抑制剂治疗乳腺癌。第 2 代 CDK 抑制剂较第 1 代相比,可特异性地靶向某个 CDK(例如 CDK4/6)疗效明显提高,并且不良反应轻,具有较强的应用前景。第 2 代 CDK 抑制剂中的佼佼者为 CDK4/6 抑制剂。FDA 获批的三款 CDK4/6 抑制剂有帕博西尼(palbociclib,商品名 ibrance)、瑞博西尼(ribociclib,商品名 kisqali)、阿贝西利(abemaciclib,商品名 verzenio)(表 10-1)。

　　1. 帕博西尼　帕博西尼是 FDA 批准的第一款 CDK4/6 抑制剂,来自辉瑞公司。2015 年 3 月,因为被 FDA 授予优先审批以及突破性治疗方案而获批上市,目前获批的适应证是用于治疗激素受体阳性、HER2 阴性的晚期或转移的乳腺癌。帕博西尼既获批和芳香酶抑制剂联用作为绝经后妇女乳腺癌的一线治疗方案,也获批了在疾病进展后和氟维司琼(fulvestrant)联用的二线疗法。

　　2. 瑞博西尼　2017 年 3 月,美国 FDA 批准诺华公司的瑞博西尼和芳香酶抑制剂联用,用于治疗激素受体阳性、HER2 阴性的晚期或转移的绝经后乳腺癌患者。其是第二款上市的 CDK4/6 抑制剂。

　　3. 阿贝西利　该药是第 3 个被 FDA 批准的 CDK4/6 抑制剂。2017 年 9 月,美国 FDA 批准阿贝西利单药或联合氟维司琼对于接受过内分泌治疗而疾病仍有进展的激素受体阳性、HER2 阴性的晚期或转移性的乳腺癌的二线治疗方案。2018 年 2 月,FDA 拓展了阿贝西利的适应证,批准其和芳香酶抑制剂联用作为激素受体阳性、HER2 阴性的晚期或转移性乳腺癌的一线治疗方案。

总之,3 种 CDK4/6 抑制剂中,帕博西尼具有先发优势,其龙头地位很难撼动,然而,目前这 3 种抑制剂都获批了晚期或转移性乳腺癌的一线治疗方案(和芳香酶联合用药,针对激素受体阳性、HER2 阴性的绝经后妇女)。3 款 CDK4/6 抑制剂都在积极拓展乳腺癌之外的癌症,以帕博西尼为例,*www.clinicaltrials.gov* 网站上就可以查到其正在积极开展针对头颈癌、结直肠癌、尿路上皮癌等癌症的临床试验。尽管礼来公司本来是希望阿贝西利在肺癌领域有所突破,但是在 2017 年底公布的一项针对末期 KRAS 基因突变的非小细胞肺癌患者的临床Ⅲ期试验中,未达到主要临床试验终点。

表 10-1　FDA 获批的 3 款 CDK4/6 抑制剂

帕博西尼	帕博西尼联合来曲唑用于 HR+/HER2 绝经后女性晚期转移性乳腺癌	一线疗法	2015 年 02 月 03 号
	帕博西尼联合氟维司群用于 HR+/HER2 绝经后女性晚期转移性乳腺癌	二线疗法	2016 年 02 月 22 号
瑞博西尼	瑞博西尼联合来曲唑用于 HR+/HER2 绝经后女性晚期转移性乳腺癌	一线疗法	2017 年 03 月 13 号
阿贝西利	单一疗法用于经治的 HR+/HER2 晚期转移性乳腺癌成年患者化疗前的治疗	二线疗法	2017 年 09 月 28 号
	阿贝西利联合氟维司群用于经治的 HR+/HER2 晚期转移性乳腺癌女性患者	二线疗法	2017 年 09 月 28 号
	阿贝西利 TM 联合芳香酶抑制剂用于 HR+/HER2 晚期转移性乳腺癌	一线疗法	2018 年 02 月 26 号

HR. 激素受体

众多研究已经表明雌激素受体阳性、HER2 阴性的乳腺癌亚型对于 CDK4/6 抑制剂的治疗十分敏感,HER2 阳性型乳腺癌对于 CDK4/6 抑制剂的治疗也很敏感,但多项临床前研究的结果提示,三阴性乳腺癌对 CDK4/6 抑制剂治疗并不敏感。

二、CDK4/6 抑制剂在 ER 阳性乳腺癌中的研究

CDK4/6 抑制剂最早真正引起人们极大兴趣的还是它对于内分泌耐药逆转的神奇功效以及相对其他逆转耐药药物较低的不良反应。研究表明,cyclin D1 过表达与乳腺癌他莫昔芬耐药相关,CDK6 过表达与氟维司群耐药相关,ER-CDK4-E2F 轴中 E2F 的活性增高预示着对芳香化酶抑制剂较差的治疗反应;与此同时,Rb 基因的磷酸化和失活也与内分泌耐药密切相关。上述研究提示 CDK4/6 可能是逆转 ER 阳性乳腺癌患者内分泌耐药的潜在治疗靶点。基础研究表明,在内分泌耐药的细胞株中,CDK4/6 抑制剂也显示出了一定的抗肿瘤活性。一些临床研究也显示出 CDK4/6 抑制剂在 ER 阳性乳腺癌患者中的作用。2014 年美国癌症研究协会(AACR)年会上,首个 CDK4/6 抑制剂类药物开展的国际多中心Ⅱ期临床研究 PALOMA-1 研究结果公布:在激素受体阳性的转移性乳腺癌患者中,作为一线治疗方案,CDK4/6 抑制剂联合来曲唑对比来曲唑单药能显著改善上述患者群体的无进展生存期。联合治疗组的中位 PFS 达到 20.2 个月,较来曲唑单药治疗(10.2 个月)可

显著延长患者的中位 PFS 长达 10 个月。正因为 CDK4/6 抑制剂能够逆转肿瘤对于来曲唑的抗药性，所以联合治疗组能较来曲唑单药显著改善无进展生存期。根据 Ⅱ 期 PALOMA-1 研究结果，CDK4/6 抑制剂帕博西尼因为较好的疗效及可耐受的不良反应已进入美国食品与药物管理局（FDA）的加速审批流程，用于一线治疗绝经后 ER 阳性、HER2 阴性转移性乳腺癌患者的治疗。PALOMA-1 研究结果为 ER 阳性、HER2 阴性乳腺癌的治疗提供了新思路和新手段，该药物在 2013 年 4 月就已经凭借其令人惊喜的中期分析结果获得美国食品与药物管理局（FDA）"重大突破（breakthrough）"药物认定。基于 CDK4/6 抑制剂能够逆转肿瘤对于内分泌治疗的抗药性的机制，后续多项临床研究正着力于评估 CDK4/6 抑制剂联合内分泌治疗对 ER 阳性乳腺癌患者的疗效，这些研究结果有助于我们明确 CDK4/6 抑制剂在该乳腺癌亚型中的作用。

在一线内分泌治疗的相关研究中，近期 3 个 CDK4/6 抑制剂联合传统内分泌药物的策略均有显著效果。如 PALOMA-2 研究显示，帕博西尼联合来曲唑一线治疗晚期 ER 阳性、HER2 阴性乳腺癌患者的中位 PFS 可达 24.8 个月，较单药来曲唑提高 10.3 个月（24.8 个月 vs. 14.5 个月，$HR = 0.58, P < 0.000\ 001$），实现了晚期乳腺癌一线内分泌治疗疾病无进展生存 2 年的突破。MONA-LEESA-2 研究数据显示，瑞博西尼联合来曲唑对比单药来曲唑也显著改善患者的无进展生存时间（PFS）（25.3 个月对比 16.0 个月，$HR = 0.568, P < 0.0001$）；2017 年 ESMO 上公布的 MONARCH-3 研究也获得近似结果，阿贝西利联合 AI（阿那曲唑或来曲唑）与单药 AI 相比，患者的 PFS 明显提高［未缓解（NR）对比 14.7 个月，$HR = 0.54, P = 0.000\ 021$］。从上述研究我们可以看到，CDK4/6 抑制剂的一线联合内分泌治疗疗效相近，进一步说明 CDK4/6 抑制剂在激素受体阳性晚期乳腺癌中具有不可替代的治疗价值。

2018 年 ASCO 更新的 MONALESSA-3 研究，与既往发布的 PALOMA-3 和 MONARCH-2 等联合方案相关临床试验一样，都证实 CDK4/6 抑制剂联合氟维司群的优异疗效，但在 MONALES-SA-3 研究中，入组的人群包括内分泌初治患者、长时间内分泌治疗后才复发的晚期一线患者、短时间内分泌治疗后就复发的晚期一线患者，以及晚期接受过内分泌治疗的患者，氟维司群联合 CDK4/6 抑制剂作为一线标准治疗，PFS 得到进一步改善。在 MONALESSA-3 研究中，CDK4/6 抑制剂联合氟维司群方案获得 PFS、总有效率（ORR）阳性结果的同时，在一线治疗亚组中氟维司群单药 PFS 也达到 18 个月，间接证实氟维司群作为最优单药一线治疗晚期激素受体阳性乳腺癌的地位。从上述研究我们可以发现，CDK4/6 抑制剂联合氟维司群可能成为晚期一线内分泌治疗的新策略。

三、CDK4/6 抑制剂在 HER2 阳性乳腺癌中的研究

随着研究的深入，CDK4/6 抑制剂是否也能逆转曲妥珠单抗耐药？单用 CDK4/6 抑制剂对于 HER2 阳性乳腺癌患者的疗效如何？CDK4/6 抑制剂与曲妥珠单抗联合应用是否有协同作用从而疗效优于单用 CDK4/6 抑制剂等问题都引起关注。通过乳腺癌小鼠模型，多项研究证明，cyclin D1-CDK4 复合物在 HER2 介导的肿瘤形成过程中发挥重要作用，并且在 HER2 阳性的乳腺癌中，cyclin D1 和 CDK4 的表达水平往往较高。相关的临床前研究表明，与 ER 阳性乳腺癌细胞株类似，HER-2 阳性的乳腺癌细胞株对于 CDK4/6 抑制剂也具有较高的敏感性，并且 CDK4/6 抑制剂帕博西尼与曲妥珠单抗或 T-DM1 联合使用可产生协同效应，提示 CDK4/6 抑制剂也可能给 HER-2 阳性乳腺癌患者带来获益。另外，CDK4/6 抑制剂帕博西尼还可减缓 HER2 阳性乳腺癌小鼠的肿瘤生长速度，显著缩小肿瘤体积，延长小鼠中位生存期。目前，有一项针对 HER2 阳性乳腺癌患者的临床研究（NCT01976169），其目的是探究帕博西尼联合 T-DM1 对经历过抗 HER2 治疗失败患者的作用。然而，迄今还没有相关的临床研究数据能够证实 CDK4/6 抑制剂在 HER2 阳性乳腺癌患者中的确切疗效，还没有临床数据能够证实 CDK4/6 抑制剂能够逆转 HER2 阳性乳腺癌患者曲妥珠单抗耐药。

四、CDK4/6 抑制剂的潜在生物标志物

目前,对于 CDK4/6 抑制剂唯一获得临床认可的预测性标志物为 ER 阳性、HER2 阴性乳腺癌。探讨其他标志物以预测 CDK4/6 抑制剂疗效的研究也是热门话题。临床前研究发现,CCND1 扩增或 CDKN2A 缺失可能可以预测 CDK4/6 抑制剂的疗效,但在 PALOMA-1 研究探索中,并没有发现这两个基因变异可以预测帕博西尼的疗效。目前正在进行的试验中,正在探索耐药基因如 RB1 缺失和 CCNE1 扩增与 CDK4/6 抑制剂疗效的关系。此外,在阿贝西利 Ⅰ 期研究的乳腺癌队列中发现,p53 DNA 捆绑区突变可能预示阿贝西利疗效不佳。

五、小 结

MONALESSA-3 等系列研究使我们看到激素受体阳性晚期乳腺癌内分泌治疗策略的变化趋势,单药内分泌治疗从 TAM、AI 到氟维司群,再从单药治疗到联合治疗,最后奠定了内分泌药物联合 CDK4/6 抑制剂成为新的治疗模式。在国际上,CDK4/6 抑制剂联合内分泌药物的联合方案已经在欧美等西方国家获批上市和指南推荐应用;但在中国临床实践中,仍需结合循证医学证据、国情、药物的可及性,酌情选择用药。因此,2018 年 CSCO 乳腺癌的指南中已经明确界定了内分泌治疗的分级推荐。例如,绝经后、未接受过内分泌治疗的激素受体阳性、HER2 阴性的晚期乳腺癌患者,一级推荐为氟维司群或 AI;TAM 治疗失败的患者,一级推荐也是氟维司群或 AI;AI 治疗失败的患者,一级推荐为氟维司群,二级推荐氟维司群联合 mTOR 抑制剂或 CDK4/6 抑制剂。主要考虑到 CDK4/6 抑制剂在中国尚未可及,所以推荐为二级。

(福建省肿瘤医院 黄炜伟 刘 健)

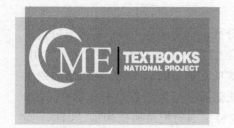

CDK4/6 抑制剂在乳腺癌中的研究进展之二

第 11 章

众所周知,细胞增殖失去调控是恶性肿瘤的生物学特征之一。近年来,越来越多的科研工作者将研究焦点聚焦于靶向细胞周期调控的相关蛋白,以期使失调控的细胞重新进入正常细胞周期调控,达到治疗肿瘤的目的。其中,CDK4/6-细胞周期素(cyclin)D1 是细胞周期调控中的一条重要信号通路并发现其异常激活与乳腺癌内分泌治疗耐药相关。临床前期研究中也涌现出一批 CDK 特异性的抑制剂,其中最令人瞩目的是 CDK4/6 特异性抑制剂帕博西尼(palbociclib)、瑞博西尼(ribociclib)、阿贝西利(abemaciclib)。

一、细胞周期、周期调控与肿瘤

细胞周期(cell cycle)是指正常持续分裂的细胞从一次有丝分裂结束到下一次分裂结束的过程,是多因素参与的精确调控过程。细胞周期是细胞生命活动的基本特征,通常可以被划分为分裂间期和分裂期。分裂间期又可以被分为静息期(G_0 期)、DNA 合成前期(G_1 期)、DNA 合成期(S 期)和 DNA 合成后期(G_2 期),此阶段主要完成染色质中 DNA 的复制和相关蛋白质的合成。而分裂期可以被分为分裂前期、分裂中期、分裂后期和分裂末期共 4 个期,此阶段主要进行细胞物质的平均分配并形成两个细胞。

在生物进化过程中,细胞建立了一系列的调控机制,以确保细胞周期各时相严格有序地进行。细胞周期调控是一个精细的相对保守的生物学过程,是多个基因和蛋白参与的复杂的信号分子调控网络系统。美国和英国的 3 位科学家因对细胞周期调控研究做出重大贡献而获得 2001 年诺贝尔生理学或医学奖。这 3 位科学家的主要贡献在于发现具有调节所有真核生物细胞周期的关键分子,主要包括细胞周期蛋白(cyclins)、细胞周期蛋白依赖性激酶(cyclin dependent kinases,CDKs)和细胞周期蛋白依赖性激酶抑制因子(cyclin dependent kinase inhibitors,CKIs)并将限制检查点(check point)的概念引入细胞周期中。细胞周期中主要存在着 3 个限制检查点,分别为 G_1/S、G_2/M 和纺锤体装配检查点。G_1/S 检查点决定着细胞 DNA 是否开始复制,而 G_2/M 检查点决定细胞是否一分为二,从而进入有丝分裂期。细胞周期调控就是在上述检查点监视下,通过各种调节因子的激活与失活,调控细胞周期的有序运作,确保基因复制的准确。

细胞周期蛋白依赖性激酶(CDKs)是驱动细胞周期运行的引擎,是整个调控网络的核心。CDKs是一类丝氨酸(serine)/苏氨酸(threonine)激酶,在细胞周期调控、转录、分化和细胞死亡过程中发挥着重要作用。目前已经确认有 13 个 CDK 成员(CDK1~13)以及与其相对应的有 12 个 cyclins（A~L）。根据功能可将 CDK 家族分为两大类。一类 CDK 是与相应的 cyclin 结合形成复合体而被激活进而参与细胞周期各个时相的转化。根据经典的细胞周期模型,D 类 cyclin 周期蛋白和 CDK4 或

CDK6 结合调控着早期 G_1 期，CDK2 和 cyclin E 能触发细胞周期进入 S 期，而 CDK2-cyclin A 和 CDK1-cyclin A 调控着 S 期的完成，CDK1-cyclin B 负责细胞的分裂。而另一类 CDK 家族成员包括 CDK7、CDK8、CDK9、CDK10 和 CDK11 等则参与细胞的转录调控并在转录调节中发挥着重要作用。此外，某些 CDK 还具有特殊的功能，如 CDK5 具有调节神经系统的功能。目前认为，在细胞周期中起调节作用的主要是 CDK1-4 和 CDK6-7。但近来许多遗传学证据揭示细胞分裂间期相的 CDK 如 CDK2、CDK4 和 CDK6 并不是正常细胞增殖所必需的，而是某些特定细胞增殖所依赖的。CDK1 则是细胞分裂过程中所必需的。同时，越来越多的研究也表明，肿瘤细胞的增殖依赖某些特定的分裂间期相的 CDK。这无疑为 CDK 抑制剂的研发提供了理论基础，即通过抑制肿瘤细胞增殖所依赖的某些特定相的 CDK 达到抗肿瘤作用而又不影响正常细胞的增殖。

　　CDKs 与其他激酶不一样，需要与相应的周期蛋白 cyclins 结合后才能发挥作用。目前已发现的 cyclins 有 20 余种，但真正发挥细胞周期调控功能的只有 cyclin A、cyclinB、cyclinC、cyclinD(1～3) 和 cyclinE；此外具有调控 RNA 转录的有 cyclin C，cyclin H，T1，T2，K 和 cyclin L1 等。在细胞周期过程中，cyclins 周期性连续的表达或降解，继而引起 CDKs 的时相性激活，从而推动细胞跨越细胞周期各时相转换的限制点或检验点。cyclins 对细胞周期的作用主要体现在 G_1 期和 M 期。在 G_1/S 交界处发挥重要作用的是 cyclin D 家族和 cyclin E。Cyclin D 家族主要包括 cyclin D1、cyclin D2 和 cyclin D3，其中研究较为深入的为 cyclin D1。cyclinD1 通过与 CDK4/6 形成复合物，磷酸化下游的 RB，释放出转录因子 E2F，使细胞通过 G_1/S 检测点，进入 S 期。在正常组织中，cyclin D1 不表达或表达量很低，而在肿瘤组织中常常存在着 cyclin D1 基因的扩增、重排和突变，导致基因产物很多。在临床前研究中，通过阻断 cyclin D1 的活性能抑制肿瘤的活性并增强对药物的敏感性，提示 cyclin D1 可能是未来肿瘤治疗的潜在新的靶点。而被视为 S 期标志物的 cyclin E，在 G_1/S 期决定和限速中起中心调控作用。Cyclin E 过表达主要由基因扩增所引起，基因扩增形成大量突变的中心体，从而促进肿瘤的恶性增殖。在许多恶性肿瘤如肺癌、乳腺癌、胃肠等肿瘤中，cyclin E 常过度表达并被认为是一种疾病进展和预后的指标。此外，cyclin A 主要与 S 期有关，而 cyclin B 主要负责 M 期相关合成。

　　细胞周期是一高度保守的生物学过程，除正调节因子 CDKs 和 cyclins 外，还存着一类细胞周期抑制因子，即细胞周期素依赖性激酶抑制因子（CKIs），对细胞周期进行负反馈调节。cyclins、CDKs 和 CKIs 三者之间相互制约，形成一个复杂的调控网络，共同构成细胞周期内源性调控的分子基础。CKI 主要包括 INK4 和 CIP/KIP（CDK 相互作用蛋白/激酶抑制蛋白）两大家族。INK4 家族包括 INK4A，INK4B、INK4C 和 INK4D，主要同 CDK4 和 CDK6 结合，抑制 CDK4/6-cyclin D 的活性。而 CIP/KIP 家族又称为 p21 家族，包括 p21，p27，p57 等，能广泛抑制 CDK-cyclin 的活性。

　　恶性肿瘤的一典型生物学特性即为细胞周期调控紊乱，继而导致细胞增殖、分化异常及恶性转化。因此，靶向细胞周期调控相关蛋白，使失调控的细胞重新进入正常细胞周期调控无疑是今后抗肿瘤治疗的新途径。

二、CDK4/6 抑制剂临床前研究

　　Cyclin D-CDK4/6-p16INK4A 作为 CDK4/6 特异性抑制剂靶向的信号通路，因其在细胞周期调控和多种肿瘤生物学过程中的作用而受到越来越多的关注。在细胞正常生长条件下，cyclin D1 激活 CDK4 和 CDK6 并形成复合物，继而磷酸化其下游的 Rb，使 Rb 失活，释放出转录因子 E2F，使细胞通过 G_1/S 检测点，进入 S 期。研究表明，超过 80％ 的人类肿瘤中存在着 cyclin D-CDK4/6-p16INK4A 信号通路的异常激活，参与到转移侵袭、凋亡、药物耐药等肿瘤恶性转化过程中。引起这条信号通路异常激活的机制很多，主要包括 cyclin D 的扩增或过度表达，CDK4/6 激酶本身过度激活

以及细胞周期抑制因子 p16 的失活。cyclin D 被报道在多种肿瘤患者中如头颈部肿瘤、乳腺癌、非小细胞肺癌(NSCLC)、食管癌、黑色素肿瘤及胶质瘤中存在着扩增和过表达。Cyclin D1 作为研究最为深入的 cyclin D 家族成员,在乳腺癌肿瘤形成方面起着重要作用,它能激活 CDK4 激酶,而激活的 CDK4 相关激酶与肿瘤发生相关。据报道,有 15%～20% 的乳腺癌中存在着 cyclin D1 基因(CCND1)的扩增,导致约 50% 的患者 cyclin D1 蛋白过度表达。虽然 CDKs 本身基因的突变率并不高,但仍有约 15% 的乳腺癌患者中 CDK4 基因存在着扩增,引起 CDK4 蛋白过度表达并与高 ki-67 指数有关。p16 作为 cyclin D CDK4/6 信号通路的负反馈调节因子,其本身的失活将会引起整条信号通路的过度激活。CDKN2A 基因(编码 p16INK4A)发现在胰腺癌、膀胱肿瘤以及乳腺癌等中存在着纯合子型缺失。此外,作为 cyclin D-CDK4/6 下游产物的 Rb 基因,在 20%～30% 乳腺癌患者中存在着丢失或突变,在三阴性中比其他亚型常见。Rb 功能的失活将会引起下游 E2F、cyclin E1 和 CDK2 的激活,从而产生 G_1/S 细胞周期转换而不依赖于 CDK4/6 的活性。

鉴于 cyclin D-CDK4/6-p16INK4A 信号通路在细胞周期 G_1/S 交界处的重要作用,临床上涌现出高度敏感性特异性靶向 CDK4/6 口服抑制剂,帕博西尼、瑞博西尼和阿贝西利,尤其在乳腺癌中与内分泌药物联用时展现出很好的疗效。3 种 CDK4/6 抑制剂能特异性地抑制 CDK4 和 CDK6 激酶活性,而对其他激酶相对不敏感,继而使 pRb 去磷酸化,抑制下游转录因子 E2F 释放,引起 G_1 期细胞周期阻滞。

Slamon 和 Finn 等通过对 47 株人乳腺癌细胞的筛查,发现帕博西尼对 luminal 型(ER+)的细胞株抑制作用最明显,其次为 HER-2 扩增的细胞系,而对基底细胞样型(basal-like)最不敏感。在体内动物实验中,帕博西尼单药或联合内分泌药物均能抑制 Rb 阳性或他莫昔芬耐药模型老鼠荷瘤的生长。瑞博西尼和阿贝西利同样在临床前研究中验证了单药、联合不同内分泌药物的抗增殖活性。

进一步研究发现,CDK4/6 抑制剂不仅使细胞周期停滞,还可以导致细胞衰老,改变细胞的代谢,影响 T 细胞扩增和免疫系统的功能。CDK4/6 抑制剂处理细胞后,一部分进入静止状态,一部分经历衰老。与静止细胞不同,衰老细胞在去除诱导信号后不会返回到细胞周期。从静止(quiescence)到衰老(senescence)的过渡状态被称为衰老转变(geroconversion),也可以被描述为生长停滞后的衰老(SAGA)。在乳腺癌、非小细胞肺癌、软组织肉瘤和神经胶质瘤中,MDM2 的下调、染色质重塑酶 ATRX 的重新分布和 HRAS 转录的抑制对于 CDK4 抑制剂诱导的静止向衰老转变是必需的。CDK4/6 抑制剂在肿瘤微环境中的作用可能不仅仅是通过阻断 Rb 磷酸化并促进细胞周期停滞。CDK4/6 抑制剂能够在体外刺激表达 PD-1 的 T 细胞并增强 T 细胞浸润。在结肠癌的小鼠异种移植模型中,结合帕博西尼与 PD-1 阻断增强肿瘤消退。更多 CDK4/6 抑制剂机制的发现为越来越多的药物组合带来了可能性,这些组合可能会应用于更多类型的肿瘤,甚至在逆转药物抗性方面占有一席之地。CDK4/6 抑制剂结构与靶点见表 11-1。

表 11-1　CDK4/6 抑制剂结构与靶点

药物	帕博西尼	瑞博西尼	阿贝西利
结构			
IC50(体外激酶检测)	CDK4 (D1):11 nM CDK4 (D3):9 nM CDK6 (D2):15 nM	CDK4:10 nM CDK6:39 nM	CDK4 (D1):0.6-2 nM CDK6 (D1):2.4-5 nM CDK 9:57 nM

三、CDK4/6 抑制剂临床研究进展

（一）CDK4/6 抑制剂单药临床研究

1. 帕博西尼　在许多 I 期临床试验中，帕博西尼均展现出很好的生物安全性，主要的不良反应为骨髓抑制。Flaherty 等开展了一项关于帕博西尼的 I 期临床试验（NCT00141297），用于评价其在晚期实体肿瘤患者中的安全性、药动学和药效学。此项研究一共入组 41 例 Rb 蛋白阳性的肿瘤患者，包含乳腺癌、结直肠癌、卵巢癌等。研究方案是每天口服帕博西尼，连续服用 3 周后休息 1 周（28 天方案）。该研究发现在 5 例受试者当中发生了剂量限制性毒性（dose-limiting toxicity，DLT），分别发生在每天 75mg、125mg 和 150mg 剂量水平时，推荐 II 期临床试验的最大耐受剂量（maximum tolerated dose，MTD）为每天 125mg。疗效方面，在 37 例可评估的患者中有 10 例患者在经过 4 周期的治疗后达到疾病稳定状态（stable disease，SD），由于良好临床疗效，10 例患者中有 6 例继续口服帕博西尼达 10 周期以上。研究也发现粒细胞减少是其主要的不良反应。在口服帕博西尼 1 周期后，5 例（12%）受试者发生 III 度粒细胞减少，3 例（7%）出现贫血，1 例（2%）出现白细胞减少症。其他非血液学毒性主要包括乏力、恶心、便秘、呕吐和腹泻。

2. 瑞博西尼　132 例 Rb 蛋白阳性的晚期实体肿瘤和淋巴瘤的患者中入组到编号为 NCT01237236 的 I 期临床试验中，用于评估早期临床疗效及药物安全性。该临床研究方案包括两组，一组是采用口服瑞博西尼 3 周休息 1 周的 28 天方案，另一组则是采用一直服用的方案。研究结果显示，在服用 3 周休息 1 周的方案中，药物最大耐受剂量（MTD）为 900mg/d，而 II 期临床试验推荐剂量（recommended phase II dose，RP2D）为 600mg/d。药物疗效方面，在 110 例可疗效评估的患者中，3 例达到部分缓解（partial response，PR），其中 24% 的受试者在 4 周期时评估达到疾病稳定状态（stable disease，SD），15% 的受试者在 6 周期评估时达到稳定。主要的不良反应为骨髓抑制，有 40% 的患者出现中性粒细胞减少，36% 的患者出现白细胞减少。其他不良反应还包括恶心、呕吐、乏力等。

3. 阿贝西利　阿贝西利不同于上述两种抑制剂的使用方案，阿贝西利常采用每隔 12 小时或 24 小时连续服用的方案。Patnaik 等开展一项扩大样本数的 I 期临床试验，在胶质瘤、黑色素瘤、肺癌、结直肠癌以及乳腺癌 5 种肿瘤中评估阿贝西利的临床安全性、药动学以及抗肿瘤能力。在这项临床试验中，受试者采用的口服方案为每隔 12 小时口服 150～200mg 的阿贝西利，连续服用 28 天，28 天为 1 个周期。研究结果显示，在转移性乳腺癌受试患者队列中，9 例患者达到部分缓解（PR），24 例达到疾病稳定（SD），11 例出现疾病进展（progressive disease，PD），有 3 例未能进行疗效评估。进一步的亚组分析发现，对于 36 例激素受体阳性（HR+）的乳腺癌患者中，9 例达到部分缓解状态（PR），20 例（56%）患者出现疾病稳定状态（SD），其中 7 例 SD 患者稳定状态小于 24 周，而 13 例 SD 患者稳定状态超过 24 周。对于所有患者，阿贝西利的疾病控制率（disease control rate，DCR）为 70%，而对激素受体阳性（HR+）的患者可高达 81%。所有患者的平均中位 PFS 时间为 5.8 个月，而 HR+ 患者为 9.1 个月。在药物毒性反应中，更容易发生胃肠道相关的反应，如恶心、呕吐、腹泻、乏力等。

（二）CDK4/6 抑制剂与内分泌药物联合

1. 帕博西尼　Finn 等开展一项帕博西尼联合来曲唑用于雌激素受体（ER）阳性、人类表皮生长因子 2（HER2）阴性绝经后乳腺癌患者的 I 期临床试验，研究的目的主要为探讨帕博西尼与来曲唑两药联合使用时的安全性和耐受性以及两药之间是否存在着交叉作用。研究方案是第 1 周期只口服帕博西尼，每天 125mg，服用 2 周休息 1 周。在后续周期里面，帕博西尼服用 3 周休息 1 周，同时

每天加用 2.5mg 来曲唑。疗效为每 8 周评估 1 次。此项研究一共入组了 12 例患者,最终一共 6 人纳入疗效评估,2 人达到部分缓解(PR),4 人达到疾病稳定(SD)。最常见的不良反应为粒细胞减少、白细胞计数减少和乏力,但并没有出现粒细胞减少引起的发热。此外,单独服用帕博西尼时,平均血浆浓度 AUC 0~24 为 1893 ng/(h·ml),与来曲唑联用时为 1904 ng/(h·ml)。而在单独服用来曲唑时平均血浆浓度 AUC 0~24 为 1816 ng/(h·ml),与帕博西尼联用时为 1615 ng/(h·ml),提示两药物在联合使用时无交叉作用。帕博西尼与来曲唑联用时具有很好的安全性和耐受性,并展现出很好的抗肿瘤作用。根据不良反应,推荐 Ⅱ 期临床试验两者联用的剂量分别为帕博西尼 125mg/d,来曲唑 2.5mg/d。

基于上述 Ⅰ 期临床试验令人振奋的结果,Finn 等继续开启了一项针对 ER 阳性、HER2 阴性的绝经后晚期乳腺癌患者的全球多中心、随机、Ⅱ 期临床试验(PALOMA-1/TRIO-18,NCT00721409),用于对比单用来曲唑和帕博西尼联合来曲唑疗效的差异。该方案是针对 ER 阳性、HER2 阴性的尚未接受晚期一线全身治疗的复发转移乳腺癌患者,并且要求有局部复发不可切除病灶或远处转移证据,主要研究终点为 PFS。整个临床试验包含两部分,第一部分入组的患者是根据 ER、HER2 的状态入组,即 ER 阳性、HER2 阴性。第二部分患者除要求 ER 阳性、HER2 阴性外,还要求存在 cyclin D1 扩增或 p16 表达丢失或两者都存在。两部分入组受试患者按照随机对照原则,按组内 1∶1 比率随机接受单药来曲唑治疗或帕博西尼联合来曲唑治疗,单药组为每天口服 2.5 mg 来曲唑,而两药联合组则在每天口服 2.5 mg 来曲唑的基础上加用 125 mg 帕博西尼(服用 3 周,休息 1 周)。然后在一次随机对第一部分患者进行 PFS 分析时,发现对照组有接近 2 倍的患者由于疾病进展而出组,进一步统计分析表明帕博西尼联合来曲唑组对比单用来曲唑组显示出明显的 PFS 提高。两药联合对比单药组展现出明显的临床获益优势。同时这也提示 cyclin D1 扩增或 p16 丢失状态作为疗效预测的指标可能不优于 ER 状态,故根据这一次的随机分析结果,研究者决定停止第二部分患者的继续入组,并将第二部分人群纳入第一部分作为最后的统计分析。这项研究从 2009 年 12 月 22 日至 2012 年 5 月 12 日,一共入组 165 例患者,其中 84 例随机至帕博西尼联合来曲唑组,81 例随机至单药来曲唑组。最终研究结果表明在帕博西尼联合来曲唑组中位 PFS 时间为 20.2 个月(95%CI 13.8~27.5),而单药来曲唑为 10.2 个月(95% CI 5.7~12.6)($HR=0.488$,95%CI 0.319~0.748,$P=0.004$)。同时对第一部分入组患者进行统计分析,发现两药联合组中位 PFS 时间为 26.1 个月(95%CI 11.2 至无法预测),单药来曲唑组为 5.7 个月(95% CI 2.6~10.5)($HR=0.299$,95%CI 0.156~0.572,$P<0.0001$);同样对第二部入组患者分析发现,两药联合组中位 PFS 时间为 18.1 个月(95% CI 13.1~27.5),单药来曲唑组为 11.1 个月(95% CI 7.6~16.4)($HR=0.508$,95% CI 0.303~0.853,$P=0.0046$)。在药物不良反应中,与 Ⅰ 期临床试验报道的一致,在两药联合组主要不良反应为白细胞减少、中性粒细胞减少和乏力。其他不良反应还包括贫血、恶心、关节痛、脱发等,但大多数不良反应程度都比较轻。基于这项 Ⅱ 期临床试验的突破性结果,美国 FDA 于 2015 年 2 月加速批准通过帕博西尼联合来曲唑用于绝经后 ER 阳性、HER2 阴性的晚期乳腺癌患者的一线治疗。

PALOMA-2 是一项随机多中心国际双盲 Ⅲ 期试验,接受帕博西尼药物治疗(每天 1 次,每次 125mg,每疗程服药 3 周、停药 1 周)并联合服用来曲唑(持续每天 1 次,每次 2.5mg),对照服用来曲唑+安慰剂作为一线治疗绝经后 ER+/HER2- 晚期乳腺癌女性患者,对其无进展生存期(PFS)进行评估。共 666 名患者入组。绝经后既往未接受针对晚期系统性治疗的晚期乳腺癌患者,按 2∶1 随机分配。中位年龄 62 岁(28~89 岁),44% 为初始内分泌治疗,48% 的病灶累及内脏。帕博西尼联合来曲唑治疗的中位 PFS 为 27.6 个月,相比安慰剂联合来曲唑为 14.5 个月,$HR=0.58$,95%CI 0.46~0.69,$P<0.0001$。在所有预设亚组人群中,均显示出对联合治疗的获益。帕博西尼联合来曲唑改善 ORR[42.1% vs. 34.7%,$P=0.031$;可测量病灶者 55.3% vs. 44.4%($P=0.013$)]。安

全性，中性粒细胞减少（79.5％ vs. 6.3％）、乏力（37.4％ vs. 27.5％）、恶心（35.1％ vs. 26.1％）、关节痛（33.3％ vs. 33.8％）、脱发（32.9％ vs.15.8％）。G_3 期中性粒细胞减少（56.1％），发热性中性粒细胞减少（2.5％）。因不良事件导致永久终止治疗的发生率为 9.7％ vs. 5.9％。研究结果有力验证了 PALOMA-1 中观察到的疗效与安全性。

PALOMA-3 是一项随机、双盲、安慰剂对照的Ⅲ期临床试验（NCT01942135），主要探讨帕博西尼联合氟维司群对比氟维司群单药在复发转移的激素受体阳性、HER2 阴性乳腺癌患者中的疗效差异。在该项研究中，受试患者按照 2:1 的比例随机分组，分别接受帕博西尼联合氟维司群或安慰剂联合氟维司群治疗，绝经期前或围绝经妇女同时接受戈舍瑞林治疗。帕博西尼采用每天 125mg 口服，口服 3 周，休息 1 周。氟维司群为 500mg 肌内注射，前 3 次每 14 天肌内注射，之后每 28 天肌内注射 1 次，28 天为 1 个周期。当患者因不良反应而不能耐受时，帕博西尼可以减量至 100mg，再次为 75mg，最后可以为 75mg 服用 2 周休息 2 周，但是氟维司群的减量是不允许的。PALOMA-3 主要的研究终点为无进展生存（PFS），其他研究终点还包括总生存期（OS）、客观缓解率、临床获益以及药物安全性等。从 2013 年 10 月 7 日到 2014 年 8 月 26 日，来自 144 个中心，17 个国家，总共 521 例受试患者入组，被随机分配在帕博西尼联合氟维司群（347 例患者）或安慰剂联合氟维司群（147 例患者）。中位年龄为 57 岁，59.7％的患者有内脏疾病，79.3％的患者处于绝经后，78.7％的患者有对先前内分泌治疗敏感的肿瘤。所有患者的 HER2 表达为阴性，67％的患者既有雌激素受体阳性又有孕激素受体阳性，26.7％的患者为雌激素受体阳性而孕激素受体阴性。77.9％的患者有可测量的疾病，23.2％的患者有少部分的骨性疾病。接受帕博西尼联合氟维司群的中位无进展生存是 11.2 个月 vs 4.6 个月（$HR=0.497$，95％ CI 0.40～0.42，$P<0.0001$）。客观缓解率在帕博西尼联合氟维司群组是 27.3％ vs. 10.9％。在药物不良反应方面，帕博西尼联合氟维司群组最常被报道的不良反应是中性粒细胞减少、白细胞减少、乏力和恶心。血液系统不良反应在帕博西尼联合氟维司群组中很常见。中性粒细胞减少发生在 78.8％接受帕博西尼联合氟维司群的患者中，在安慰剂联合氟维司群组患者中，发生率是 3.5％；白细胞减少在两者中的发生率是 45.5％和 4.1％；贫血的发生率是 26.1％和 9.9％，血小板减少的发生率是 19.4％和 0。Ⅲ度或Ⅳ度的中性粒细胞减少发生在 62.2％的帕博西尼联合氟维司群组，而这个比率在安慰剂联合氟维司群组中是 0.6％。Ⅲ度或Ⅳ度白细胞减少在两者中的发生率分别是 25.2％和 0.6％；贫血的发生率是 2.6％和 1.7％，血小板减少的发生率是 2.3％和 0。中性粒细胞减少引起的发热发生率很低，在接受帕博西尼联合氟维司群组中有 2 例，在安慰剂联合氟维司群中有 1 例。最常见的非血液系统不良反应是疲乏（在帕博西尼联合氟维司群组中为 38.0％，在安慰剂联合氟维司群组为 26.7％），恶心（29.0％和 26.2％）和头痛（21.2％和 17.4％）。

除复发转移乳腺癌外，帕博西尼在新辅助和术后辅助患者中的疗效也正在临床试验评估中。如在新辅助治疗中，一项正在开展的Ⅱ期临床试验（NCT01723774），用于评估Ⅱ期或Ⅲ期 ER 阳性、HER2 阴性的乳腺癌患者新辅助治疗中帕博西尼与阿那曲唑联用的临床获益情况。另一项帕博西尼与来曲唑联用用于绝经后 ER 阳性乳腺癌患者新辅助治疗 PALLET 研究（NCT02296801）也正在开展中。而在辅助治疗中，帕博西尼与内分泌联合的临床试验也正在进行中。一项编号为 NCT02040857 的Ⅱ期单臂临床试验正在进行中，用于评估帕博西尼与辅助内分泌治疗药物（来曲唑、阿那曲唑或依西美坦）联用的疗效。一项在 4600 例激素受体阳性、HER2 阴性的Ⅱ期或Ⅲ期的乳腺癌患者中，评估 5 年辅助内分泌治疗联合 2 年帕博西尼对比单药 5 年内分泌治疗的Ⅲ期双盲随机的 PALLAS 临床试验（NCT02513394）也正在开展中。此外，一项名为 PENELOPE-B（NCT01864746）新辅助治疗后高危人群的辅助Ⅲ期临床研究也在进行中。

2. 瑞博西尼　瑞博西尼的一项乳腺癌关键性Ⅲ期临床研究（MONALEESA-2）因疗效瞩目而提前终止。MONALEESA-2（NCT01958021）研究是一项随机、双盲、安慰剂对照、多中心全球注册的临床研究，用于评估瑞博西尼联合来曲唑对比来曲唑单药的临床疗效与安全性。入组受试者为激素受体阳性、HER-2 阴性的乳腺癌患者,在全球 294 个临床试验网点一共入组 668 例患者。这些患者按照 1:1 的比例随机分配至瑞博西尼(600mg/d,服用 3 周、休息 1 周)或安慰剂,同时各组联合来曲唑(2.5mg/d)治疗。该研究的主要研究重点为无进展生存期(PFS),次要研究终点为总生存期(OS)、客观缓解率(ORR)以及药物安全性和耐受性等。研究达到主要终点中位 PFS,瑞博西尼的 PFS 为 25.3 个月 vs. 16.0 个月($HR = 0.57, 95\% \ CI \ 0.46 \sim 0.70, P < 0.000\ 1$)。

MONALEESA-3(NCT02422615)是一项随机、双盲、安慰剂对照的Ⅲ期临床试验,入组 7256 例既往针对 ABC 接受过至多 1 次内分泌治疗的绝经后女性或男性患者,评估氟维司群联合瑞博西尼治疗对照氟维司群联合安慰剂治疗的疗效和安全性。中位 PFS 分别为 20.5 个月 vs. 12.8 个月($HR = 0.593, P < 0.001$)。

MONALEESA-7(NCT02278120)为第一项探讨 CDK 抑制剂在围绝经或绝经前晚期乳腺癌患者中的研究。MONALEESA-7 是一项Ⅲ期、随机、双盲、安慰剂对照的多中心研究,比较瑞博西尼联用他莫昔芬+戈舍瑞林方案与非甾体类芳香化酶抑制剂+戈舍瑞林治疗在激素受体阳性、HER2 阴性晚期乳腺癌患者的疗效。受试患者按照随机 1:1 比例入组到瑞博西尼+内分泌治疗或安慰剂+内分泌治疗,该方案设计中既有他莫昔芬治疗,也有芳香化酶抑制剂治疗,同时都接受戈舍瑞林进行卵巢功能的抑制。目前约有 660 例患者参与随机入组,主要研究终点为无进展生存期(PFS),其他研究终点还包括总生存期(OS)、客观缓解率(ORR)以及药物安全性和耐受性等。中位 PFS 分别为 23.8 个月 vs 13.0 个月($HR = 0.553, P < 0.001$)。对于晚期一线绝经前女性,瑞博西尼联合内分泌治疗是有效的治疗方案,且不论合并何种内分泌治疗药物。

3. 阿贝西利　MONARCH-1 是一项单臂Ⅱ期临床研究(NCT02102490),主要是评估单药阿贝西利在激素受体阳性、人类表皮生长因子 2(HER2)阴性的晚期乳腺癌中的疗效。阿贝西利用于既往内分泌治疗和化疗后疾病进展的 HR+/HER2-转移性乳腺癌患者。采用 200mg 每 12 小时口服 1 次,口服持续使用,直至疾病进展。合格的患者需有可测量病灶、ECOG PS 评分 0～1 分、没有中枢神经系统转移,既往接受过针对晚期疾病的至少一线化疗但不能超过二线。该研究的主要终点为客观缓解率(ORR),其他研究终点还包括总生存期(OS)以及药物安全性和耐受性等。共计 132 例晚期乳腺癌患者接受阿贝西利单药治疗。患者既往接受过针对晚期疾病的三线(中位数)治疗,其中包括二线化疗。中位年龄是 58 岁(范围为 36～89 岁),44.7% 的患者 PS 评分为 1.90,2% 的患者有内脏转移,85.6% 的患者有至少 2 个转移部位。8 个月期中分析时,35.6% 的患者接受过至少 8 个周期的治疗;确认的客观缓解率(ORR)是 17.4%,临床获益率(CR+PR+SD≥6 个月)是 42.4%,中位 PFS 是 5.7 个月。期中分析时有 22 例患者仍在接受研究治疗,13 例患者有客观缓解,9 例患者有 SD。5 种最常见的治疗后不良事件是腹泻、疲劳、恶心、食欲减退和腹痛。因不良事件停药不常见(6.8%)。对于既往接受过多种治疗的 HR+/HER2-晚期乳腺癌患者,阿贝西利单药治疗可以引起肿瘤客观缓解。该治疗耐受性良好,因此可以长期用药。

MONARCH-2 是一项随机、双盲、安慰剂对照的Ⅲ期临床试验(NCT02107703),用于评估阿贝西利与氟维司群联用在激素受体阳性、人类表皮生长因子 2(HER2)阴性的晚期乳腺癌中的疗效。受试患者按照 2:1 的比例随机分配至阿贝西利联合氟维司群组或安慰剂联合氟维司群组。阿贝西利为 150mg,每隔 12 小时服用 1 次,连续服用 28 天为 1 个周期。氟维司群则为第 1 周期中的第 1、第 15 天 500mg 肌内注射,以后每周期肌内注射 1 次。阿贝西利组的主要终点 PFS 为 16.4 个月,对照组的 PFS 为 9.3 个月($HR = 0.553, 95\% \ CI \ 0.449 \sim 0.681, P < 0.0001$)。所有亚组均获益于阿贝西利联合治疗,包括曾经出现原发性内分泌治疗耐药的患者,这些患者占研究人群的 25% 左右。阿贝西利组中最常见的不良事件为腹泻,见于 86.4% 的患者,经过药物治疗和减量症状控制良好。虽然中性粒细胞减少较常见,发生率低于帕博西尼和瑞博西尼,Ⅲ/Ⅳ级中性粒细胞减少见于 26.5% 的患者。其他常见的不良反应包括恶心、疲乏和腹痛。

　　MONARCH-3 是另一项随机、双盲、安慰剂对照的 Ⅲ 期临床试验(NCT02246621),主要是评估阿贝西利与非甾体类芳香化酶抑制剂(阿那曲唑或来曲唑)联用时在 HR＋、人类表皮生长因子 2 (HER2)阴性的晚期乳腺癌中的疗效。受试患者按照 1∶1 比例随机分至阿贝西利＋非甾体芳香化酶抑制剂或安慰剂＋非甾体芳香化酶抑制剂组。主要研究终点为两组间的 PFS 差异,其他研究终点有生存期(OS)以及药物的安全性和不良反应等。493 例患者以 2∶1 的比例随机接受阿贝西利或安慰剂治疗。研究达到主要终点中位 PFS:28.2 个月 vs. 14.8 个月,HR 0.543 (95％CI 0.41～0.70,P <0.0001)。探索性分析发现,无治疗间期更短(<36 个月)的患者获益更大。不良事件特征与 MONARCH-2 试验相似。腹泻较常见,但是能够充分管理。中性粒细胞减少见于 41.3％的接受阿贝西利治疗的患者,Ⅲ/Ⅳ级中性粒细胞减少的发生率为 21.1％。

　　不仅在复发转移的乳腺癌患者中,阿贝西利在新辅助治疗的研究也在开展中。NeoMONARCH 是一项随机的 Ⅱ 期临床试验,用于评估阿贝西利联合阿那曲唑对比阿贝西利单药和阿那曲唑单药在激素受体阳性、人类表皮生长因子 2(HER2)阴性乳腺癌患者新辅助治疗中的疗效及生物安全性。

(三)CDK4/6 抑制剂研发展望

　　CDK4/6 抑制剂目前不适用于 ER＋/HER2－早期乳腺癌的治疗,但是大量新辅助治疗及辅助治疗的研究正在开展中。此外,临床前研究发现仍有多种 HER2 阳性和一些 TNBC 细胞系对 CDK4/6 抑制剂治疗敏感。NA-PHER 研究中,HER2＋/ER＋早期乳腺癌女性患者接受新辅助治疗 6 个疗程的帕博西尼联合抗 HER2 和内分泌治疗,在无化疗的情况下,总体临床缓解率达到 97％,完全病理缓解率为 27％。进行中的 Ⅱ 期研究包括 PATRICIA(NCT02448420)、MonarcHER (NCT02675231)等。Ⅲ 期研究 PATINA (NCT02947685)计划纳入约 500 例 HER2＋/HR＋晚期乳腺癌患者,经抗 HER2 和化疗一线诱导治疗后,随机入组继续接受抗 HER2 靶向治疗联合内分泌治疗,对照继续接受抗 HER2 靶向治疗联合内分泌治疗和帕博西尼的维持治疗,直至疾病进展。

　　CDK4/6 抑制剂治疗晚期乳腺癌关键 Ⅱ/Ⅲ 期数据汇总见表 11-2。

表 11-2　CDK4/6 抑制剂治疗晚期乳腺癌关键 Ⅱ/Ⅲ 期数据汇总

研究名称	分期	分组	入组人数(例)	研究人群	疗效
PALOMA-1/ TRIO-18 (NCT00721409)	Ⅱ	1. 帕博西尼＋来曲唑	1. 84	绝经后女性	mPFS:20.2 个月 vs. 10.2 个月,HR=0.488
		2. 来曲唑	2. 81	ER＋/HER2－晚期乳腺癌一线	mOS:37.5 个月 vs. 34.5 个月 ORR:55％ vs 39％
PALOMA-2 (NCT01740427)	Ⅲ	1. 帕博西尼＋来曲唑	1. 444	绝经后女性 ER＋/HER2－晚期乳腺癌	mPFS:27.6 个月 vs. 14.5 个月,HR=0.58
		2. 安慰剂＋来曲唑	2. 222	既往未接受过针对晚期疾病的全身治疗	ORR:55.3％ vs. 44.4％
PALOMA-3 (NCT01942135)	Ⅲ	1. 帕博西尼＋氟维司群	1. 347	绝经前/后女性 HR＋/HER2－转移性乳腺癌	mPFS:11.2 个月 vs. 4.6 个月,HR=0.497
		2. 安慰剂＋氟维司群	2. 174	既往内分泌治疗进展(辅助或晚期)	ORR:27.3％ vs. 10.9％

（续　表）

研究名称	分期	分组	入组人数（例）	研究人群	疗效
MONALEESA-2（NCT01958021）	Ⅲ	1. 瑞博西尼＋来曲唑	1. 334	绝经后女性HR＋/HER2－复发或转移性乳腺癌	mPFS：25.3 个月 vs. 16.0 个月，$HR=0.57$
		2. 安慰剂＋来曲唑	2. 334	既往未接受过针对晚期疾病的全身治疗	ORR：52.7％ vs. 37.1％
MONALEESA-7（NCT02278120）	Ⅲ	1. 瑞博西尼＋NSAI/他莫昔芬＋戈舍瑞林	672	绝经前/围绝经期HR＋/HER2－晚期乳腺癌	mPFS：23.8 个月 vs. 13.0 个月，$HR=0.553$
		2. 安慰剂＋NSAI/他莫昔芬＋戈舍瑞林		既往接受过≤一线化疗未接受过晚期内分泌治疗	ORR：51％ vs. 36％
MONALEESA-3	Ⅲ	1. 瑞博西尼＋氟维司群	1. 484	绝经后HR＋/HER2－晚期乳腺癌既往接受过≤一线晚期内分泌治疗	mPFS：20.5 个月 vs. 12.8个月，$HR=0.593$
		2. 安慰剂＋氟维司群	2. 242	既往未接受针对晚期疾病的化疗	ORR：41％ vs. 29％
MONARCH 2（NCT02107703）	Ⅲ	1. 阿贝西利＋氟维司群	1. 446	绝经前/后、围绝经期HR＋/HER2－晚期乳腺癌	mPFS：16.4 个月 vs. 9.3个月，$HR=0.553$
		2. 安慰剂＋氟维司群	2. 223	既往新/辅助内分泌治疗期间进展，辅助内分泌治疗结束≤12个月，或仅接受过晚期一线内分泌治疗	ORR：48.1％ vs. 21.3％
MONARCH 3（NCT02246621）	Ⅲ	1. 阿贝西利＋NSAI	1. 328	HR＋/HER2－晚期乳腺癌	mPFS：28.2 个月 vs. 14.8个月，$HR=0.543$
		2. 安慰剂＋NSAI	2. 165	既往未经晚期的全身治疗	ORR：55.4％ vs. 40.2％
MONARCH1（NCT02102490）	Ⅱ	阿贝西利（200mg 单药）	132	既往内分泌治疗进展，经紫杉醇治疗，经1-2线晚期治疗	ORR：19.7％

四、小　结

　　CDK4/6-cyclin D1 是一条重要的细胞周期调控通路，以靶向 CDK4/6-cyclin D1 信号通路为特征的抑制剂，如帕博西尼、瑞博西尼和阿贝西利 3 种 CDK4/6 特异性抑制剂最受人瞩目。已在临床前与临床研究中，展现出很好的疗效，并先后被美国 FDA 批准用于晚期激素受体阳性晚期乳腺癌患者的治疗。相关标记物探索、进展后治疗、不同 CDK4/6 抑制区分、联合其他靶向治疗、扩展适应证的探索仍在进行中。相信在不久的将来，更多的患者将从 CDK4/6 抑制剂的治疗中获益。

（复旦大学附属肿瘤医院　张　剑）

参 考 文 献

[1] O'Leary B, Finn RS, Turner NC. Treating cancer with selective CDK4/6 inhibitors. Nat Rev Clin Oncol, doi: 10. 1038/nrclinonc. 2016. 26 (2016).

[3] Klein ME, Kovatcheva M, Davis LE, et al. CDK4/6 Inhibitors: The Mechanism of Action May Not Be as Simple as Once Thought. Cancer Cell, doi: 10. 1016/j. ccell. 2018. 03. 023 (2018).

[3] Geoerger B, et al. A Phase Ⅰ study of the CDK4/6 inhibitor ribociclib (LEE011) in pediatric patients with malignant rhabdoid tumors, neuroblastoma, and other solid tumors. Clin Cancer Res 23, 2433-2441, doi: 10. 1158/1078-0432. CCR-16-2898 (2017).

[4] Patnaik A, et al. Efficacy and safety of abemaciclib, an inhibitor of CDK4 and CDK6, for patients with breast cancer, non-small cell lung cancer, and other solid tumors. Cancer Discov, doi: 10. 1158/2159-8290. CD-16-0095 (2016).

[5] Finn RS, et al. Palbociclib and letrozole in advanced breast cancer. New England Journal of Medicine, 2016, 375, 1925-1936, doi: 10. 1056/NEJMoa1607303.

[6] Cristofanilli M, et al. Fulvestrant plus palbociclib versus fulvestrant plus placebo for treatment of hormone-receptor-positive, HER2-negative metastatic breast cancer that progressed on previous endocrine therapy (PALOMA-3): final analysis of the multicentre, double-blind, phase 3 randomised controlled trial. The Lancet Oncology, doi: 10. 1016/s1470-2045(15)00613-0 (2016).

[7] Hortobagyi GN, et al. Ribociclib as first-line therapy for HR-Positive, advanced breast cancer. N Engl J Med, doi: 10. 1056/NEJMoa1609709 (2016).

[8] Richard S Finn, Johannes Ettl, Karen A et al. Ribociclib (RIB) + fulvestrant (FUL) in postmenopausal women with hormone receptor-positive (HR +), HER2-negative (HER2-) advanced breast cancer (ABC): Results from MONALEESA-3. J Clin Oncol 36, 2018 (suppl; abstr 1023) (2018).

[9] Tripathy D, et al. Ribociclib plus endocrine therapy for premenopausal women with hormone-receptor-positive, advanced breast cancer (MONALEESA-7): a randomised phase 3 trial. The Lancet Oncology, doi: 10. 1016/s1470-2045 (18) 30292-4 (2018).

[10] Dickler MN, et al. MONARCH 1, a phase 2 study of abemaciclib, a CDK4 and CDK6 inhibitor, as a single agent, in patients with refractory HR +/HER2-metastatic breast cancer. Clin Cancer Res, doi: 10. 1158/1078-0432. CCR-17-0754 (2017).

[11] George W Sledge J, Masakazu Toi, Patrick Neven, et al. MONARCH 2: Abemaciclib in Combination With Fulvestrant in Women With HR+/HER2- Advanced Breast Cancer Who Had Progressed While Receiving Endocrine Therapy. J. Clin. Oncol., doi: 10. 1200/JCO. 2017 (2017).

[12] Goetz MP, et al. MONARCH 3: Abemaciclib As Initial Therapy for Advanced Breast Cancer. J. Clin. Oncol. 0, JCO. 2017. 2075. 6155, doi: 10. 1200/jco. 2017. 75. 6155 (2017).

[13] Neoadjuvant treatment with trastuzumab and pertuzumab plus palbociclib and fulvestrant in HER2-positive, ER-positive breast cancer (NA-PHER2): an exploratory, open-label, phase 2 study. The Lancet. Oncology, doi: 10. 1016/S1470-2045 (18) 30001-9 (2018).

[14] D. T, et al. First-line ribociclib vs placebo with goserelin and tamoxifen or a non-steroidal aromatase inhibitor in premenopausal women with hormone receptor-positive, HER2-negative advanced breast cancer: Results from the randomized phase Ⅲ MONALEESA-7 trial. SABCS GS2-05 (2017).

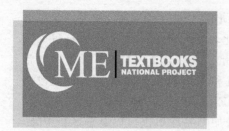

人类表皮生长因子受体2阳性晚期乳腺癌的已知和未知

第12章

一、背 景

作为第一个抗 HER2 的人源化单克隆抗体,曲妥珠单抗的临床应用显著改善 HER2 阳性乳腺癌患者的预后,是乳腺癌靶向治疗的重要突破。近年来,包括拉帕替尼、帕妥珠单抗和 Kadcyla (T-DM1)等新的抗 HER2 治疗药物不断出现,进一步提高 HER2 阳性乳腺癌患者的预后。尽管如此,大多数 HER2 阳性晚期乳腺癌患者依然出现进展和耐药。因此,仍然需要更加优化的治疗策略去提高患者的生存和减少不必要的治疗及其带来的药物毒性和经济负担。本文对近些年 HER2 阳性晚期乳腺癌中抗 HER2 药物、联合治疗方案、生物标志物的转化和临床研究进展进行回顾,并探讨今后治疗 HER2 阳性晚期乳腺癌的方向。

二、国内或国外已经上市的抗 HER2 药物

(一)曲妥珠单抗

曲妥珠单抗是第一个批准的抗 HER2 药物,通过抑制 HER2 信号传导和抗体依赖的细胞介导的细胞毒性作用(antibody-dependent cell-mediated cytotoxicity,ADCC)改善 HER2 阳性晚期乳腺癌的预后。既往的经典的 H0648g 和 M77001 研究显示,对 HER2 阳性晚期乳腺癌患者,在化疗的基础上联合曲妥珠单抗,可以显著延长总生存期,从而确立曲妥珠单抗在 HER2 阳性晚期乳腺癌一线治疗的地位。随后在临床研究中,验证了在曲妥珠单抗治疗进展后继续使用曲妥珠单抗依然可以带来临床获益。因此,继续曲妥珠单抗治疗联合更换的化疗方案成为曲妥珠单抗进展后的可选方案。而针对 HER2＋/ER＋转移性乳腺癌(metastatic breast cancer,MBC)这一特殊亚型,TAnDEM 研究提示在一线阿那曲唑内分泌治疗的基础上,联合曲妥珠单抗能显著延长无进展生存期(progression-free-survival,PFS)。

(二)帕妥珠单抗

帕妥珠单抗是一种新型的抗 HER2 抗体,能够阻断 HER2 受体的异源二聚化,而曲妥珠单抗可以阻断 HER2 受体的同源二聚化,所以两者在机制上可以互补。在 CLEOPATRA 研究中,帕妥珠单抗与曲妥珠单抗和多西他赛联合相比曲妥珠单抗联合多西他赛,能够显著延长患者的无进展生存

期和总生存期分别达到18.5个月和56.5个月。这项关键性的研究,使帕妥珠单抗、曲妥珠单抗联合紫杉醇成为HER2阳性晚期一线的首选方案。PHEREXA比较了既往应用曲妥珠单抗进展的HER2阳性转移性乳腺癌MBC患者,二线接受曲妥珠单抗+卡培他滨联合或不联合帕妥珠单抗治疗的有效性和安全性,结果显示帕妥珠单抗加入到曲妥珠单抗和卡培他滨方案并没有显著改善PFS,因此双抗的联合方案仅建议在晚期一线使用。而针对HER2+/HR+转移性乳腺癌患者,PERTAIN研究提示一线治疗在曲妥珠单抗联合AI的基础上增加帕妥珠单抗可以显著延长PFS。帕妥珠单抗上市后,帕妥珠单抗和曲妥珠单抗——双抗治疗将成为HER2阳性晚期乳腺癌患者一线治疗的基础。

(三)T-DM1

T-DM1由与曲妥珠单抗连接的有效细胞毒性剂组成,利用HER2阳性癌细胞表面上的HER2过表达来选择性地将高水平的毒素递送至这些细胞。2013年FDA批准T-DM1用于曲妥珠单抗和紫杉烷治疗后进展的HER2阳性MBC患者。批准基于随机Ⅲ期EMILIA研究的结果,该研究显示T-DM1对比卡培他滨+拉帕替尼显著改善患者的生存获益,T-DM1与拉帕替尼+希罗达治疗组相比,死亡风险减少32%($HR=0.68$,$P=0.0006$),平均存活时间也延长5.8个月(30.8个月 vs. 25.1个月)。值得注意的是,在超过二线治疗后,如果患者未接受T-DM1治疗,仍可选择T-DM1治疗。TH3RESA试验的结果显示,既往接受过至少2种HER2靶向治疗的晚期乳腺癌患者,接受T-DM1治疗与医师选择的方案相比PFS和总生存期(overall survival,OS)均显著延长(PFS:6.2个月 vs. 3.3个月,$HR=0.528$,$P<0.0001$和OS:$HR=0.552$;$P=0.0034$)。最近发表的MARI-ANNE研究对T-DM1在一线治疗进行探索,研究入组1095例患者,平均分为3组:A组给予曲妥珠单抗+紫杉醇方案,B组给予T-DM1+安慰剂方案,C组给予T-DM1+帕妥珠单抗,结果显示T-DM1单用或与帕妥珠联合与曲妥珠单抗联合紫杉类药物相比疗效并无显著差异。因此,T-DM1目前作为HER2阳性晚期乳腺癌进展后治疗的标准方案。除了曲妥珠单抗辅助治疗期间复发的患者或符合EMILIA试验入排标准的初次复发患者外,T-DM1不是首选的一线治疗。

(四)拉帕替尼

除了通过胞外结合降低HER2受体的抗体药物外,还有一类药物通过抑制胞内磷酸化抑制HER2信号通路,包括拉帕替尼、来那替尼、吡咯替尼等。很多临床研究也对酪氨酸激酶抑制剂(tyrosine kinase inhibitor,TKI)类药物在HER2阳性乳腺癌的作用进行了探索。

EGF100151研究显示对于曲妥珠单抗治疗进展后的患者使用拉帕替尼联合卡培他滨对比单用卡培他滨,可以显著延长患者的PFS,但OS没有显著获益。一项Ⅲ期临床研究对拉帕替尼在HER2阳性MBC的一线治疗进行探索,拉帕替尼联合紫杉醇相比曲妥珠单抗联合紫杉醇显著缩短PFS。拉帕替尼组和曲妥珠单抗组意向治疗(intent to treat,ITT)人群中位PFS分别为9.0个月和11.3个月($HR=1.37$,95%CI 1.13~1.65,$P=0.001$),拉帕替尼组伴随有更多的毒性反应。同时,一项研究显示拉帕替尼联合曲妥珠单抗与单用拉帕替尼相比,可以显著延长PFS和OS。因此,对不能耐受化疗的患者,可以考虑双靶向非细胞毒药物的方案。但目前缺乏曲妥珠单抗联合拉帕替尼优于曲妥珠单抗联合化疗的证据。拉帕替尼是第一个也是唯一一个被批准用于HER2阳性晚期乳腺癌的小分子TKI,其联合卡培他滨的方案目前是HER2阳性晚期乳腺癌进展后的可选治疗之一。

三、正在开发的抗HER2新药

既往的一些临床研究显示,部分多线治疗失败的HER2阳性MBC患者,仍可从一些抗HER2

药物中获益,因此开发新的抗 HER2 药物能够为患者提供更多的治疗机会,延长患者的生存期。目前正在开发的抗 HER2 药物包括抗 HER2 抗体、抗体偶联药物(antibody drug conjugates,ADC)和小分子 TKI。

(一)抗 HER2 抗体

1. Margetuximab　衍生于曲妥珠单抗,并在其基础上优化了 Fc 结构域,提高了与 Fcγ 的结合力,进而具有更强的 ADCC 作用。Ⅰ期单药临床试验中,margetuximab 具有良好的耐受性和活性。且在既往接受过多线治疗的 HER2 阳性乳腺癌患者中,有 12% 的患者出现部分缓解(partial response,PR),中位 PFS 为 5.5 个月。这些结果推动Ⅲ期研究(SOPHIA)的开展,目前该研究正在招募患者以比较 margetuximab ＋化疗与曲妥珠单抗＋化疗的疗效(NCT02492711)。

2. MCLA-128　新型 IgG1 双特异性抗体,其具有强化的针对 HER2 和 HER3 受体的 ADCC 活性。最近报道的Ⅰ期单一药物数据显示,在中位接受过 5 线治疗的 HER2 阳性患者中具有较好的安全性,且临床获益率(clinical benefit rate,CBR)达到 70%。目前,正在计划开展探索 MCLA-128 联合化疗或曲妥珠单抗(包括-DM1)用于治疗更少线数(≥2 线)患者的疗效的临床研究。

3. ZW25　针对 HER2 受体上两个不同表位的新型人源化 IgG1 样双特异性抗体。与单特异性 HER2 抗体相比,ZW25 的独特结构有利于与多种 HER2 受体的交联,促进受体聚集,进而增加 HER2 受体内化。在Ⅰ期研究中,ZW25 具有良好的耐受性和单药活性。这些证据为后续的研究提供了参考。

(二)新的抗体药物偶联物药物

1. SYD 985　一种新型抗体药物偶联物(antibody drug conjugates,ADC),由曲妥珠单抗和共价结合的连接子组成,通过溶酶体蛋白酶在 HER2 阳性肿瘤细胞中裂解,并在肿瘤微环境中激活其有效成分——前药 DUBA SYD 986(二硫青霉素-羟基苯甲酰胺-氮杂吲哚,一种有效的烷化剂),其进入癌细胞后,可与 DNA 的小凹槽结合,从而导致 DNA 的不可逆烷基化,进而破坏核酸的结构导致肿瘤细胞死亡。多队列Ⅰ期试验显示,在 HER2 阳性和 HER2 低表达的乳腺癌患者中,SYD 985 都具有良好的活性,总体应答率(overall response rate,ORR)为 34%。药物相关毒性为轻至中度,主要表现为眼结膜炎、眼睛干涩、流泪增加和罕见的角膜炎。SYD 985 的随机对照Ⅲ期临床试验(TULIP)正在进行,入组至少接受过二线 HER2 靶向治疗或 T-DM1 治疗的局部晚期或转移性乳腺癌的患者,按 2:1 的比例随机分成两组,分别接受 SYD 985 或医师选择的方案(NCT03262935)。

2. DS-8201　含有人源化的 HER2 抗体,并通过一个四肽接头与一种新型的拓扑异构酶Ⅰ抑制剂(DXd)有效载荷连接。Ⅰ期研究结果显示,DS-8201 在既往接受过 T-DM1 和帕妥珠单抗治疗的 HER2 表达的乳腺癌患者中具有良好的活性,客观缓解率达到 40%,疾病控制率达到 90%,同时在研究中并未达到最大耐受计量(maximal tolerable dose,MTD),具有良好的安全性。目前,DS-8201a 的Ⅱ期试验正在进行,旨在评价 T-DM1 治疗耐药 MBC 患者的疗效和安全性(NCT03248492)。

3. 其他 ADC　药物早期开发阶段的其他 ADC 包括 PF 06804103(Ⅰ期 NCT03284723),ARX-788(Ⅰ期 NCT02512237),RC 48(Ⅰ期 NCT02881138),XMT-1522(Ⅰb 期 NCT02952729),MEDI 4276(Ⅰ期 NCT02576548)和 ZW33。

(三)抗 HER2 酪氨酸激酶抑制剂 TKI

1. 来那替尼(neratinib)　一种口服 TKI,能够不可逆抑制 HER1、HER2 和 HER4,基于 ExteNET 关键研究的结果,FDA 批准其用于 HER2 阳性患者的延长辅助治疗。而来那替尼在晚期乳腺癌的应用仍在研究中。Ⅰ期研究显示来那替尼具有一定的疗效,在既往接受过曲妥珠单抗、蒽环类药物和紫杉类化疗的 25 例可评估病灶的乳腺癌患者中,有 8 例患者(32%)达到 PR,有 1 例(4%)达到 SD。Ⅱ期 NEfERT-T 研究对来那替尼在一线 HER2 阳性的转移性乳腺癌进行探索,但未能达到优效终点。结果显示在 HER2 阳性转移性乳腺癌的一线治疗中,来那替尼＋紫杉醇治疗的无进展生存期不优于曲妥珠单抗＋紫杉醇治疗。Ⅱ期试验 TBCR 022 对来那替尼与卡培他滨联合用于脑转移患者的疗效进行评价,结果显示其中 49% 的患者中枢神经系统(central nervous system,CNS)病灶体积出现缩小。目前,Ⅲ期 NALA 研究正在进行,旨在既往接受过≥2 线抗 HER2 治疗的患者中比较来那替尼＋卡培他滨与拉帕替尼＋卡培他滨的疗效(NCT01808573)。此外,多项临床试验的结果显示罕见的 HER2 突变肿瘤亚群似乎对来那替尼具有特殊的敏感性,并且有长时间的反应,值得进一步探索。

2. Tucatinib　一种口服的小分子 TKI,可以高选择性抑制 HER2,但不会抑制 EGFR,从而减少 EGFR 抑制带来的消化道和皮肤方面的毒性。值得一提的是,tucatinib 在临床前研究和临床研究中单药或与其他抗 HER2 药物联用均显示出良好的针对脑转移和全身疗效。Ⅰb 期临床试验对 tucatinib 联合卡培他滨或曲妥珠单抗,或三者联合治疗的安全性和疗效进行评估,结果显示三药联合组 ORR 达到 61%,CBR 达到 74%。基于以上良好的疗效和安全性,tucatinib 随机双盲安慰剂Ⅱ期研究(HER2CLIMB)正在进行,旨在比较卡培他滨＋曲妥珠单抗±tucatinib/安慰剂的疗效(NCT02614794)。

3. Poziotinib　一种新型口服泛-HER 激酶抑制剂,通过对 HER 家族酪氨酸激酶的不可逆抑制作用表现出强大的抗肿瘤活性。Ⅱ期研究显示既往接受过≥二线治疗的 HER2＋转移性乳腺癌患者接受 poziotinib 治疗的中位 PFS 达到 4.04 个月、疾病控制率为 75.49%。最常见的与治疗相关的不良反应为腹泻和口腔炎。目前两项 poziotinib 治疗晚期乳腺癌Ⅱ期临床研究正在进行(NCT02659514,NCT02544997)。

4. 吡咯替尼(pyrotinib)　另一种不可逆转的口服泛-ErbB 抑制剂,其Ⅰ期临床试验入组 38 例患者(包括 12 例未接受曲妥珠单抗治疗),ORR 达到 50%,CBR 为 61%,中位 PFS 为 35.4 周。Ⅱ期临床试验入组了既往经蒽环类和紫杉类药物治疗失败且复发或转移后化疗不超过 2 线的乳腺癌患者,结果显示吡咯替尼＋卡培他滨相比拉帕替尼＋卡培他滨具有更好的疗效,两组的客观缓解率分别为 78.5% vs 57.1%($P=0.01$),中位无进展生存期为 18.1 个月 vs 7.0 个月($P<0.0001$)。吡咯替尼组与拉帕替尼组相比,最常见的不良反应为腹泻、手足综合征和呕吐。目前,pyrotinib 的Ⅲ期临床研究正在进行(NCT03080805,NCT02973737)。

四、新的联合方案

(一)免疫治疗联合抗 HER2 治疗

临床前研究显示抗 PD-1 抗体可提高抗 HER2 抗体的活性。一项Ⅰb/Ⅱ期 PANACEA 研究显示既往接受过曲妥珠单抗且 PD-L1 阳性的患者,在接受 pembrolizumab 和曲妥珠单抗联合方案治疗时,可以达到 15% 的客观有效率,25% 的疾病控制率,且耐受性良好。一项Ⅲ期研究也正在计划展开相关研究(NCT03199885),旨在比较在晚期一线标准方案帕妥珠单抗、曲妥珠单抗联合紫杉醇的基础上增加 pembrolizumab 的疗效。目前多项免疫治疗联合抗 HER2 药物的Ⅰ期或Ⅱ期研究仍正在进行中,比如:①atezolizumab 联合 T-DM1 或安慰剂治疗既往接受过曲妥珠单抗联合紫杉醇方案的 HER2 阳性晚期乳腺癌Ⅱ期研究(NCT02924883);②atezolizumab 联合紫杉醇、曲妥珠单抗和 pertuzumab 治疗转移性 HER2 阳性乳腺癌的Ⅱ期临床研究(NCT03125928);③durvalmab 在

HER2 阳性转移性乳腺癌患者中接受曲妥珠单抗的Ⅰ期临床研究(NCT02649686);④曲妥珠单抗和长春瑞滨联合 avelumab 或 avelumab 和 utomilumab 用于晚期 HER2＋乳腺癌的 avelumab Ⅱ期 A-VIATOR 临床研究(NCT03414658)。

(二)PI3K-AKT-mTOR 通路药物联合抗 HER2 治疗

HER2 阳性乳腺癌患者接受曲妥珠单抗治疗后疾病进展可能与 PI3K/Akt/mTOR 细胞内信号传导途径的激活有关。BOLERO-3 研究显示对既往曲妥珠单抗和紫杉醇治疗耐药的 HER2 阳性晚期乳腺癌患者,在曲妥珠单抗＋长春瑞滨联合 mTOR 抑制剂依维莫司可显着延长 PFS,但也伴随不良反应的增加。但是,BOLERO-1 结果显示在曲妥珠单抗＋紫杉一线治疗的基础上增加依维莫司却未能显著改善 PFS。

Buparlisib 是一种口服 pan-PI3K 抑制剂,在一项Ⅰb 期研究中与曲妥珠单抗联合应用于 HER2 阳性转移性乳腺癌患者。初步结果显示具有 75％的疾病控制率(disease control rate,DCR)和有可控的毒性,最常见的不良反应包括皮疹、高血糖和腹泻。Pilaralisib 是一种选择性、可逆、泛 PI3K 抑制剂,其Ⅰ期或Ⅱ期研究数据显示 pilaralisib 联合曲妥珠单抗或曲妥珠单抗和紫杉醇治疗曲妥珠单抗耐药的 HER2 阳性 MBC 具有一定的活性。还有其他正在进行的泛 PI3K 抑制剂研究还有 copanlisib,是一个新型小分子 PI3K 抑制剂,对 4 种 PI3K 亚型均有抑制作用,目前正在 copanlisib 与曲妥珠单抗联合方案的Ⅰb/Ⅱ期研究(NCT02705859)。

Alpelisib(BYL-719)是第一种口服 PI3Kα 抑制剂,可选择性抑制 PI3Kα 亚型。Ⅰ期研究评价 alpelisib 和 T-DM1 联用的安全性和疗效,研究结果提示即使既往使用过 T-DM1 的患者中位 PFS 仍达到 10.6 个月。一项 alpelisib 联合曲妥珠单抗治疗 HER2 阳性伴随 PIK3CA 突变患者Ⅰ期爬坡研究正在进行(NCT02167854)。Taselisib 是一个 PI3Kα 抑制剂,一项 taselisib 联合 T-DM1 的人-鼠联合临床研究的临床前研究和Ⅰb 期研究平行进行,结果显示 taselisib 和 T-DM1 的联合方案相比两药单用具有更好的疗效。Taselisib 与不同抗 HER2 药物联合的剂量爬坡Ⅰb 期研究正在进行(NCT02390427)。

(三)CDK4/6 抑制剂联合抗 HER2 治疗

临床前证据表明对于 HER2 阳性乳腺癌细胞周期失调可以诱导抗 HER2 的耐药,而加入 CDK4/6 抑制剂可以逆转耐药。因此,CDK4/6 抑制剂与抗 HER2 治疗的联合方案可能成为临床中逆转耐药的治疗策略。不同的临床试验正在 HR 阴性和 HR 阳性的患者中探索联合曲妥珠单抗和 CDK4/6 抑制剂±内分泌治疗的疗效。

NA-PHER2 是一项探索性Ⅱ期新辅助试验,研究曲妥珠单抗、帕妥珠单抗、氟维司群和 palbociclib 在 HER2 阳性 HR 阳性乳腺癌中的活性,结果提示 97％的患者临床客观缓解,27％的患者达到乳房淋巴结和腋窝淋巴结 pCR。一项阿贝西利Ⅰb 期研究显示阿贝西利＋曲妥珠单抗具有一定疗效,12 例患者中有 17％的患者达到 ORR,CBR 为 42％。

Ⅱ期 PATRICIA 研究正在进行,旨在探索帕博西尼与曲妥珠单抗联合治疗 HER2 阳性 HR 阴性晚期乳腺癌及±来曲唑治疗 HER2 阳性 HR 阴性晚期乳腺癌的疗效(NCT02448420)。MonarcHER(NCT02675231)是一项正在进行的随机Ⅱ期临床试验,旨在比较阿贝西利＋曲妥珠单抗±氟维司群对比曲妥珠单抗联合化疗的疗效。Ⅰb 或Ⅱ期临床试验(NCT02657343)正在进行,旨在比较 CDK 4/6 抑制剂瑞博西尼联合曲妥珠单抗或 T-DM1 治疗晚期/转移性 HER2 阳性乳腺癌的疗效和安全性。PATINA 正在进行的Ⅲ期研究,旨在评估帕博西尼＋曲妥珠单抗±帕妥珠单抗＋内分泌治疗对比曲妥珠单抗±帕妥珠单抗＋内分泌治疗在 HER2 阳性 HR 阳性转移性乳腺癌的疗效(NCT02947685)。

五、生物标记物

HER2 作为生物标记物,目前主要通过免疫组化和 FISH 检测,其能够良好地区分从抗 HER2 治疗中获益的人群。虽然检测 HER2 基因扩增和受体的过表达在乳腺癌患者的治疗中发挥重要作用,但目前检测方法仍具有局限性。HER2 信号通路的改变、肿瘤异质性、肿瘤微环境和不同的遗传特征都会导致治疗的获益不同,因此开发新的生物标记物以筛选出能够从不同抗 HER2 治疗或联合方案中获益的人群,将具有重要的意义。

(一)HER2 mRNA 表达

既往研究中 HER2 mRNA 的表达从未作为研究入组的标准,所以仍然不能确定其是否可能被用来进行临床诊断。同时,mRNA 检测可能存在较高的假阴性率。尽管一些研究提示 HER2 蛋白和 mRNA 高表达的患者具有更好的预后。然而,临床研究显示帕妥珠单抗和 T-DM1 的获益独立于 HER2 蛋白和 mRNA 的表达水平,即使 HER2 蛋白和 mRNA 处于相对较低水平的患者依然能够从治疗中获益,因此 mRNA 对临床中优化治疗策略的意义仍有局限性。

(二)PI3K 突变

PIK3CA 信号通路的改变可能是曲妥珠单抗耐药的原因之一。然而,临床研究的证据却不尽相同。CLEOPATRA 和 EMILIA 研究对 PIK3CA 信号通路的改变和影响进行分析。研究结果都显示 PIK3CA 信号通路的改变伴随着更差的预后,但却不能用于预测帕妥珠单抗和 T-DM1 的疗效。然而在新辅助治疗的研究中,大量的数据显示 PIK3CA 信号通路改变与更低的 pCR 相关。

(三)循环肿瘤 DNA(ctDNA)

ctDNA 的动态检测显示治疗后 ctDNA 的改变与 CT 评估的肿瘤反应有关。在基线水平 ctDNA 的 TP53 和 PIK3CA 的突变与曲妥珠单抗的原发耐药($n=6$)具有相关性。吡咯替尼 I 期的研究对 ctDNA 和原发灶肿瘤样本的基线突变情况进行探索性分析,所有 8 例 ctDNA 检测中 PIK3CA 或 TP53 突变的患者对吡咯替尼相对不敏感,野生型 PIK3CA 和 TP53 患者的反应率明显更高($P=0.013$),但是患者原发灶肿瘤标本的突变与疗效没有显著相关性。一项回顾性研究纳入 37 例接受吡咯替尼的患者,通过检测 ctDNA 的体细胞耐药突变,发现伴有 TP53 和 PI3k/AKT/mTOR 突变的患者相对无突变的患者有更差的预后(mPFS 7.8 个月 vs. 31.6 个月)。通过分子肿瘤负荷指数(molecular tumor burden index,mTBI)分析确定高异质性的患者相比低异质性的患者具有更差的预后(mPFS 30.0 周 vs. 60.0 周)。

(四)肿瘤浸润淋巴细胞 TILs

免疫微环境和 ADCC 在抗 HER2 抗体疗效的关键作用,引起研究者的关注。后续的研究显示肿瘤浸润淋巴细胞(tumor infiltrating lymphocyte,TILs)可能作为生物标志物预测 HER2 阳性患者的预后。在早期乳腺癌中大量的研究显示高水平的 TIL 与新辅助治疗中较高的 pCR 和辅助治疗中更好的预后相关。而在晚期乳腺癌中,CLEOPATRA 试验揭示了转移部位 TIL 的预后价值,在安慰剂组 TILs≤10% vs. >10% 的 5 年中位 OS 分别为 26% 与 39%,而在帕妥珠单抗组分别为 42% 和 56%。一项 II 期 PANACEA 研究提示曲妥珠单抗联合 pembrolizumab 在曲妥珠单抗治疗耐药的 HER2 阳性 MBC 患者中,更高的 sTILs 水平与更高的缓解率和疾病控制率相关。MA.31 研究结果显示,35%(215 例)患者基质中肿瘤浸润淋巴细胞(sTIL)高表达(计数>5%),然而 sTIL 高表达与患者预后和疗效预测效果之间并无显著相关性。而低水平 CD8$^+$ sTIL 计数<3 的患者曲妥珠单抗和拉帕替尼疗效之间存在显著性差异,即这类患者曲妥珠单抗组的 PFS 显著优于拉帕替尼组(HR 2.94,95% CI 1.40~6.17,P=0.003)。

(五)多基因检测

基因检测在最近几年获得广泛的关注。多基因检测已经在早期乳腺癌中应用以优化治疗方案。在晚期乳腺癌中,通过基因检测确定种系 BRCA 突变的患者可以从奥拉帕尼单药治疗中获益,但仅限于 HER2 阴性的患者。在晚期乳腺癌中多基因检测的价值和应用,仍需要进一步探索,尤其在 HER2 阳性的乳腺癌中,需要进一步研究 HER2 之外其他基因的影响。

六、总结和展望

新的药物不断出现,持续改善了患者的生存期,帕妥珠单抗和曲妥珠单抗双抗一线治疗和 T-DM1 二线治疗都使患者的生存期达到了新的里程碑。虽然,存在如此多的进展,但大多数患者最终会出现复发和耐药。因此,进一步了解个体耐药的机制从而研发新的治疗策略进行精准治疗是十分必要的。目前,新的生物标记物的探索仍面临挑战,虽然存在大量的研究试图确定生物标记物对患者预后的影响,如液体活检、基因检测等。但是,仍未有新的技术可以应用于临床实践中,如何进一步去完善和进行临床研究从而提供可靠的生物标记物证据将会是未来研究的主要方向。

(中国医学科学院肿瘤医院　马　飞)

参 考 文 献

[1] NCCN Clinical Practice guildlines in Oncology-Breast Cancer Version I,2018.

[2] 中国抗癌协会乳腺癌专业委员会. 中国抗癌协会乳腺癌诊治指南与规范(2017 年版). 中国癌症杂志,2017,27(9):695-759.

[3] Cardoso F, et al. 3rd ESO-ESMO international consensus guidelines for Advanced Breast Cancer (ABC 3). Breast,2017,31:244-259.

[4] Urruticoechea A,et al. Randomized phase Ⅲ trial of trastuzumab plus capecitabine with or without pertuzumab in patients with human epidermal growth factor receptor 2-positive metastatic breast cancer who experienced disease progression during or after trastuzumab-based therapy. J ClinOncol,2017,35(26):3030-3038.

[5] Arpino G,et al. Primary analysis of PERTAIN:A randomized, two-arm, open-label, multicenter phase Ⅱ trial assessing the efficacy and safety of pertuzumab given in combination with trastuzumab plus an aromatase inhibitor in first-line patients with HER2-positive and hormone receptor-positive metastatic or locally advanced breast cancer [abstract]. In:Proceedings of the 2016 San Antonio Breast Cancer Symposium; 2016 Dec 6-10; San Antonio,TX. Philadelphia (PA):AACR; Cancer Res,2017,77(4 Suppl):Abstract nr S3-04.

[6] Dieras V, et al. Trastuzumabemtansine versus capecitabine plus lapatinib in patients with previously treated HER2-positive advanced breast cancer (EMILIA):a descriptive analysis of final overall survival results from a randomised,open-label,phase 3 trial. Lancet Oncol,2017,18(6):732-742.

[7] Krop IE, et al. Trastuzumabemtansine versus treatment of physician's choice in patients with previously treated HER2-positive metastatic breast cancer (TH3RESA):final overall survival results from a randomised open-label phase 3 trial. Lancet Oncol,2017,18(6):743-754.

[8] Bang YJ, et al. First-in-human phase 1 study of margetuximab (MGAH22),an Fc-modified chim-

eric monoclonal antibody, in patients with HER2-positive advanced solid tumors. Ann Oncol, 2017, 28(4):855-861.

[9] Maria Alsina, Valentina Boni, Jan HM, et al. First-in-human phase 1/2 study of MCLA-128, a full length IgG1 bispecific antibody targeting HER2 and HER3:Final phase 1 data and preliminary activity in HER2 + metastatic breast cancer (MBC). Journal of Clinical Oncology, 2017, 35 (15suppl):2522.

[10] Nina Weisser, Grant Wickman, Rupert Davies, et al. Preclinical development of a novel biparatopicHER2 antibody with activity in low to high HER2 expressing cancers [abstract]. In:Proceedings of the American Association for Cancer Research Annual Meeting 2017; 2017 Apr 1-5; Washington, DC. Philadelphia (PA): AACR; Cancer Res, 2017, 77(13 Suppl):Abstract nr 31. doi:10. 1158/1538-7445. AM2017-31.

[11] Nina Weisser, Grant Wickman, Rupert Davies, et al. Preclinical development of a novel biparatopicHER2 antibody with activity in low to high HER2 expressing cancers [abstract]. In:Proceedings of the American Association for Cancer Research Annual Meeting 2017; 2017 Apr 1-5; Washington, DC. Philadelphia (PA): AACR; Cancer Res, 2017, 77(13 Suppl):Abstract nr 31. doi:10. 1158/1538-7445. AM2017-31.

[12] Gulden Menderes, et al. SYD985, a novel duocarmycin-based HER2-targeting antibody-drug conjugate, shows promising antitumor activity in epithelial ovarian carcinoma with HER2/neu expression. Journal of Clinical Oncology, 2017, 35 (15suppl):e14009-e14009.

[13] Toshihiko Doi, et al. Single agent activity of DS-8201a, a HER2-targeting antibody-drug conjugate, in heavily pretreated HER2 expressing solid tumors. Journal of Clinical Oncology, 2017, 35 (15suppl):108.

[14] Chan A, et al. Neratinib after trastuzumab-based adjuvant therapy in patients with HER2-positive breast cancer (ExteNET):a multicentre, randomised, double-blind, placebo-controlled, phase 3 trial. Lancet Oncol, 2016, 17(3):367-377.

[15] Awada A, et al. Neratinib plus paclitaxel vs trastuzumab plus paclitaxel in previously untreated Me-tastatic ERBB2-Positive breast cancer:The NEf-ERT-T Randomized Clinical Trial. JAMA Oncol, 2016. 2(12):1557-1564.

[16] Rachel A, et al. TBCRC 022:Phase Ⅱ trial of neratinib+capecitabine for patients (Pts) with human epidermal growth factor receptor 2 (HER2 +) breast cancer brain metastases (BCBM). Journal of Clinical Oncology, 2017, 35: (15suppl):1005.

[17] Ma CX, et al. Neratinib efficacy and circulating tumor DNA detection of HER2 mutations in HER2 nonamplified metastatic breast cancer. Clin Cancer Res, 2017, 23(19):5687-5695.

[18] DMea H. Neratinib in HER2 or HER3 mutant solid tumors:SUMMIT, a global, multi-histology, open-label, phase 2 "basket" study in American Association for Cancer Research Annual Meeting. Cancer Res, 2017, 77(13):CT001.

[19] Moulder Sea. Progression-free survival and site of first progression in HER2-positive metastatic breast cancer patients with or without brain metastases:a pooled analysis of tucatinib phase I studies. In:European society formedical Oncology (ESMO) congress. 2017. Madrid, Spain:Poster 26.

[20] Hamilton Eea. Efficacy results of a phase 1b study of tucatinib (ONT-380), an oral HER2-specific inhibitor, in combination with capecitabine and trastuzumab in HER2þ metastatic breast cancer, including patients with brain metastases. In:San Antonio breast cancer symposium. 2016. San Antonio, Texas:Abstract P4-21-01.

[21] Clinical Trials. A phase 2 study of poziotinib in patients with HER2-positive metastatic breast cancer (MBC) who have received prior HER2 regimens for MBC. 2017.

[22] Xu B, et al. A randomized phase Ⅱ trial of pyrotinib plus capecitabine versus lapatinib plus capecitabine in patients with HER2-positive metastatic breast cancer previously treated with taxanes, anthracyclines and/or trastuzumab [abstract]. In:Proceedings of the 2017 San Antonio Breast Cancer Symposium; 2017 Dec 5-9; San Antonio, TX. Philadelphia (PA):AACR. Cancer Res, 2018, 78(4 Suppl):Abstract nr PD3-08.

[23] Goel S, et al. Overcoming therapeutic resistance in

HER2-Positive breast cancers with CDK4/6 inhibitors. CancerCell,2016,29(3):255-269.

［24］ Gianni L,et al. Neoadjuvant treatment with trastuzumab and pertuzumab plus palbociclib and fulvestrant in HER2-positive, ER-positive breast cancer (NA-PHER2):an exploratory,open-label, phase 2 study. Lancet Oncol,2018,19(2):249-256.

［25］ Beeram M, et al. A phase Ⅰb study of abemaciclib,an inhibitor of CDK4 and CDK6,in combination with endocrine and HER2-targeted therapies for patients with metastatic breast cancer. Annals of Oncology,2016,27(6 suppl):LBA18.

［26］ Baselga J,et al. Relationship between tumor biomarkers and efficacy in EMILIA,a phase Ⅲ study of trastuzumab emtansine in HER2-positive metastatic breast cancer. Clin Cancer Res,2016, 22(15):3755-3763.

［27］ Kim SB,et al. Relationship between tumor biomarkers and efficacy in TH3RESA,a phase Ⅲ study of trastuzumabemtansine (T-DM1) vs. treatment of physician's choice in previously treated HER2-positive advanced breast cancer. Int J Cancer,2016,139(10):2336-2342.

［28］ Goel S,Krop IE. PIK3CA mutations in HER2-positive breast cancer:an ongoing conundrum. Ann Oncol,2016,27(8):1368-1372.

［29］ Ma F,et al. ctDNA dynamics:a novel indicator to track resistance in metastatic breast cancer treated with anti-HER2 therapy. Oncotarget,2016,7 (40):66020-66031.

［30］ Fei Ma,et al. Phase Ⅰ study and biomarker analysis of pyrotinib,a novel irreversible pan-erbb receptor tyrosine kinase inhibitor,in patients with human epidermal growth factor receptor 2-Positive Metastatic Breast Cancer. J ClinOncol,2017, 35(27):3105-3112.

［31］ Fei Ma,et al. Assessing tumor heterogeneity using circulating tumor DNA to predict and monitor therapeutic response in metastatic breast cancer. J ClinOncol,2017,35(suppl):11543.

［32］ Solinas C,et al. Tumor-infiltrating lymphocytes in patients with HER2-positive breast cancer treated with neoadjuvant chemotherapy plus trastuzumab,lapatinib or their combination:A meta-analysis of randomized controlled trials. Cancer Treat Rev,2017,57:8-15.

［33］ Perez EA,et al. Association of stromal tumor-infiltrating lymphocytes with recurrence-free survival in the N9831 adjuvant trial in patients with early-stage her2-positive breast cancer. JAMA Oncol,2016,2(1):56-64.

［34］ Luen S,Salgado R,Stephen F,et al. Prognostic associations of tumor-infiltrating lymphocytes (TIL) in metastatic HER2-positive breast cancer (BC) treated with trastuzumab and pertuzumab: A secondary analysis of the CLEOPATRA study. San Antonio Breast Cancer Symposium, 2016,San Antonio,TX.

［35］ Loi S,Giobbie-Hurder A,Gombos A,et al. Phase Ⅰb/Ⅱ study evaluating safety and efficacy of pembrolizumab and trastuzumab in patients with trastuzumab-resistant HER2-positive advanced breast cancer:results from the PANACEA study (IBCSG 45-13/BIG 4-13/KEYNOTE-014). San Antonio Breast Cancer Symposium;San Antonio TX,2017,Abstract GS2-06.

［36］ Robson M,et al. Olaparib for metastatic breast cancer in patients with a germline BRCA Mutation. N Engl J Med,2017,377(6):523-533.

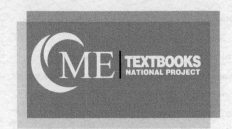

乳腺癌骨转移内科治疗进展

第 13 章

在初诊乳腺癌中,约 3% 的患者同时有骨转移病灶,Ⅰ～Ⅲ期乳腺癌中约 13% 的患者会发生骨转移,而 60%～70% 的晚期乳腺癌患者存在骨转移。双膦酸盐类骨修复药物的应用使得越来越多的患者从中受益,2017 年 Cochrane 数据 Meta 分析显示,双膦酸盐类药物能使转移性乳腺癌患者骨相关事件(skeletal-related events,SREs)发生率下降 14%。然而,随着用药时间的延长,如何调整最佳剂量以在保证疗效情况下最大限度避免药物不良反应成为临床关注的问题之一。此外,随着乳腺癌疗效的提高,骨转移患者作为一类特殊人群,与伴随其他部位转移患者在临床特征上有何不同? 本文将近期乳腺癌骨转移研究中的进展进行综述。

一、骨保护剂的降频使用

双膦酸盐类药物是骨转移治疗的基本用药,随着累积剂量增加后可使不良反应发生率也相应增加,比如连续使用 4～12 个月下颌骨坏死发生率为 1.5%,而连续使用 37～48 个月后发生率则增加至 7.7%。因此,探索最佳剂量实为必要。

在乳腺癌骨转移有关双膦酸盐两项用药剂量的 ZOOM 研究和 OPTIMIZE-2 研究给出了答案:即完成基础剂量后减少用药频次并不减弱疗效。分别发表于 2013 年的 ZOOM 研究和 2014 年的 OPTIMIZE-2 研究设计可概括为:在完成基础剂量(每 4 周 1 次连续 9～15 个月)唑来膦酸治疗后,再对比每 4 周 1 次和每 12 周 1 次连续治疗 1 年的效果评估,两项研究均没有显示出两种剂量在疗效上和不良反应上的差异。在整个唑来膦酸治疗时间中,后半部分用药频次可减少,是否前半部分用药频次也可减少?

2017 年 1 月 3 日发表于 JAMA 杂志的一项大型随机开放标签研究证明所纳入的骨转移人群中,连续 2 年每 12 周 1 次用药疗效并不劣于每 4 周 1 次用药。该研究纳入 855 例乳腺癌、689 例前列腺癌和 278 例多发性骨髓瘤患者,每 4 周和每 12 周用药组均为 911 例,以入组 2 年内至少 1 次 SREs 的比例为主要研究终点,设置组间差异 7% 为非劣效区间。结果显示 2 年内至少 1 次 SREs 比例在每 4 周组和每 12 周组中分别为 29.5% 和 28.6%,每 12 周组比每 4 周组风险比为 0.96(图 13-1)。SREs 比例在病种之间也无差异。此外,疼痛评分、一般情况评分、下颌骨坏死发生率及肾功能组间均无显著差异。但骨代谢标志物 C-Telopeptide 水平在每 12 周组略高于每 4 周组。

该项研究纳入的乳腺癌病例是 ZOOM 和 OPTIMIZE-2 研究病例的 2 倍,是目前此类研究中最大人群,有较强说服力。基于此,2017 年 ASCO 指南将每 12 周 1 次唑来膦酸使用频率作为推荐,与每 3～4 周 1 次使用频率并列。

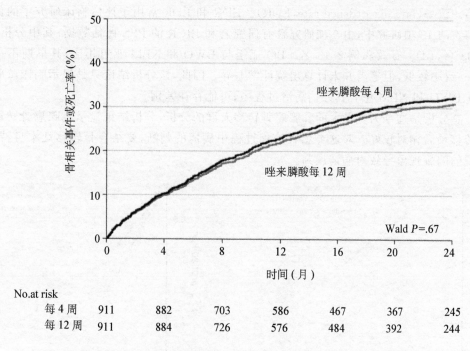

图 13-1　骨相关事件累计发生率对比（Himelstein，JAMA，2017）

二、仅骨转移患者的临床特征

　　乳腺癌仅骨转移（bone-only metastasis，BO）是一类特殊人群。由于骨转移病灶在临床试验中列为不可测量病灶，对骨转移病灶的评估方式各指南并无优先推荐。此外，乳腺癌治疗本身所致的骨扫描闪耀现象可能会导致对病情误判为进展。因此，在既往临床研究中，是否会存在对骨转移病情判断差异影响？2018 年 4 月 20 日临床肿瘤学杂志（*Journal of Clinical Oncology*）发表了一项针对乳腺癌仅骨转移患者的汇总分析研究。该研究主要是为了说明两个问题：①乳腺癌单纯骨转移患者的生存特征；②临床试验中是否存在对仅骨转移病情的误判。

　　首先，该研究分析了自 2005 年起开始或补充新药或生物制剂许可申请中提交的用于转移性乳腺癌（metastatic breast cancer，MBC）治疗的 13 个前瞻性试验，这些临床试验包括 10 521 位患者的数据。研究评估了 3 个亚组，即仅骨转移组（bone-only metastasis，BO）、具有骨和其他转移组（bone with other metastasis，BWO）和无骨转移组（no bone metastases，NBM）。分析结果显示，在所有试验中，有 49% 的患者发现骨转移（42%～73%）。BO 的发生率为 12.5%（4%～26%），其中 HER2 阳性和三阴性患者 BO 比例相对较低，分别为 5.9% 和 4.0%，而 HR 阳性患者的比例则为 15%。在纳入的 13 项研究中，有 12 项研究对 PFS 定义相同，根据临床试验中研究者做出的判断，评估的无进展生存期（PFS）和总体生存（OS）的汇总试验表明（图 13-2），BO 亚组的结果与其他亚组相比有所改善：BO 亚组较 BWO 亚组 PFS 风险比（*HR*）为 0.64（95% CI 0.591～0.69）；BO 亚组较 NBM 亚组 PFS 风险比 *HR* 为 0.70（95% *CI* 0.65～0.76）；总体生存分析中，BO 亚组较 BWO 亚组 OS 风险比 *HR* 为 0.56（95% *CI* 0.50～0.61）；BO 较 NBM 的 OS 风险比 *HR* 为 0.68（95% *CI* 0.61～0.76）。

　　该研究的第 2 个问题的背景是在临床试验实践中，往往存在研究者和盲化独立中心评审者（blinded independent central review，BICR）对病情评估不一致的情况。研究者评估为进展，而 BICR 评估为无进展；或研究者早于 BICR 评估为进展，这种差异发生次数所占事件比例称为早期不一致率（early discordance rate，EDR）。而研究者评估进展晚于 BICR，这种差异发生次数所占事件比例称为晚期不一致率(late discordance rate,LDR)。EDR 和 LDR 常用于评估临床研究中的偏倚。在该分析所纳入的 13 项研究中,由 9 项研究含有研究者和 BICR 的 PFS 评估数据,其中分析 EDR 有效病例 3733 名,LDR 有效病例 2813 名。BO 亚组与 BWO 和 NBM 亚组相比,其早期不一致率较高,晚期不一致率较低,但笔者并未计算出统计学差异。因此,该分析结论只是提示临床试验的研究者在对 BO、BWO 和 NBM 患者其评估病情过程中,可能存在差别。

上述汇总分析是迄今为止最大的乳腺癌骨转移人群的分析,分析结果显示乳腺癌骨转移这一人群比其他转移预后相对较好。对这类患者治疗过程中病情的判断,要结合骨转移灶本身特点,警惕因治疗出现的闪耀现象导致对病情误判。

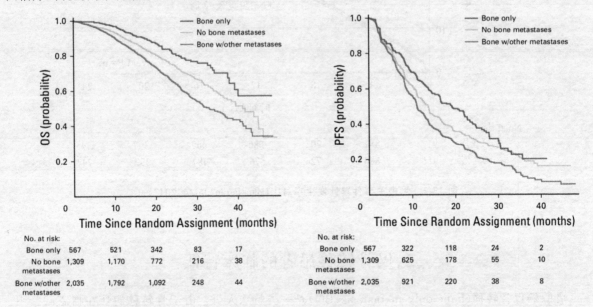

图 13-2 3911 例激素受体阳性、HER2 阴性晚期乳腺癌一线治疗后 PFS 和 OS 生存曲线(包括化疗和内分泌治疗),其中 BO 组 567 例、NBM 组 1309 例、BWO 组 2035 例(Wedam,2018,JCO)

三、骨转移机制研究

单克隆抗体在肿瘤治疗中的地位逐渐凸显。新的、更有效的单克隆抗体的研发取决于肿瘤生物机制的研究成果。在肿瘤骨转移灶中,肿瘤细胞产生多种因子促使破骨细胞骨质破坏,Jagged1 蛋白就是其中之一,Jagged1 蛋白表达量增高与表达量低的乳腺癌人群相比,5 年生存率分别为 42% 和 65%。乳腺癌细胞的 Jagged1 蛋白刺激成骨细胞分泌 IL-6,从而激活破骨细胞分化,溶骨活动增强,有利于肿瘤细胞存活。近期普林斯顿大学研究团队与 Amgen 公司合作,合成了结合肿瘤细胞 Jagged1 蛋白的全人源化抗体——15D11,15D11 单抗联合紫杉醇化疗,能将小鼠骨转移模型对照组发生率从 60% 降低至 10%。如果这种抗体能在临床试验中验证有效,那将为骨转移治疗增加一种选择。

RANKL 抑制剂地诺单抗(denosumab)乳腺癌骨转移被列为推荐之一,近期越来越多的研究表明,RANK-RANKL 通路在肿瘤形成及免疫调节中也有一定作用。例如,临床收集 601 例新辅助化疗前标本研究表明,27% 的患者存在 RANK 表达,而 14% 的高表达患者对比低表达患者,其新辅助化疗后 pCR 率较高(23.0% vs. 12.6%),但 DFS 和 OS 相对较短。这提示预先干预 RANK-RANKL 通路有可能让延迟肿瘤复发,2018 年 3 月完成入组的 Ⅲ 期随机双盲安慰剂对照研究 D-CARE 将有可能回答这一问题,该研究设计可概括为纳入 4509 例 Ⅱ～Ⅲ 期患者,辅助治疗阶段用药,治疗组采用地诺单抗 120 mg 每 4 周皮下注射连续 6 个月,此后再每 3 个月皮下注射连续 4.5 年;对照组采用安慰剂,主要研究终点是无骨转移生存期。与此研究类似的双膦酸盐研究也曾开展,对于早期乳腺癌患者而言,辅助应用双膦酸盐似乎并未显示出 PFS 或 OS 上的优势。而目前在进行的较大样本量(5400 例)的对比双膦酸盐的研究有 SWOG S0307,该研究纳入 Ⅰ~Ⅲ 期患者,辅助治疗阶段用药,分别设置唑来膦酸组、氯膦酸组和伊班膦酸组对比研究,主要研究终点为组织学复发、PFS、OS 等。基于地诺单抗的作用机制以及 RANL-RANKL 通路在肿瘤细胞中的潜在作用,我们有理由推测 D-CARE 研究结果将可能改变临床实践。

四、结　语

骨转移是一类常见疾病,乳腺癌本身的特殊性使得乳腺癌骨转移的治疗与其他肿瘤(如前列腺癌)有所不同。在免疫治疗逐渐成为抗肿瘤治疗的主要手段之一的同时,我们期待骨转移研究机制的突破并能设计可行的临床研究方案,为骨转移优化治疗提供更多选择。

(上海交通大学附属第六人民医院　李洪涛　沈　赞)

参 考 文 献

[1] Zhang H, et al. Incidence, risk factors and prognostic characteristics of bone metastases and skeletal-related events (SREs) in breast cancer patients: A systematic review of the real world data. J Bone Oncol, 2018, 11: 38-50.

[2] Xiong Z, et al. Bone metastasis pattern in initial metastatic breast cancer: a population-based study. Cancer Manag Res, 2018, 10: 287-295.

[3] O'Carrigan B, et al. Bisphosphonates and other bone agents for breast cancer. Cochrane Database Syst Rev, 2017, 10: CD003474.

[4] Himelstein AL, et al. Effect of Longer-Interval vs Standard Dosing of Zoledronic Acid on Skeletal Events in Patients With Bone Metastases: A Randomized Clinical Trial. JAMA, 2017, 317(1): 48-58.

[5] Dhesy-Thind S, et al. Use of adjuvant bisphosphonates and other bone-modifying agents in breast cancer: a cancer care ontario and american society of clinical oncology clinical practice guideline. J Clin Oncol, 2017, 35(18): 2062-2081.

[6] Wedam SB, et al. US food and drug administration pooled analysis to assess the impact of bone-only metastatic breast cancer on clinical trial outcomes and radiographic assessments. J Clin Oncol, 2018, 36(12): 1225-1231.

[7] Zheng H, et al. Therapeutic antibody targeting tumor-and osteoblastic niche-derived jagged1 sensitizes bone metastasis to chemotherapy. Cancer Cell, 2017, 32(6): 731-747 e6.

[8] von Minckwitz G, et al. Zoledronate for patients with invasive residual disease after anthracyclines-taxane-based chemotherapy for early breast cancer-The Phase Ⅲ NeoAdjuvant Trial Add-oN (NaTaN) study (GBG 36/ABCSG 29). Eur J Cancer, 2016, 64: 12-21.

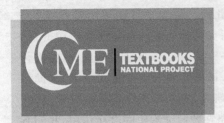

三阴性乳腺癌靶向治疗的从无到有

第14章

　　乳腺癌是一类在形态学、分子生物学、临床表现及治疗反应性上具有高度异质性的疾病。三阴性乳腺癌(triple negative breast cancer,TNBC)是其中一种特殊亚型,占所有乳腺癌的12%～17%,表现为雌激素受体(estrogen receptor,ER)、孕激素受体(progesterone receptor,PR)及 HER-2 受体(human epidermal growth factor receptor-2)均为阴性。此类型乳腺癌在非洲裔美国人、绝经前年轻女性及 BRCA1 基因突变的患者中发病率更高,且细胞分化差、有高度侵袭性、远处转移风险高,更倾向于内脏转移,有研究显示复发转移性 TNBC 中位生存期仅 13 个月,5 年生存率<30%。

　　乳腺癌的靶向治疗应用广泛,HER2 阳性乳腺癌有曲妥珠单抗等抗 HER2 治疗,ER 阳性乳腺癌有 CDK4/6 抑制剂、mTOR 抑制剂等与内分泌药物联合的靶向治疗,然而三阴性乳腺癌由于缺乏相应治疗的靶点,目前全身治疗手段仍以化疗为主。大部分接受化疗的患者面临着毒性难以耐受与治疗后疾病复发的难题,而且转移性乳腺癌在经过几线治疗后,化疗的有效率愈发低下。对于三阴性乳腺癌靶向治疗的探索迫在眉睫。

　　三阴性乳腺癌靶向治疗的困境直到 2007 年公布的 E2100 研究中的亚组分析结果才看见曙光。E2100 试验探索一线紫杉醇联合贝伐珠单抗治疗 HER2－转移性乳腺癌的安全性和有效性。结果显示联合组 PFS 显著优于对照组(11.8 个月 vs. 5.9 个月,HR 0.60,P<0.001)。然而两组间 OS 无明显差异。亚组分析显示,在 TNBC 亚组中贝伐珠单抗的加入可以将中位 PFS 由 5.3 个月延长至 10.6 个月(HR 0.49,95%CI 0.34～0.70);中位 OS 从 16.3 个月延长至 20.5 个月(HR 0.89,95%CI 0.66～1.19)。该研究首次发现抗血管生成药物贝伐珠单抗对 TNBC 一线治疗的获益。也因此,FDA 于 2008 年 2 月通过加速审批程序快速批准贝伐珠单抗联合紫杉醇治疗一线 HER2－MBC 的适应证。然而好景不长,针对 E2100、AVADO、RIBBON-1 三项研究的 Meta 分析显示,加入贝伐珠单抗并未延长患者 OS,且贝伐珠单抗可引起严重高血压、出血及溶血、诱发心绞痛或心力衰竭、胃肠道穿孔等严重不良反应;此外,贝伐珠单抗高昂的价格使得其对患者的成本效益比较低。因此,FDA 于 2011 年 11 月撤销了贝伐珠单抗的乳腺癌适应证。然而相关研究仍在继续,Ⅳ期临床试验 ATHENA 研究进一步评估贝伐珠单抗在乳腺癌晚期一线治疗中的疗效。RIBBON-2 提示在一线化疗进展且既往未接受过贝伐珠单抗治疗的 HER2 阴性乳腺癌患者中,在标准化疗基础上联合贝伐珠单抗可获得 PFS 上的延长。TURANDOT 研究提示贝伐珠单抗＋卡培他滨一线治疗 HER2-MBC 非劣于贝伐珠单抗＋紫杉醇。目前,欧洲与日本仍批准贝伐珠单抗联合紫杉醇作为 HER2-MBC 一线治疗的方案。

　　PARP 抑制剂是 TNBC 靶向治疗的重要突破。多聚二磷酸腺苷核糖聚合酶(poly adenosine diphosphate-ribose polymerase,PARP)在 DNA 损伤修复和细胞凋亡过程中起重要作用。携带

BRCA1 或 *BRCA2* 突变的肿瘤细胞本身无法同源重组修复,PARP-1 的抑制导致 DNA 损伤片段增多,这些损伤片段的积聚可以导致遗传物质的异常其至细胞死亡,该现象称为"合成致死"。这也是 PARP 抑制剂治疗 *BRCA* 基因突变肿瘤的基础。

首先 PARP 抑制剂在所有 TNBC 中进行尝试。2011 年发表了一项随机开放的 Ⅱ 期临床研究,该研究一共纳入 123 例晚期转移性三阴性乳腺癌患者,其中研究组接受吉西他滨、卡铂联合依尼帕尼的治疗。对照组不联合依尼帕尼的治疗。结果显示,联合依尼帕尼可使临床获益率从 34% 提高至 56%($P=0.01$),而有效率从 32% 提高至 52%($P=0.02$),中位 PFS 期和中位生存期均得到延长。然而,一项纳入 519 例 Ⅳ 期或局部复发性三阴性乳腺癌患者的依尼帕尼联合吉西他滨/卡铂的 Ⅲ 期临床研究的结果则显示,联合依尼帕尼组与未联合依尼帕尼组的 PFS 和总生存均未得到明显的改善;但是探索性分析的结果显示,将联合化疗作为二线或三线治疗,可以改善 PFS 和总生存,其安全性与未联合组也相似。另一项纳入 141 例 Ⅱ~ⅢA 期三阴性乳腺癌患者的 Ⅱ 期新辅助化疗研究显示,依尼帕尼联合紫杉醇化疗方案与紫杉醇单药化疗方案相比,并未明显改善患者的 pCR 率。依尼帕尼在 Ⅲ 期临床试验的失败使得其他 PARP 抑制剂的研究一度陷入停滞。

然而,柳暗花明又一村。一项非随机 Ⅱ 期临床研究评价奥拉帕尼在 54 例 *BRCA1* 和 *BRCA2* 胚系突变的转移性乳腺癌中的疗效,一组患者(50% 为 TNBC)接受奥拉帕尼(400 mg,每天 2 次),另一组人群(64% 为 TNBC)剂量为 100 mg(每日 2 次)。所有的患者既往均接受过化疗。中位 PFS 分别为 5.7 个月和 3.8 个月。在 TNBC 亚组中,两组的反应率分别为 54%(7/13)及 25%(4/16)。奥拉帕尼的不良反应可以耐受,主要为疲乏、恶心、呕吐和贫血。该研究初步证实 *PARP* 抑制剂在 *BRCA* 缺陷患者中的疗效,提示选择 TNBC 中 *BRCA* 缺陷的人群接受 PARP 抑制剂疗效更佳。更加令人惊喜的是,2017 年美国临床肿瘤协会年会(ASCO)上公布了 Ⅲ 期 OlympiAD 研究结果,OlympiAD 是一项随机、开放性、多中心的 Ⅲ 期试验,旨在评估奥拉帕尼片剂(300 mg,每日 2 次)对照"医生选择"的化疗方案(卡培他滨、长春瑞滨或艾瑞布林),治疗 HER2 阴性转移性乳腺癌伴有胚系 *BRCA1* 或 *BRCA2* 突变患者的疗效和安全性。来自欧洲、亚洲、北美和南美 19 个国家的 302 位患者参与这项试验。他们中间约有 50% 的患者(152 人)为雌激素和(或)孕激素受体阳性,另 50% 的患者(150 人)为三阴性。有 205 位患者被分配至奥拉帕尼治疗组。结果显示,奥拉帕尼单药对于携带 *BRCA1/2* 胚系突变的乳腺癌疗效优于化疗,中位 PFS 分别为 7.0 个月和 4.2 个月($P=0.000\ 9$)。该试验是唯一出现阳性结果的 PARP 抑制剂 Ⅲ 期试验。基于此项临床试验,FDA 通过加速审批程序于 2018 年 1 月 12 日批准奥拉帕尼用于治疗 BRCA1/2 胚系突变的 HER2-MBC 患者。可以说真正实现三阴性乳腺癌靶向治疗从无到有的飞跃。目前奥拉帕尼与化疗及其他生物制剂联用的疗效仍在不断的探索中。

维利帕尼为第 3 代 PARP 抑制剂,主要作用于 PARP-1 和 PARP-2,具有活性高、选择性好的特点。在单臂 Ⅱ 期临床试验中,维利帕尼联合替莫唑胺治疗 41 例转移性乳腺癌患者,其中包括 15 例 TNBC。在 *BRCA* 突变携带者中,联合治疗有效率为 37.5%(3/8),包括 1 例 *CR*,2 例 *PR*。而在非 *BRCA* 携带者中则没有观察到疗效(0/33)。BROCADE 研究是一项大型的 Ⅱ 期研究,关于具有 *BRCA* 突变转移性乳腺癌患者应用铂类。该研究入组 280 例患者,之前都接受过两线化疗,有 42% 的患者为三阴性乳腺癌,他们都有 *BRCA1* 或 *BRCA2* 突变,随机分为两组,铂类联合紫杉醇类药物联合或不联合维利帕尼。在该研究中将化疗与 PARP 抑制剂联用并未发现较高的血液学毒性。同样在该研究中,两组无论是否联合维利帕尼,PFS 都没有差别,不管激素受体情况如何,PFS 都没有差别。该研究的 Ⅲ 期试验还在进行。在早期 TNBC 中,I-SPY2 研究探索维利帕尼(V)与卡铂(C)联合标准新辅助化疗的疗效,根据第一次公布的结果显示,在 TNBC 中 VC 组 pCR 率为 52%(38%~67%),标准含蒽环、紫杉类化疗方案组 pCR 率为 24%(9%~43%),VC 组有 99% 的概率优于对照组(bayesian probability)。维利帕尼的疗效还有待进一步证据。

除了抗血管生成药物及 PARP 抑制剂，TNBC 靶向治疗的研究还涉及诸多靶点，新的靶向治疗药物可能会在不久的将来陆续问世，实现在精准治疗的道路上大步挺进。接下来我们将一一进行阐述。

三阴性乳腺癌患者的 ER 和 PR 均为阴性，很难对传统的内分泌药物有反应，因此寻找新的内分泌治疗靶点尤为重要。有研究显示，10%～35%的三阴性乳腺癌患者表达雄激素受体（AR）。比卡鲁胺与恩杂鲁胺（enzalutamide，ENZA）为目前常见 AR 抑制药。TBCRC011 II 期临床研究筛选 450 例激素受体阴性的患者，其中 10%表达雄激素受体，结果显示抗雄激素受体抑制药比卡鲁胺使 19%的患者达到临床获益。另一项 II 期临床研究纳入 AR 阳性三阴性乳腺癌患者，使用恩杂鲁胺 PFS 可达 4 个月，CBR 达到 36%，显示出较好的疗效。II 期临床研究（MDV3100-11）在 2015 年 ASCO 会议上公布了结果。404 例 AR 阳性 TNBC 患者行 AR 免疫组化检测发现，79%的患者 AR 表达率＞0，55%的患者 AR 表达率≥10%，其中 118 例患者接受恩杂鲁胺治疗（超过 50%为一线或二线治疗）。该研究并不是按照 AR 免疫组化表达，而是应用雄激素驱动基因（Dx）来预测疗效。结果显示，Dx 阳性患者的中位 PFS 期为 32 周，而 Dx 阴性患者仅为 9 周，有显著差异。且相关不良事件发生率低，乏力（34%）、恶心（25%）、食欲下降（13%）、腹泻和热性面部潮红（10%），乏力（5%）是仅见的 5%以上的 3 级以上不良事件。该项研究是目前报道的 AR 抑制药用于 TNBC 治疗的最大的临床研究，且 AR 表达率也最高，全组 Dx 阳性率达 47%，该组的 CBR16、CBR24 和中位 PFS 期（周）均较 Dx 阴性组高，分别为 39%、36%和 16 周与 11%、7%和 8 周。恩杂鲁胺可能代表 AR 阳性 TNBC 患者的一种新的治疗选择。然而仍需要在大型、前瞻性、随机试验中得到确认。

ADC（antibody-drug-conjugates），即抗体药物偶联物，是由单克隆抗体与小分子药物（细胞毒素）偶联而成，其作用机制就是通过单克隆抗体的靶向作用特异性地识别肿瘤细胞表面抗原，然后利用细胞本身所具备的内吞作用使化学药物进入肿瘤细胞体内，从而达到杀死肿瘤细胞的目的。IMMU132 为靶向 Trop-2 的 ADC 药物，结合肿瘤细胞后释放伊立替康代谢产物 SN38，靶向杀伤肿瘤细胞。一项 II 期临床研究纳入 110 名经治的晚期三阴性乳腺癌患者，其中位 PFS 为 5.5 个月，中位 OS 可达 12.7 个月，III 期 ASCENT 研究正在进行中。CDX-11 以 Glycoprotein NMB（gpNMB）为靶点，结合后释放抗微管剂化疗药 monomethyl auristatin 起到杀伤作用。一项 II 期临床试验提示对于晚期三阴性乳腺癌，CDX-11 的中位 PFS 可达 4.5 个月，且 gpNMB 表达情况不影响其疗效，III 期试验 METRIC 正在进行中。此外，靶向于 LIV-1 的 SGN-LIV1A 仍在进行 I 或 II 期临床试验。

PI3K/Akt/mTOR 通路抑制剂也对 TNBC 有过探索。依维莫司（everolimus，RAD001）是西罗莫司的衍生物，结合到 FBK-12 分子上，形成 mTOR 分子的抑制剂。一项 II 期临床试验探索依维莫斯联合卡铂在晚期三阴性乳腺癌中的疗效与安全性。结果显示临床获益率为 45%（95% CI 23%～67%），达到预期研究终点。但因治疗期间发生剂量限制性血小板计数减少而进行方案调整。另一项 II 期临床研究评估依维莫斯联合顺铂及紫杉醇在晚期 HER2 阴性乳腺癌中的疗效与安全性。入组的 55 例患者中 63%的患者为 TNBC，可评估疗效的 44 例患者中，11 例患者达到 PR，21 例患者疾病稳定，9 例患者治疗后 PD 疾病进展。安全性分析显示，常见不良事件为贫血（72%）、血小板计数减少（56%）、中性粒细胞减少（44%）、乏力（41%）、恶心（40%）、神经病变（27%）、转氨酶升高（23%）、高胆固醇血症（23%）。提示在既往多线治疗失败的转移性 HER2 阴性乳腺癌中依维莫斯展现了显著的疗效，虽然导致全血细胞下降，但该方案仍具有较好的耐受性。

Ipatasertib 是一种高选择性口服 ATP 竞争性小分子 AKT 抑制剂。一项双盲、安慰剂对照、随机 II 期试验 LOTUS 研究使用 ipatasertib＋紫杉醇对比紫杉醇一线治疗 mTNBC，结果显示 ipatasertib＋紫杉醇显著改善 ITT 人群 PFS，低 PTEN 亚组人群无显著性差异；亚组分析显示，ipatasertib＋紫杉醇治疗 PIK3CA/AKT1/PTEN 突变亚组的 PFS 和持续缓解时间延长近 1 倍。该结果有待于 III 期临床研究的进一步验证。

　　免疫治疗也可以说是 TNBC 靶向治疗研究的新兴力量。肿瘤试图通过以下几种机制来逃避机体免疫系统的攻击：形成免疫忽视（包括危险信号缺失、生长于免疫豁免部位、黏附分子下调、肿瘤细胞与免疫系统不正常的相互作用等）、抗原呈递障碍（包括肿瘤抗原缺失或变异、MHC 分子缺失或突变、抗原慢性刺激、抗原处理障碍等）、免疫抑制因子过表达[包括细胞因子 TGF-β、IL-10、VEGF、IL-6、IL-1β 等，前列腺素 PGE2 等，信号分子 PD-L1 等，免疫抑制酶 IDO 等）、免疫耐受的诱导（包括缺乏共刺激分子、PD-1 或 Fas 诱导的 T 细胞凋亡、Tregs 和（或）MDSCs 的募集、诱导 T 细胞失能、树突状细胞功能障碍、Th2 和 Th1 细胞失衡等]。免疫治疗主要针对肿瘤免疫的这些缺陷环节，如激活主动特异性免疫（针对 TAA 的疫苗）、被动免疫（免疫细胞过继）和对抗免疫抑制机制（免疫检查点抑制剂）等。

　　程序性死亡因子 1(PD-1)和程序性死亡配体 1(PD-L1)是表达于多种肿瘤细胞表面的共抑制分子，其在介导乳腺肿瘤细胞的免疫逃逸中发挥着重要作用。PD-L1 在乳腺肿瘤细胞上的异常表达能够削弱抗肿瘤的免疫逃避，使得机体免疫系统重新定位并杀灭肿瘤细胞。因此，阻断 PD-1/PD-L1 通路的单克隆抗体 PD-L1 阻滞药被应用于乳腺癌的治疗。

　　肿瘤 PD-L1 的基线表达水平目前被认为与抑制 PD-1/PD-L1 通路治疗疗效密切相关，但亦有 PD-L1 阴性患者从该类治疗中获益。Dill 等对 245 例乳腺癌患者肿瘤组织进行 IHC 分析 PD-L1 表达水平。在原发肿瘤组织中，12.2%(30/245)PD-L1 表达阳性，TNBC 患者为 31.6%(18/57)，可见 PD-1/PD-L1 通路治疗对三阴性乳腺癌有很大潜力。

　　一项Ⅰb 期临床的研究 KEYNOTE-012 筛选 111 名接受过多线治疗的进展期 TNBC 患者，其中 58.6%PD-L1 阳性（基质表达或 IHC 方法≥1%肿瘤细胞表达 PD-L1）。最终入组 32 例 PD-L1 阳性患者，给予 pembrolizumab，尽管中位 PFS 仅有 1.9 个月，但总反应率达到 18.5%，且不良反应轻微。Ⅱ期临床试验 KEYNOTE-086 将经治和初治 TNBC 患者均纳入 pembrolizumab 单药治疗队列，目前正在进行当中。此外，对于联合 pembrolizumab 与紫杉类和铂类药物的探索也在陆续开展中。

　　另一 PD-1 抑制药 nivolumab 目前有数项临床试验正在进行当中，主要探究 nivolumab 联合化疗或其他免疫检查点抑制药在不同亚型乳腺癌中的作用。

　　PD-L1 抑制药 atezolizumab 应用于转移性 TNBC 患者的Ⅰb 期临床研究 GP28328 招募 32 名患者，应用 atezolizumab＋白蛋白紫杉醇，毒性可耐受，在一线用药中客观反应率（objective response rate，ORR）达到 46%，DCR 达到 85%，同时发现 PD-L1 表达与否和疗效并不相关。Ⅲ期临床试验 impassion130 正在进行中。此外，其与化疗、维利帕尼的联合应用探索也在开展中。

　　JAVELIN 研究是一项针对所有亚型、任意 PD-L1 状态的局部进展或转移性乳腺癌患者应用 avelumab 治疗的临床试验。57 名 TNBC 患者中，ORR 为 8.8%。PD-L1 阳性同时为 TNBC 的患者，44.4%(4/9)获得 PR，而 PD-L1 阴性的 TNBC 患者仅 2.6%(1/39)获得 PR。

　　综上所述，虽然目前抗血管生成药贝伐珠单抗联合化疗乳腺癌中的疗效目前仍有争议；但是，奥拉帕尼是唯一被 FDA 批准用于 BRCA1/2 基因突变 HER2－晚期乳腺癌的药物，其与化疗联合的探索目前仍在进行中，其他 PARP 抑制剂仍待检验；恩杂鲁胺对于 AR 阳性的 TNBC 有一定疗效，但仍需进一步临床试验的验证；ADC 药物在三阴性乳腺癌中初露锋芒；PD-1/PD-L1 抗体对于三阴性乳腺癌初见成效，但仍待Ⅲ期临床试验结果；依维莫司联合铂类或紫杉醇药物对 TNBC 疗效有提高作用，但不良反应较多。

　　对于三阴性乳腺癌的靶向治疗探索的脚步从未停止，尽管历经波折，但已初尝甜味。然而，对于已有药物临床研究的推进、潜力药物的研发和新治疗靶点的探索依然迫在眉睫。在肿瘤个体化治疗和大数据时代，如何准确筛选出适合特定化疗、靶向制剂的个体，实施有针对性、特异且高效的治疗，仍有很长的路要走。

（复旦大学附属肿瘤医院　谢一兆　龚成成　赵燕南　王碧芸）

参 考 文 献

[1] Christoph Zielinski, et al. Bevacizumab plus pacli-taxel versus bevacizumab plus capecitabine as first-line treatment for HER2-negative metastatic breast cancer（TURANDOT）：primary endpoint results of a randomised, open-label, non-inferiori-ty, phase 3 trial. Aug 5, 2016. Lancet Oncol.

[2] Mark Robson, et al. ASCO 2017. Abstract LBA4.

[3] Han HS, Diéras V, Robson ME, et al. Efficacy and tolerability of veliparib（V；ABT-888）in combi-nation with carboplatin（C）and paclitaxel（P）vs placebo（Plc）＋C/P in patients（pts）with BRCA1 or BRCA2 mutations and metastatic breast canc-er：A randomized, phase 2 study. Cancer Res, 2017, 77(4 Suppl)：S2-05.

[4] Bardia, et al, 2017 SABCS [C].

[5] Rebecca Dent, et al. 2017 ASCO Annual Meeting 1009 Poster.

[6] Dill EA, Gru AA, Atkins KA, et al. PD-L1 expres-sion and intratumoral heterogeneity across breast cancer subtypes and stages an assessment of 245 primary and 40 metastatic tumors. Am J Surg Pathol, 2017, 41(3)：334-342.

[7] Nanda R, Specht J, Dees C, et al. KEYNOTE-012：Long-lasting responses in a phase I b study of pembrolizumab for metastatic triple-negative breast cancer（mTNBC）. Cancer Res, 2017, 77.

[8] Wainberg ZA, George B, Goldman JW, et al. Inter-im results from the phase I study of nivolumab（nivo）plus nab-paclitaxel（nab-P）in pancreatic cancer（PC）, non-small cell lung cancer（NSCLC）, and metastatic breast cancer（mBC）. Eur J Cancer, 2016, 69.

[9] Dirix LY, Takacs I, Nikolinakos P, et al. Avelumab（MSB0010718C）, an anti-PD-L1 antibody, in pa-tients with locally advanced or metastatic breast cancer：A phase 1b JAVELIN solid tumor trial. Cancer Res, 2016, 76.

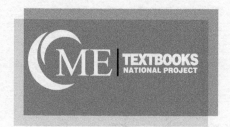

《中国晚期乳腺癌维持治疗专家共识》解读

第15章

2017 年 12 月 16 日,中国抗癌协会乳腺癌专业委员会发布《中国晚期乳腺癌维持治疗专家共识》,为我国晚期乳腺癌进行规范的维持治疗提供更有力的数据支持和专家指导意见。

乳腺癌正在逐渐成为中国女性的头号杀手,我国每年新发乳腺癌患者约有 27 万例,是城市死亡率增长最快的恶性肿瘤。尽管目前早期乳腺癌的 5 年总生存率提高至 85% 以上,使乳腺癌成为可根治性疾病,但仍有 20%~30% 的患者最终会发展为晚期乳腺癌。目前晚期乳腺癌 5 年生存率约为 20%,对于晚期乳腺癌患者,内分泌治疗、化疗及靶向治疗是主要治疗方法。2011 年国际乳腺癌大会已将晚期乳腺癌定义为"慢性病",因此需对晚期乳腺癌进行长期的治疗和管理,并通过研发创新药物、优化治疗策略等方法帮助晚期乳腺癌患者有生活质量的长期生存。

晚期乳腺癌的治疗是一个复杂的过程,应根据肿瘤本身、患者身体状态及现有治疗手段等多种因素进行综合考量。对于晚期乳腺癌的治疗,国内外指南均推荐一个方案治疗至进展。但临床实际治疗中经常会出现疾病没有进展时,患者因为不能耐受联合化疗药物不良反应而提前中断化疗。2011 年我国专家提出晚期乳腺癌可在联合方案有效后以其中一个单药维持化疗。

肿瘤维持治疗的理念最早在白血病中被提出,而后在非小细胞肺癌和结直肠癌等中陆续得到认可。多项临床研究及其 Meta 分析发现,延长一线化疗时间,能提高晚期乳腺癌患者生存,改善生活质量。至此开启了乳腺癌维持治疗的探索。虽然目前国内外有很多维持治疗的临床研究,但对于维持治疗的合适人群、方案的选择和时机,尚缺乏指南意见。基于这一考虑,国内乳腺癌领域专家,针对国内外晚期乳腺癌治疗的研究数据进行分析、总结和讨论,制订了《中国晚期乳腺癌维持治疗专家共识》。

维持治疗的概念:本共识所指的维持治疗,是接受规范的一线化疗(通常 6~8 个周期)后达到疾病控制(包括完全缓解、部分缓解和疾病稳定)的晚期乳腺癌患者,通过延长药物治疗时间,控制肿瘤进展,达到缓解症状,改善生活质量,提高无进展生存期(PFS)的目的。

维持治疗的模式大致可分为 3 类。①原方案维持:将一线化疗方案延长至疾病进展或不可耐受。②原方案中部分药物维持:一线化疗后,从原有效方案中选择单个或部分药物来进行维持。③换药维持:经过一线化疗后,换用其他适合维持的化疗药物或内分泌药物进行维持。

维持治疗的时间,建议持续到疾病进展或不良反应难以耐受。在维持治疗过程中,应定期评估患者的临床获益、长期治疗的不良反应、生活质量、经济水平、家庭照顾及心理状况,适时调整方案。

化疗维持治疗方案

(一)联合化疗方案

早期研究显示(表 15-1),延长 CMF 方案及含蒽环联合方案治疗,虽能延长患者的 PFS,但对 OS 的改善不明显。对于联合化疗方案的维持治疗时长,患者的耐受性是主要影响因素。KCSG-BR0702 研究—吉西他滨＋紫杉醇一线治疗后维持,能显著改善 PFS 和 OS。一项 Ⅱ 期随机对照研究,卡培他滨＋口服长春瑞滨对比吉西他滨＋紫杉类,结果提示全口服方案 PFS 不如吉西他滨＋紫杉类,但 OS 相似,全口服方案组接受≥12 个周期治疗的患者更多。2011 年 Gennari A 等的 Meta 分析显示,延长一线化疗疗程能显著改善患者 OS,降低患者死亡风险 9%($HR=0.91,P=0.046$);同时显著改善 PFS,降低肿瘤进展风险 46%($HR=0.64,P<0.001$)。

指南推荐:部分从一线联合化疗方案中获益且耐受性好的患者,可考虑将联合方案持续用到疾病进展。治疗中可根据患者耐受情况,适时更改维持方式及用药时长。可选的联合药物有紫杉类、吉西他滨、卡培他滨、长春瑞滨等。

表 15-1　延长一线化疗周期的早期临床研究

研究	方案	例数	TTP(月)	OS(月)
Caotes,et al.	AC until PD vs. AC×3	305	6 vs. 4	10.7 vs. 9.4
Harris,et al.	Mitoxantrone until PD vs. Mitoxantrone×4	43	5.5 vs. 6.5	11 vs. 12
Muss,et al.	FAC×6→CMF×12 vs. FAC×6	145	9.4 vs. 3.2	21 vs. 20
Ejlertsen,et al.	CEF×18 vs. CEF×6	254	14 vs. 10	23 vs. 18
Gregory,et al.	VEC×12 vs. VEC×6	100	10 vs. 7	13 vs. 11
Falkson,et al.	A×6→TH×8 vs. A×6	195	19 vs. 8	32 vs. 29
Nooij,et al.	CMF until PD vs. CMF×6	196	5.2 vs. 3.5	14 vs. 14

(二)单药方案

联合方案维持治疗的不良反应,常导致减量甚至停药,在降低疗效的同时也影响生活质量。因此,使用有效的单一药物进行维持治疗似乎更为切实可行。MANTA1 和 GEICAM2 研究表明,并非所有联合化疗有效的药物,都适用于长期维持治疗。理想的维持治疗药物应具备以下特点:单药有效、耐受性好、适合长期用药以及使用方便,同时,经济因素也要考量。卡培他滨是口服氟尿嘧啶类药物,单药在晚期乳腺癌治疗中即显示出出色疗效,使用方便且不良反应发生率低,是乳腺癌维持治疗的常用药物。卡培他滨联合方案后使用卡培他滨单药维持治疗的疗效和安全性,在中国的小样本和回顾性研究中得到体现。中国研究者发起的 ML25241 研究,比较多西他赛/长春瑞滨＋卡培他滨一线化疗后,卡培他滨单药维持的疗效。两组 OS 相似,XT-X 组的 PFS 显著优于 NX-X 组。两组在卡培他滨单药维持阶段的安全性良好,两组≥3 级的不良反应发生率均低于 5%,主要为 3 级手足综合征。

指南推荐:维持治疗需要兼顾疗效、安全性与经济因素。因此,在一线化疗有效的前提下,选用其中一种适合长期使用、方便、安全又经济的药物进行维持治疗是目前推荐的方案之一。可选卡培他滨等。

(三)节拍维持

节拍化疗是一种低剂量、短间歇的新型化疗方式,可能通过抗肿瘤血管生成、免疫调节等作用发挥抗肿瘤效应。同时具有不良反应发生率低、治疗耐受性好等特点。目前节拍化疗的证据几乎都来自于单臂或小样本研究。节拍化疗的研究多为口服药物,配伍方案、用药剂量及间歇尚无统一标准。目前节拍化疗的研究,绝大多数都是起始即使用节拍化疗,而不是从维持阶段才使用节拍化疗的策略。由中国研究者发起的多中心、前瞻性、随机对照的临床研究(CAMELLIA/NCT01917279)等研究,或能证实节拍化疗在维持治疗中的作用。

指南推荐:对于难以耐受常规剂量化疗维持的患者,可考虑节拍化疗。适合节拍化疗的药物应为高效、低毒且使用方便的口服制剂,推荐的有卡培他滨、长春瑞滨、环磷酸胺或甲氨蝶呤。

(四)靶向药物维持

经典的 H0648g 和 M77001 研究显示,曲妥珠单抗联合化疗至少 6 个周期后,给予曲妥珠单抗继续治疗至疾病进展,能显著提高患者的 PFS 与 OS,并且维持阶段的不良反应发生率低。CLEOPA-TRA 研究表明,帕妥珠单抗联合曲妥珠单抗,在联合化疗 6 个周期结束后,继续使用至疾病进展,能显著提高患者的 PFS 与 OS,且并未增加心脏毒性。

指南推荐:HER2 阳性晚期乳腺癌,如抗 HER2 治疗有效,建议持续使用至疾病进展。对于使用帕妥珠单抗联合曲妥珠单抗治疗并获益的患者,建议继续使用双靶药物维持治疗。但考虑到患者耐受情况和经济因素,也可考虑仅使用曲妥珠单抗维持。对于接受抗 HER2 治疗后达到完全缓解数年的患者,考虑到患者经济因素,可暂时中断治疗。

一项基于 805 例患者的回顾性分析显示,激素受体状态并不影响患者从曲妥珠单抗治疗中的获益。早期的 TAnDEM 和 EGF30008 研究显示,抗 HER2 治疗联合内分泌治疗至疾病进展,能延长患者 PFS,但 OS 获益不明显。PERTAIN 研究显示,帕妥珠单抗+曲妥珠单抗+芳香化酶抑制剂(AI)进行维持治疗,比曲妥珠单抗+AI 维持的 PFS 更长。ALTERNATIVE 研究显示,拉帕替尼+曲妥珠单抗+AI 的 PFS 比曲妥珠+AI 组更长。双靶向抗 HER2 联合内分泌治疗维持初露曙光,但仍缺乏 OS 数据。

指南推荐:对于 HER2 阳性且激素受体阳性(HR+)的患者,经过一线化疗联合抗 HER2 治疗后,不推荐单用内分泌治疗维持,建议以抗 HER2 治疗维持,同时也可加用内分泌治疗进行维持。

对于 HER2 阴性乳腺癌,E2100、AVADO 和 RIBBON-1 研究显示,贝伐珠单抗联合化疗之后,给予贝伐珠单抗进行维持治疗,可提高临床获益率,延长 PFS,但 OS 改善不明显。IMELDA 研究显示,贝伐珠单抗+多西他赛一线治疗达到疾病控制的患者,使用贝伐珠单抗+卡培他滨维持治疗,PFS 和 OS 都优于贝伐珠单抗单药维持治疗。

指南推荐:HER2 阴性乳腺癌,目前缺乏特异性治疗的药物。贝伐珠单抗在中国无乳腺癌适应证,且缺乏长期生存获益的数据,鼓励贝伐珠单抗联合化疗在维持治疗中的临床研究探索,临床若有需要,可酌情考虑使用。

(五)内分泌治疗维持

接受一线化疗且达到疾病控制的 HR 阳性患者,后续给予内分泌治疗还是化疗维持,目前存在争议。使用内分泌治疗维持的证据,多为小样本研究或回顾性分析。一项前瞻性探索性 Ⅱ 期研究(FANCY 研究)(表 15-2)显示,对于 HR 阳性患者,一线化疗结束后给予氟维司群 500 mg 维持治疗,PFS 达 16.1 个月。

　　指南推荐：对于 HER2－、HR＋的晚期乳腺癌患者，一线接受化疗获益后，使用内分泌维持治疗是一种合理的选择。如果一线接受化疗获益且对化疗耐受尚可，也可以继续使用化疗维持。内分泌维持药物的选择，应参照一线内分泌治疗药物的选择策略。

表 15-2　一线化疗后内分泌维持治疗的临床研究

研　究	类型	例数	设　计	结　果
Bertelli，et al.（2005）	单臂	81	来曲唑维持	TTP 18.5 个月
Catania，et al.（2006）	单臂	80	氟维司群维持	TTP 3 个月
Dufresne，et al.（2008）	对照	100	多种内分泌药物维持 vs. 观察组	TTP 16.3 个月（$P<0.0001$） OS 48.08 个月（$P<0.0001$）
Lim，et al.（2013）	单臂	100	多种内分泌药物维持	TTP 14.4 个月 OS 35.3 个月
Montemurro，et al.（1999）	对照	100	多种内分泌药物维持 vs. 观察组	TTP 31.1 个月（$P=0.022$） OS 76.5 个月（$P=0.11$）
Fabi，et al.（2012）	对照	86	（Bev＋内分泌维持）vs. 观察组	TTP 13 个月（$P=0.05$）
Wang S，et al.（2017）	单臂	58	氟维司群维持治疗	CBR 76％ PFS 16.1 个月

　　《中国晚期乳腺癌维持治疗专家共识》的发布，有助于提升中国肿瘤科临床医师对乳腺癌维持治疗的认知，推动中国晚期乳腺癌维持治疗临床发展，促进治疗更加规范，为晚期乳腺癌患者带来生命新希望。

（中国医学科学院肿瘤医院　王佳玉）

参 考 文 献

[1] 中国抗癌协会乳腺癌专业委员会. 中国晚期乳腺癌维持治疗专家共识. 中华医学杂志，2018，98（2）：87-90.

[2] Cinieri S，Chan A，Altundag K，et al. Final results of the randomized phase Ⅱ NorCap-CA223 trial comparing first-line all-oral versus taxane-based chemotherapy for HER2-negative metastatic breast cancer. Clin Breast Cancer，2017，17（2）：91-99 e91.

[3] Cazzaniga ME，Dionisio MR，Riva F，et al. Metro-nomic chemotherapy for advanced breast cancer patients. Cancer Letters，2017，400：252-258.

[4] SABCS，2016 Abstract S3-04.

[5] ASCO 2017. Abstract 1008.

[6] Rossi S，Schinzari G，Basso M，et al. Maintenance hormonal and chemotherapy treatment in meta-static breast cancer：a systematic review. Future Oncol，2016，12（10）：1299-1307.

[7] ASCO 2017 Abstract 1066.

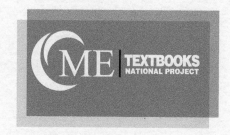

第三篇

乳腺癌治疗热点研究进展

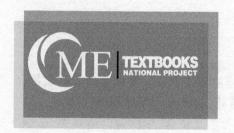

乳腺癌术后乳房再造的研究进展

第16章

近年来,随着乳腺癌的综合治疗得到长足的发展,局部复发及远处转移的风险得到很好的控制,生存率获得大幅提升。而乳腺癌全乳切除术后乳房外形或对称性受损,使得女性身心受到巨大创伤,改变身体外形,丧失女性特征,可导致女性自信心下降,甚至出现焦虑、抑郁等心理问题。因此,如何改善乳腺癌术后乳房外形,提高生活质量,是当今乳腺癌多学科诊疗中的重要组成部分。

一、全乳切除术的进展

1991年报道的保留皮肤的全乳切除术(skin sparing mastectomy,SSM),术中完整切除乳腺腺体和乳头乳晕复合体,保留大部分乳腺皮肤及少量皮下组织,切除肿瘤表面和邻近皮肤。在肿瘤安全性方面,缺乏大样本的随机对照研究,而一项大样本的Meta分析显示SSM与传统全乳切除术相比,SSM并不增加肿瘤的局部和区域复发风险。SSM手术安全性的关键点是确保各切缘阴性以减少复发风险。保留皮肤的全乳切除术由于保留原有乳房的皮肤,因而在皮肤颜色、弹性等方面与对侧乳房相似,可重建出与对侧近乎一样的乳房。术中,要注意皮瓣的厚度,皮瓣越薄则出现皮瓣坏死的概率越高,且可继发出现假体或扩张器外露(概率为1.8%~18%)。因此,在术中完整保留皮瓣真皮下血管网可减少皮瓣坏死发生的概率,且对肿瘤安全性无影响。术中也可采用吲哚菁绿来探测皮瓣血供情况以早期发现皮瓣坏死。另外,皮瓣坏死与皮瓣张力也有关,因此减少假体的尺寸也有助于降低皮瓣坏死的风险。

保留乳头、乳晕的全乳切除术(nipple sparing mastectomy,NSM)是在SSM的基础上选择性保留乳头、乳晕,为了保证肿瘤安全性,应在术中行乳头、乳晕多处病理检查以确保无肿瘤侵犯。由于乳头、乳晕处切除较多皮下组织而可能影响乳头、乳晕的血供,因而易出现乳头、乳晕的全部或部分坏死,需再次手术修复或有导致假体的外露风险。研究认为NSM联合假体即刻重建时,假体的应用导致皮肤张力增加,影响乳头、乳晕的血供,更易出现乳头、乳晕坏死,倘若使用组织扩张器进行两步法的乳房重建,出现乳头、乳晕坏死的概率明显降低。Rusby等研究发现术中仅切除乳头内的导管而保留真皮下乳头、乳晕的血供,可在保证肿瘤安全性的前提下为患者提供良好美观性。而对于临床上具有如下临床病理学特征的:肿瘤距离乳头距离<2.5cm,腋窝淋巴结阳性,Ⅲ或Ⅳ期,ER和PR阴性,HER2过表达和导管内原位癌,需注意肿瘤侵犯乳头、乳晕的可能。也有专家质疑为携带有 *BRCA* 基因突变的患者实施NSM手术的安全性,但在一项纳入5594例患者随访超过5年的大型Meta分析中,证实NSM手术的肿瘤安全性。

二、时机选择

乳房重建决策时有两个重要问题,即恰当的重建时机和合适的重建方法。需依据患者的病情、自身条件和患者意愿等来进行选择。重建的时机有 3 种:即刻重建、延期重建和延期-即刻重建。进行重建时机的选择需考虑以下因素:患者年龄、肿瘤分期、肿瘤大小及位置、腋窝淋巴结状态、吸烟史、体型、既往手术史、放疗计划、糖尿病、高血压及患者意愿等。大量研究表明在乳腺全切的同时进行即刻重建术是安全且可行的,即刻手术皮肤的顺应性更好,乳房下皱襞等重要解剖结构未被破坏,可为患者重建更为自然和对称的乳房,且患者并没有经历失去乳房的痛苦,在心理上也带来更多的获益。即刻重建的患者入选条件为早期、预后较好、腋窝淋巴结阴性或前哨淋巴结阴性无须放疗的患者。

延期-即刻手术,是指对于计划放疗的患者,在全乳切除术中建立胸大肌后囊袋,置入组织扩张器,术后逐次往囊袋内注射生理盐水,以持续性扩张皮肤,待放疗前或放疗结束后更换为永久性假体。延期重建是指乳房切除术完成一段时间后再进行乳房重建,一般时间间隔在 1 年以上。延期-即刻手术和延期手术的患者大多已接受放疗,放疗后组织纤维化、脉管灌注减少等因素可导致假体包膜挛缩、脂肪坏死、畸形等并发症,影响术后的美观效果。在一项回顾性系统评价中针对放疗前或是放疗后将扩张器置换为假体的问题研究,表明拟行放疗的患者无论在放疗前或放疗后置换假体,其发生包膜挛缩等并发症的风险明显增加,而对于何时置换假体的结论并不一致,有研究认为应该在放疗后置换假体以减少术后并发症的风险,也有研究认为在放疗前置换假体并不影响术后发生包膜挛缩的概率及程度。2017 年 SABCS 会议上奥地利的一项前瞻性研究,对 51 例局部晚期乳腺癌患者在新辅助化疗后给予新辅助放疗(中位剂量 50.4Gy),含乳房、锁骨上窝及腋窝第 3 组淋巴结,放疗结束后 6 周行自体组织腹壁下动脉穿支(DIEP)重建手术,术后随访 23 个月,皮瓣愈合良好,100% 达到优良满意度。但是这些研究存在一定的异质性,患者的分期不同、手术的技术不同、术后对并发症的评估方式不同等,导致对这一问题并没有一致的意见。但大多专家认为,在乳房全切术后拟行放疗的患者,尤其是放疗后皮瓣出现中至重度炎性病变的患者,建议行延期自体组织重建,以减少发生假体包膜挛缩、感染及假体外露等并发症的概率。重建手术是否影响放疗效果,有研究认为在进行即刻自体组织或假体重建后,可能影响内乳淋巴结及胸壁的放疗效果,但大量研究认为这种影响较小,差异无统计学意义。

三、假体/组织扩张器重建

假体重建可用于即刻重建、即刻-延迟重建和延迟重建。适用于中、小尺寸且无明显下垂的乳房的再造。在美国,75% 的重建手术以假体为主。其可能原因如下:手术时间短、无供区损伤、术后康复快、技术难度低,以及包括脱细胞真皮基质补片(acellular dermal matrix,ADM)及 TiLoop 等新的补片材料的广泛应用对假体进行包括下极的完整的包裹,以降低包膜挛缩风险,更好耐受放疗,且能塑造出自然的下皱襞和乳房外观,从而达到更好的美观效果。ADM 在早期应用时,出现较多的感染和血清肿等并发症。红色乳房综合征(red breast syndrome,RBS)是指在 ADM 进行乳房重建后的数周内,在乳房下极即为 ADM 附近出现皮肤非炎症性红斑。主要是由于针对 ADM 相关抗原的 IV 型超敏反应所致,ADM 的不完全脱细胞化可诱发宿主的炎症反应。但是由于各种 ADM 的具体来源组织不同,脱细胞化方法不同、抗原去除的方法不同、交叉连接方式不同和包装工艺不同等,其导致的炎症反应也会有差别。有研究比较分别采用人源性 ADM、猪源性 ADM 和牛源性 ADM 进行重建的效果,随访 3 年研究发现人源性 ADM 组织相容性最好,无并发症出现,而牛源性 ADM 出现

2 例并发症,组织相容性最差。放疗可致 ADM 的细胞外基质被破坏,从而导致炎症的发生,影响细胞及脉管渗透包裹 ADM,限制组织再生等一系列变化,从而影响重建的美观效果。也有研究认为采用 ADM 联合假体一步法进行乳房重建时并发症概率并无增加。Nahabedian 的一项长达 12 年的随访表明,采用 ADM 进行延期乳房重建,即使既往局部出现过感染或接受过放疗,仍可表现出良好的美观效果及安全性。近来,随着材料技术的发展,生物合成网膜已替代 ADM 广泛应用于乳房重建。2017 年 SABCS 会议上德国的一项回顾性研究表明,将 TiLoop 和部分可吸收的聚丙烯网膜 Seragyn 同 ADM 进行头对头地比较,14 年的随访发现生物合成膜如 TiLoop 和部分可吸收的聚丙烯网膜 Seragyn 与 ADM 具有同样的安全性及美观性,术后并发症均较低。

假体重建早期并发症有出血、感染、皮瓣坏死、假体外露、假体移位;远期并发症有包膜挛缩、假体边缘可触及、表面波纹等。包膜挛缩,是假体乳房重建手术最常见的并发症,发生率约为 10.6%。术后出现感染、放疗、胸大肌前放置假体、出血、光面假体等因素可导致假体的包膜挛缩。也有研究认为在联合 ADM 或生物合成膜于胸大肌前放置假体重建可有助于美观效果,且不会增加包膜挛缩的风险(放疗后包膜挛缩概率上升,2.8%～15.%),但目前仍缺乏大样本的长期的临床证据,其可行性及安全性有待进一步明确。

术前应根据患者自身条件及意愿来选择合适的假体,假体的主要参数包括直径、凸度、高度,在选择假体时应做到个体化结合。有的专家认为应当根据切除乳腺腺体的体积来确定置入假体的大小,也有专家认为脂肪与纤维组织的平均密度为 $1g/cm^3$,也可由切除的腺体组织质量来选择假体的大小。2017 SABCS 会议上报道的一项研究表明,质量比体积更为精确,采用切除腺体组织的质量来选择相应的假体,可获得更好的美观效果。

四、自体组织乳房重建

采用自体组织瓣进行乳房重建有着相当长的历史。自体组织乳腺重建目的包括了两个方面:修复胸壁皮肤软组织或复杂缺损,修复由于肿瘤手术而被破坏的乳腺外观。自体组织乳房重建可用于胸壁皮肤组织条件较差,有放疗计划拟行延迟重建或假体重建失败的患者。其优势显而易见,即可再造出形态、轮廓、手感、质地均较自然且有下垂感的并且可耐受放疗的乳房,这是假体重建所无法比拟的。但也有其特有的并发症,包括供区和受区皮瓣坏死和缺失、伤口裂开、腹壁疝等。由于自体组织乳房重建具有一定的技术难度,尤其是穿支皮瓣,因而需要一个学习积累的过程,建立由带蒂皮瓣到穿支皮瓣的学习曲线。常见的乳腺重建的自体组织瓣包括背阔肌皮瓣、下腹部皮瓣(横行腹直肌皮瓣、腹壁下动脉穿支皮瓣)、下肢皮瓣、大网膜瓣等。

1986 年意大利的 Tanzani 首次报道采用带蒂的背阔肌皮瓣用于全乳切除后的胸壁皮肤缺损的覆盖。法国的 Louis Ombedanne 采用带蒂胸大肌皮瓣进行乳腺重建,可用于覆盖胸壁皮肤软组织缺损及修复乳房外观。Bostwick 采用背阔肌联合假体的方式来进行全乳切除术后的乳房重建。背阔肌皮瓣应用于乳房重建的优点包括:①供瓣区位于人体中上段,在胸壁缺损的应用灵活供应;②血管相对恒定、血管口径大、血供丰富、切取范围大;③供区位于背部相对隐蔽、术后对外观影响不大。缺点是:①背部皮肤弹性较差,导致术后美观较差;②背阔肌肌皮瓣的组织量较小,采用扩大背阔肌皮瓣方法在 70% 患者中可获取 $400cm^3$ 的皮瓣组织,但明显增加术后并发症风险;③组织皮瓣的皮岛宽度有限,一般超过 8cm 时,供区不能直接拉拢缝合;④背部供区并发症(血肿、血清肿、伤口愈合不良、肩部活动异常等),且存在 50%～75% 的体积远期萎缩率,美观效果不佳,可能需再次修复手术。因此,背阔肌皮瓣进行乳房重建术适用于既往腹部手术史、背部皮瓣条件较好、假体或 TRAM 皮瓣失败和有生育意愿的女性。同时,我们基于 Kiss 皮瓣理念,对背阔肌皮瓣进行改良,将其应用到修复胸壁大面积皮肤缺损。其优点是:①两个皮瓣宽度均<8cm,背部供区可直接缝合而无须植皮,没

有第二供区；②尤其适用于经过反复放化疗的患者；③无须吻合血管，手术操作简单，能在没有显微外科条件的医院推广。在进行背阔肌 Kiss 皮瓣的实践时，应注意皮瓣设计缝合张力线不能与胸壁缺损互相影响，皮岛之间的背阔肌折叠置于底层，缝合后不能有太大张力。注意血管蒂和肌肉蒂要有足够的长度以供肌皮瓣通过皮下隧道转移至胸壁缺损区域。双皮岛大部分位于背阔肌表面，超出背阔肌范围的皮岛有缺血坏死的可能，而皮岛的角度以 70°最为合适，一方面有利于供区直接闭合，另一方面皮瓣拼接也十分方便，可以最大程度避免卡压。

　　因此，对于乳房体积较大且下垂、腹部皮下组织足够的患者，最为理想的乳房重建策略是下腹壁皮瓣进行乳房再造，包括横行腹直肌皮瓣（带蒂皮瓣或游离皮瓣）、腹壁下动脉穿支皮瓣。1977 年 Drever 率先采用带蒂腹直肌皮瓣进行乳房重建，1979 年 Holmstrom 首次应用游离腹直肌皮瓣进行乳房重建。TRAM 手术需将腹直肌及其表面皮肤和皮下组织带蒂通过隧道旋转至胸壁重建乳房。此手术需注意腹部并发症包括腹壁疝、腹部膨胀、皮瓣坏死率较高、患者的愈合时间较长等因素。在临床上多用于具有严重合并症需缩短手术时间的患者。游离 TRAM 皮瓣，无须建立隧道，采用腹壁下血管直接吻合于胸壁血管，由于血供可靠可提供更大范围的腹壁组织，皮瓣坏死概率明显降低，具有更好的美观效果。同时，由于缩小对腹壁肌肉的切取范围，腹直肌前鞘可严密缝合，减少了对腹壁的影响。1994 年日本的 Koshima 首次报道腹壁下动脉穿支皮瓣，后将其应用于乳房重建，标志着乳腺重建开始从肌皮瓣时代走向穿支皮瓣时代。穿支血管起自腹壁下深动脉，穿过腹直肌浅出后所形成的皮瓣，可提供较为充足的皮肤及皮下组织而成为最合适的供区，且 DIEP 手术无须补片就可无张力性缝合腹直肌前鞘，保留了腹直肌前鞘的完整性，极大地保护了腹壁的强度，减少腹壁疝和脂肪坏死等并发症，且具有明显缓解术后疼痛、缩短恢复时间等优势，因而 DIEP 手术成为自体组织乳房重建的金标准。2017 年 SABCS 会议上瑞典 Karolinska 大学医院报道一项回顾性病例对照研究，通过对 254 例进行延期 DIEP 再造手术和 729 例接受传统手术的乳腺癌患者的长期随访，发现两组患者 10 年乳腺癌特异性生存无显著差异。另外，由于腋窝的前哨淋巴结活检或清扫手术导致上肢水肿，可采用联合带淋巴管的 DIEP 皮瓣进行修复，缓解症状，达到满意效果。但对于过于肥胖的患者并不适合进行下腹壁皮瓣重建，可能会增加脂肪坏死、伤口愈合不佳等并发症，既往有吸烟史的患者应建议患者戒烟 3 个月以上再行手术。临床实践中，对于具有合并症如 2 型糖尿病的患者，采用 TRAM 联合 DIEP 行乳房重建，以确保皮瓣血供，缩短手术时间，降低术后并发症。

　　下肢皮瓣也可用于乳房重建，常见的为股深动脉穿支皮瓣，首先由 Hurwitz 于 1980 年报道，直到 2010 年才被应用于乳房重建，近 5 年得到广泛应用，目前被认为是一线皮瓣，适用于不能用腹壁下动脉穿支皮瓣进行重建的患者，如腹部皮下脂肪较薄，既往腹部手术史或抽脂术史，梨形身材，腹部皮瓣重建失败，不愿腹部及背部提供皮瓣，有生育意愿等。PAP 皮瓣技术优势包括：①皮瓣颜色浅，质地柔软，无毛发生长，厚度合适，容易塑形；②股内区穿支数量多，血管体区大，血管解剖恒定，股内侧穿支皮瓣和股前外侧穿支皮瓣相比，能提供的组织量也相近；③股深动脉穿支皮瓣可同时携带肌瓣制备成嵌合肌皮瓣，完全能够满足无效腔填塞和外形充填的需要，提高手术效果，减小术后并发症的发生；④穿支血管多走行于长收肌和股薄肌之间的间隙附近，穿肌肉不深，皮瓣切取分离相对简单；⑤股深动脉股内侧血管体区大，皮瓣血供可靠，抗感染力强；⑥切取宽度 8cm 左右的股内侧穿支皮瓣可以轻松直接闭合供区，避免供区植皮；⑦供区隐蔽，外观满意；⑧股后内侧股深动脉嵌合穿支肌皮瓣解剖变异小，可以恒定切取；⑨股内侧和股前外侧区域相比毛发较少；⑩可获得 300～400g 组织，可为中等乳房重建提供足够的自体组织；⑪由于对肌肉损伤小，术后对下肢功能影响小且疼痛不明显。缺点为：①对于乳房体积较大的重建具有一定限制；②血管蒂一般不超过 8cm；③穿支血管蒂位置并不十分固定。因此，PAP 逐渐成为一种常见的一线乳房重建的自体组织皮瓣，用以重塑女性完美体态，提高生活质量。

　　1963 年，Kiricuta 首次报道带蒂大网膜用于乳房重建，随后大网膜瓣用于各种缺损修复，尤其是胸壁软组织缺损的修复。2001 年 Cothier-Savey 和 2002 年 Jimenez 分别报道腔镜辅助下大网膜进行乳腺癌全乳切除术后重建,2006 年日本 Zaha 采用腔镜辅助下大网膜进行保乳术后重建。国内大量报道了腹部切口或腔镜下获取大网膜用于保乳或全切术后乳房一期重建,并获得良好的美容效果。大网膜可分为 4 型:①稀薄型,脂肪含量稀少而透明呈网状;②中间型,脂肪含量稍多呈半透明状;③肥厚型,脂肪含量丰富呈板状;④缺如型,网膜量稀少。大网膜含大量脂肪组织,血供丰富,柔软性高,可塑性强,抗感染能力和存活能力强,是一种良好的乳腺替代组织,在乳房肿瘤整形外科中受到了一定的关注。其优点包括:①大网膜柔软、可塑性强,适合乳房各种类型的缺损;②大网膜重建乳房外观不萎缩,变形,形态更为自然,手感更为柔软;③自体网膜组织血流丰富,生存力、抗感染能力强;④网膜具有很强的吸收水分的能力,减少异物置入带来的感染风险,减少术后伤口渗液;⑤供区创伤小,不影响功能;⑥不影响放疗等术后治疗。但是由于大网膜组织量术前难以预估,有研究认为大网膜组织量与 BMI 无明显相关性,因而也有其特有的局限性。

充足的皮瓣血供是自体组织重建的保证,在术前、术中和术后来监测和评估皮瓣的血供可早期发现皮瓣坏死。随着技术的发展,CTA 可在术前提供更清晰的穿支动脉三维立体成像图,可减少术中对供区的损伤,减少皮瓣的并发症,缩短手术时间,广泛用于 DIEP 术前穿支定位。优势为客观性、无创性、精准性(0.3mm 薄层扫描)、便捷性(检查时间短)。但 CTA 无法在术前评估血流灌注的状态及其特点。术中可采用传统的方法来评估皮瓣灌注,观察皮瓣色泽、毛细血管的灌注、皮瓣边缘动脉出血的状态等。术中可采用局部氧分压、毛细血管显微镜、多普勒超声、热成像、光电容积描记法,但由于这些方法操作复杂或灵敏度低等缺点并未常规推荐使用。术中推荐使用注射吲哚菁绿(indocyanine green,ICG)并用近红外血管成像技术来评估皮瓣的血流灌注以提高皮瓣存活率。ICG血管成像也可用于皮瓣设计、穿支血管定位。Moyer 等研究证实 ICG 血管成像的准确性,如果皮瓣灌注<25% 则只有 10% 的存活率,如果皮瓣灌注>45% 则有 98% 的存活率。另外,动态近红外热成像可在术中辅助穿支血管的定位,由于这项检查简单、无创、准确度高,不久的将来可能会常规用于临床实践。绝大多数血管并发症发生于术后 72 小时,6%～14% 的游离皮瓣会由于血管并发症而行探查术,如果存在血管并发症,则发现越早采取措施越早,皮瓣的存活率越高,因此术后对皮瓣的监测也相当重要。在吻合的血管处放置置入式多普勒探头可以更为直观地反映术后吻合血管的血流状态,以期更早发现皮瓣血供的异常。

五、乳头、乳晕再造

乳头乳晕复合体在乳房美学中,起着重要的作用,乳头乳晕的再造为乳房再造的整个过程中起到“画龙点睛”的作用,且是乳房再造的最后一个环节,能为患者带来心理上的完整感。目前有多种乳头再造的技术应运而生,但均有各自的优缺点,其核心技术问题是乳头突度的维持。目前,常用的乳头再造的方法有游离组织移植法、局部皮瓣法、局部皮瓣联合假体/自体组织/自体软骨等支撑物的方法。乳晕再造的常见方法为皮肤移植法和文身。临床上乳头再造的皮瓣法应用最为广泛,其中最为常用的是箭形皮瓣、星状皮瓣、C-V 皮瓣、V-Y 皮瓣、S 形皮瓣等。再造的乳头都可能出现远期变小或变平的现象,许多专家认为其可能原因是:①皮瓣厚度不足,缺乏充足而坚挺的组织填充支撑;②切口复杂,导致瘢痕收缩;③皮瓣血供不佳,愈合不良。因此,有研究将星状皮瓣改良法应用于假体重建患者的乳头再造,研究发现皮瓣厚度与乳头突度存在线性关系,皮瓣厚度越厚,乳头突度维持性越好。乳头再造术后应常规旷置乳头,避免乳头直接受压而导致回缩。

六、对称性手术

在乳房重建术后为达到对称性而对健侧实施手术则被称为对称性手术。主要手术方式为缩乳术、隆乳术、乳房上提术。这些手术方式的选择更为个体化,需要医师和患者共同协商来达成一致的意见,技术上需要整形经验更为丰富的专科医师来进行。对称性手术可在肿瘤手术同期进行或延期进行,大多专家建议待患者术后 3~6 个月后患者皮瓣恢复稳定后再行延期对称性手术。

七、脂肪移植

脂肪移植(autologous fat grafting,AFG)已有百余年历史,是指从腹部、大腿、臀部等供区处抽吸脂肪组织,然后离心将脂肪组织提取物注射至重建部位。在近 20 年,自体脂肪移植用于乳房重建,可用于增加乳房重建后的容量,畸形形态的修复,改善放疗后组织的纤维化,保乳术后小范围腺体的缺失,自体组织重建时自体组织与原有皮肤过渡区的修复。有研究认为自体脂肪移植可通过减少真皮厚度,减少胶原含量,增加血管密度来逆转放疗导致的皮肤纤维化。自体脂肪移植应遵循少量多次的原则,因为一次性注射过多的脂肪,可能会因脂肪得不到足够的营养,从而形成硬结、钙化等。最常见的并发症是脂肪坏死、脂肪液化,发生概率约为 5%,有时也可出现微钙化的表现,但大量循证证据证实脂肪移植并不影响乳腺癌的筛查。目前,肿瘤安全性是阻碍脂肪移植应用于肿瘤治疗的关键影响因素,但迄今为止并没有发现自体脂肪移植与肿瘤复发存在相关性,脂肪移植是否会增加乳腺癌风险方面的前瞻性研究正在进行。一项前瞻性多中心研究共纳入 2048 例乳腺癌患者,在重建术后接受自体脂肪移植来进行局部调整,研究随访发现脂肪移植组与对照组两组复发率无明显差异,脂肪移植并不增加乳腺癌的局部复发风险,同时采用 Breast-Q 量表来对患者进行随访,结果表明采用脂肪移植进行局部调整后患者对身体和心理及性生活的满意度明显提高。另外,由于自体脂肪组织有着 25%~80% 的重吸收率,所以大多数专家认为仅靠自体脂肪移植来进行乳房重建并不可行。然而,在 2017 年 SABCS 会议上,来自法国的 Virginie Bordes 等的一项回顾性研究,在 38 例乳腺癌患者接受全乳切除术后仅采用多次脂肪移植来进行乳房再造术,平均每例患者进行 4.2 次脂肪移植术,平均每例患者共注射 904ml 自体脂肪,采用 Breast-Q 量表对满意度进行三方评估,结果表明在美观、对称性、手感、生活质量等方面均可获得满意的效果。由于缺乏前瞻性研究的结果,自体脂肪移植仅用于全乳切除术后或乳房重建术后的部分修复,尚未推荐用于保乳手术。自体脂肪移植因其明显优势、临床效果较好且操作简单,是一种理想的软组织填充材料。随着基础实验和临床研究的不断深入,自体脂肪移植成活率不断提高,其具有良好的应用前景。

八、预防性切除

预防性乳房切除是指针对乳腺癌高危人群,在乳腺癌发生前以外科手段切除单侧或双侧乳房,其目的是为了降低乳腺癌的发病风险。这种手术目前仍备受争议,在 NCCN 指南中建议伴有 BRCA 基因突变的女性可行预防性切除手术来降低乳腺癌的风险,且在美国临床实践中预防性切除的比例较高。而我国专家普遍认为中国乳腺癌的发病率远低于欧、美等发达国家,同时 BRCA 基因的突变也低于西方国家。有 BRCA 基因突变并不意味着一定会发生乳腺癌。预防性手术切除预防乳腺癌的有效性,也并未得到大样本、多中心临床研究的证实,因而不作为常规推荐。

九、3D 技术的发展

三维成像可在乳房重建前精确测量患者的解剖指标,了解是否存在肌肉和骨骼的不对称,同时,术前可通过 CT 或 MRI 三维成像精确测量乳房的各个解剖指标,如解剖位置、形态、体积估计、乳房凸度、乳头乳晕复合体的定位等,并采用 3D 打印技术(three dimensional printing,3D printing)在术前制造模型,为手术提供详细而精确的信息,指导手术的进行,保证重建术后乳房形态的美观。在众多方法中,MRI 联合 3D 模型是最为精确而可靠的测定乳房体积的方法。采用造影剂对血管进行造影,结合 3D 成像技术来进行术前的穿支血管的造影,通过对腹壁下动脉穿支血管的精确定位来优化手术的设计和流程。

　　目前,临床实践中可以见到有各种形状、外观及尺寸的标准化假体,但是并非所有的患者都能找到最合适的假体。大量研究显示约 80% 的女性存在着双侧不对称乳房,包括乳房及乳头、乳晕的大小和形态的不对称。对这些原本就存在不对称的乳房进行准确的术前设计并实施整复手术后,美观效果也不尽如人意。研究表明 27% 的患者会因为双乳不对称而寻求修复手术。丹麦一项研究中 5373 例隆乳术后的患者会因为术后出现双乳不对称的问题而要求更换或取出假体。因此,对于存在双乳不对称或不适合标准化假体的患者,如何精确测量解剖参数而制订个体化的假体显得尤为重要。全乳切除术后乳房缺失的乳腺癌患者在进行重建手术时,如何重建出自然而对称的乳房,这个问题对医师来说是个巨大的挑战。对于这些双乳不对称的患者,术前采用三维成像技术对胸壁和软组织的形态、大小及不对称的程度进行精确测量,可为制订合适的假体提供有利的数据,以获得术后更佳的美观效果。

　　3D 打印还可用来假体的制作,以精准测量的参数模型为基础,运用粉末状、液态金属或聚合物等可黏合材料,通过逐层打印的方式快速制造实物模型。这种打印技术可使得假体与自身的胸壁骨骼形态和软组织相匹配,从而达到重建后的最佳效果。在保证假体的自然的美观和柔软的手感的同时,密度分层堆积法可使假体基底更牢固,假体内容物与韧带分布相匹配,给予假体提供向上的提拉力,保证乳房挺拔的形态。这种 3D 打印技术可为患者提供量身定制的更为自然的高质量假体。美国得克萨斯大学生物医学工程的专家与 TeVido BioDevices 公司使用 3D 打印技术制作生物打印乳房,并已成功用于乳头乳晕复合体的重建和保乳术后局部腺体缺失的充填,研究发现可降低术后并发症风险,并达到自然美观的效果。这项技术解决了传统方法存在着不同程度的移植脂肪重吸收,对人工假体排异及手术重建乳头的突度难以维持等问题。

　　近来出现的生物假体是以可吸收的生物基质作为支架,并向内植入来自腹部的自体脂肪细胞。这类可吸收的假体与周围组织相容性好,可用于填充缺损,修复局部形态。假体内贯穿的微脉管系统可确保血流灌注,从而为植入的脂肪细胞提供充足的营养,维持生长。但这项研究目前仍处于动物实验阶段,在不久的将来会应用于临床研究,临床研究的目标是生产出更为自然形态、手感柔软的量身定制的生物型假体,并且稳固坚挺,可防止远期下垂。类似的研究还有澳大利亚昆士兰科技大学目前正研发的一种可用于乳房重建的生物可吸收的 3D 打印的乳房支架。这项技术目前正用于乳腺癌患者全切术后的延期乳房重建的临床研究,以健侧乳房的 MRI 三维重建数据为基础,经过 3D 打印制作成生物支架并被置入患侧乳房内,经过 2～3 年的时间,随着乳房自身的脂肪组织再生并堆积在支架内,支架也随之自行降解,从而实现乳房的延期重建。

(湖南省肿瘤医院　李　赞)

参 考 文 献

[1] Yu P. Breast reconstruction at the MD Anderson Cancer Center. Gland Surg,2016,5(4):416-421. doi:10.21037/gs.2016.05.03.

[2] Filip CI, Jecan CR, Raducu L, et al. Immediate Versus Delayed Breast Reconstruction for Postmastectomy Patients. Controversies and Solutions. Chirurgia (Bucur),2017,112(4):378-386.

[3] Sekiguchi K, Kawamori J, Yamauchi H. Breast reconstruction and postmastectomy radiotherapy: complications by type and timing and other problems in radiation oncology. Breast Cancer,2017,24(4):511-520.

[4] Paprottka FJ, Krezdorn N, Sorg H, et al. Evaluation of complication rates after breast surgery u-

sing acellular dermal matrix：median follow-up of three years Plast Surg Int，2017，2017：1283735.

[5] Vidya R，Iqbal FM. A guide to prepectoral breast reconstruction：a new dimension to implant based breast reconstruction. Clin Breast Cancer 2017，17：266-271.

[6] 吕春柳，李赞，周晓，等. 带蒂背阔肌 Kiss 皮瓣修复肿瘤切除术后胸壁皮肤软组织缺损的临床研究. 中国修复重建外科杂志，2016，30（12）：1498-1501.

[7] Macadam SA，Bovill ES，Buchel EW，et al. Evidence-based medicine：autologous breast reconstruction. Plast Reconstr Surg，2017，139：204e-29e.

[8] Dayan JH，Allen RJ. Lower extremity free flaps for breast reconstruction. Plast Reconstr Surg，2017，140（5 suppl）：77S-86S.

[9] 宋达疆，李赞，周晓，等，股深动脉穿支皮瓣在乳房

重建的应用. 中华整形外科杂志，2017，33（6）：412-416.

[10] 卢伶俐，万能斌，周征宇，等. 保留乳头乳晕的乳房全切术后带蒂大网膜联合假体乳房一期重建 23 例. 中华普通外科学文献，2016，10（6）：431-434.

[11] Mohan AT，Saint-Cyr M. Advances in imaging technologies for planning breast reconstruction. Gland Surg，2016，5：242-254.

[12] Hosein RC，Cornejo A，Wang HT. Postoperative monitoring of free flap reconstruction：a comparison of external Doppler ultrasonography and the implantable Doppler probe. Plast Surg，2016，24：11-19.

[13] Henderson JT，Lee TJ，Swiergosz AM，et al. Nipple-Areolar Complex Reconstruction：A Review of the Literature and Introduction of the Rectangle-to-Cube Nipple Flap. Eplasty，2018，19（18）：e15. eCollection.

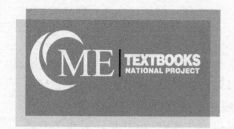

妊娠相关乳腺癌研究进展

第17章

妊娠相关乳腺癌（pregnancy-associated breast cancer，PABC）是指妊娠期间及分娩以后1年内确诊的乳腺癌；具体分为妊娠期乳腺癌（breast cancer in pregnancy）和哺乳期乳腺癌。哺乳期乳腺癌治疗遵循普通乳腺癌治疗指南，因此本文主要就妊娠期乳腺癌进行论述。随着晚婚晚育女性的增多，妊娠期乳腺癌发病率也逐渐增加。近年的研究表明，妊娠期乳腺癌并不会因为终止妊娠而提高患者疗效。因此，越来越多的妊娠期乳腺癌患者在明确诊断后选择综合治疗。

一、流行病特点

乳腺癌是妊娠期最常见的恶性肿瘤之一，其发生率在妊娠期妇女约为0.03%，在50岁以下的乳腺癌妇女为0.2%～3.8%。但在30岁以下的妇女中，10%～25%的乳腺癌诊断于妊娠期。随着社会的发展，越来越多的女性推迟生育，妊娠期乳腺癌发病人数逐渐增加，如瑞典国家健康中心的数据显示，妊娠期乳腺癌的发病率从1963年的16/10万上升到2002年的37.4/10万。

二、诊断与分期

（一）诊断

妊娠期乳腺癌典型的表现是患者自行触诊到无痛肿块。妊娠期乳腺的腺体增多，体积增大，乳腺组织密度增高，因此，乳腺癌诊断的延误非常普遍，导致诊断时分期比普通人群要晚。从第一次出现症状开始平均的诊断延误时间为1～2个月。妊娠期诊断延误1个月可能使淋巴累及的风险增加0.9%。这样导致妊娠期乳腺癌的患者发生转移的多，预后也比非妊娠期乳腺癌患者更差。因此，一旦孕妇乳腺腺体内发现新生的可触及肿块，且在2周内未消退，就需要进一步明确诊断。

体检发现乳腺肿块时，应首选超声对双乳及双侧腋窝进行检查。该检查能鉴别实性及囊性结节，敏感性和特异性也较高，并且无辐射，对胎儿的生长发育基本无影响。在充分的腹部遮蔽的情况下，可以对妊娠期女性进行双乳钼靶检查。钼靶检查对胎儿的辐射约为0.004mGy，远低于早产胎儿畸形的阈值（0.1～0.2Gy）。由于乳腺MRI检查通常需要增强显影，而研究显示增强显影所使用的钆离子可以通过胎盘屏障导致胎儿畸形。因此，在选择乳腺MRI检查时需特别谨慎。明确肿块性质需依赖组织病理学诊断，局部麻醉下行空心针穿刺活检技术为首选方法，活检后出现乳汁阻塞则很罕见。雌激素孕激素诱导的乳腺生理上的过度增殖改变可导致细针穿刺细胞学出现假阳性或假阴性结果。因此,妊娠期不推荐行细针穿刺活检检查。

(二)病理特点

大部分妊娠期乳腺癌的组织病理类型是浸润性导管腺癌(71％～100％),肿瘤大小相较非妊娠期乳腺癌更大,容易出现侵袭,累及淋巴血管的概率高,晚期肿瘤的发生率较高(40％～95％)。在276例<43岁的年轻乳腺癌回顾性研究中,14.5％的患者为妊娠相关乳腺癌,相对非妊娠相关乳腺癌,妊娠相关乳腺癌患者更年轻,原发肿瘤 T_3～T_4、HER2基因扩增和激素受体阴性的患者比例是非妊娠相关乳腺癌的2倍。另有文献也报道,妊娠期乳腺癌比非妊娠期乳腺癌表现出更强的侵袭性,包括肿瘤分级高、淋巴结转移率高、三阴性乳腺癌比例高。

(三)分期

在确诊妊娠期乳腺癌后,需要评估肿瘤分期,分期检查方法包括放射学检查。但是放射学检查应在可能改变治疗决策的时候再行,并注意尽量减少胎儿辐射。因为胎儿辐射一旦超过阈值0.1～0.2Gy,就可能导致严重的不良后果,如死胎、畸形或发育不全。如果妊娠期乳腺癌患者发生远处转移的风险较低,可以分娩后再行远处转移分期检查。对临床分期Ⅱ期及更晚患者,需要行肝超声、肺部X线检查(胎儿屏蔽条件下)等排除肝、肺等主要脏器的转移。通常不推荐常规行CT及全身骨扫描(ECT)检查。

三、治　疗

(一)手术

手术应作为妊娠期乳腺癌治疗的重要手段,术前需要乳腺外科医师、麻醉医师及产科医师共同参与讨论,尽量避免低氧、低血压、低血糖,发热、疼痛、感染或血栓等的发生,因为这些都可能对胎儿造成严重影响。围术期对母体的良好护理是确保胎儿健康的重要因素。术中及术后采用胎心监护对胎儿进行监测,疼痛、紧张等心理因素可能诱发频繁宫缩导致早产。在复旦大学附属妇产科医院乳腺科团队近期报道的19例妊娠期乳腺癌手术患者中,12例患者给予硝苯地平预防宫缩,术后均未出现明显宫缩。而未使用预防措施的7例患者中,有4例患者出现频繁宫缩,后予以保胎对症支持数天,宫缩症状才逐步缓解直至正常,未使用预防措施的患者住院天数延长3～4d。

妊娠期乳腺癌的手术治疗原则与非妊娠期乳腺癌相同。不能由于保乳手术后需放疗而放弃保乳,因为通常等手术、化疗接受后该行放疗时,患者已终止妊娠。如果患者有重建乳房的要求,考虑到妊娠期乳腺生理改变,建议患者在妊娠期暂不进行。

(二)化疗

对妊娠期乳腺癌患者进行化疗时,主要考虑化疗药物对胎儿的发育影响。妊娠2周内,受精卵完成着床;妊娠2～8周是胎儿的器官发育时期,此时期也最易受药物影响发生流产或胎儿畸形;典型的致畸期是在妊娠的31～71d。因此,在妊娠早期通常禁忌化疗。另外,各种化疗药物通过胎盘屏障进入胎儿的通过率是不一样的。在临床前研究中,妊娠狒狒的化疗药物经胎盘转运通过率是不同的;其中紫杉醇和多西他赛的通过率最低(0～1.4％),蒽环类其次(4％～7.5％),环磷酰胺(25.1％)和卡铂(57.5％)较高。

妊娠期乳腺癌患者的化疗方案选择应参照普通乳腺癌治疗指南,同时需考虑妊娠周数及综合治疗方案(如手术时机、是否需要放疗等)。可以选择辅助化疗或新辅助化疗,但必须在妊娠第一阶段(即妊娠满3个月)后实行,可选择的标准化疗方案包括FEC、FAC、EC-T、AC-T。目前国内在妊娠期间进行化疗的报道较少,大多数文献报道都是在分娩以后进行全身综合治疗。复旦大学附属妇产科医院乳腺科团队近期报道的妊娠期乳腺癌患者中有7例在妊娠期进行化疗,方案多选择为紫杉醇序贯表柔比星加环磷酰胺,或者是多西他赛序贯表柔比星加环磷酰胺,因此化疗患者妊娠期均只使用紫杉醇或多西他赛,妊娠期进行化疗患者的新生儿Apgar评分均>9分,中位随访时间10个月,发现这些婴儿的体重、身高及智力发育等情况均与同龄儿相当。

(三)内分泌治疗、靶向治疗、放疗

内分泌药物可能干扰孕妇体内的雌激素环境,因此妊娠期乳腺癌患者在分娩前不建议接受内分泌治疗。他莫昔芬不推荐用于妊娠期患者,如果有应用指征,应推迟到产后。他莫昔芬有增加妊娠期间胎儿损害的潜力,并且与胎儿缺陷包括颅面畸形和生殖器模糊及胎儿死亡有关。

由于HER2在胎儿上皮细胞中高表达,妊娠期接受曲妥珠单抗治疗可能对胎儿造成严重的不良反应。有研究发现,15个暴露于曲妥珠单抗的胎儿中,3个患有肾衰竭,4个出现死亡。其中8个出现羊水体积减少。羊水过少或无羊水的严重程度跟暴露的时间有关。因此,曲妥珠单抗不推荐用于治疗HER2阳性的妊娠期肿瘤患者。

妊娠期乳腺癌患者接受放疗,胎儿暴露于放射野的风险很高,对胎儿可能造成严重的不良影响。妊娠期乳腺癌患者可以等终止妊娠后再接受放疗。

(四)终止妊娠

在妊娠期乳腺癌的治疗过程,终止妊娠的时间尤为重要。2012年*Lacet*一篇关于妊娠期乳腺癌文献综述中指出(图17-1),对于妊娠早期(<12周)的患者可以考虑先终止妊娠,然后完成后续治疗;对于妊娠中、晚期(>12周)的患者可以在妊娠期进行安全的乳腺癌综合治疗包括手术及化疗,在

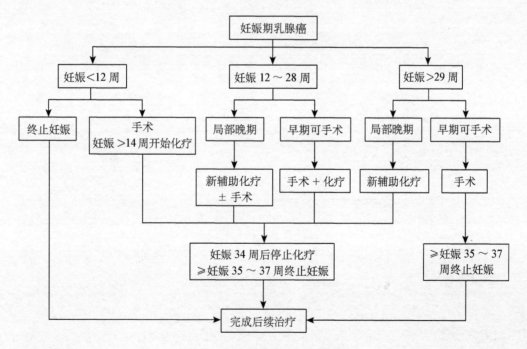

图 17-1　妊娠期乳腺癌治疗流程

治疗期间尽可能地避免早产,最好在妊娠 35~37 周以后终止妊娠,因为早产是导致胎儿预后不良的最重要原因。同时该文章还强调,在妊娠 34 周后需暂停化疗,为分娩准备,化疗的骨髓抑制会增加产后母亲和胎儿的感染风险。

四、预 后

由于妊娠期乳腺癌诊断延误比较普遍,其乳腺癌较少为 Ⅰ 期,晚期肿瘤的概率为非妊娠期乳腺癌的 2.5 倍。因此,妊娠期乳腺癌可能因为发现较晚、延迟治疗等原因而预后欠佳。在 2010 年美国癌症年会上 Murphy 报道了包括 99 例妊娠期乳腺癌及近 200 例确诊年龄相配对的非妊娠期乳腺癌患者的临床研究,结果显示虽然妊娠期乳腺癌生物学特性(如年龄、组织学分级、性激素受体阴性率等)显示预后不良,但多因素分析发现,妊娠期乳腺癌不是生存率欠佳的独立预测因素。2012 年一篇关于妊娠期乳腺癌预后 Meta 分析文章对 30 篇文献进行总结,结果提示妊娠期相关乳腺癌(孕期乳腺癌和产后 2 年的乳腺癌)的死亡风险高于非妊娠期相关乳腺癌,该文章还提示另一种趋势:产后发现乳腺癌的预后差于妊娠期诊断的乳腺癌。因此,只要妊娠期乳腺癌患者按期接受标准治疗,预后与一般乳腺癌无明显差异。

(复旦大学附属妇产科医院 王富文 吴克瑾)

参 考 文 献

[1] 王富文,吴克瑾,傅少梅.妊娠期乳腺癌临床诊治回顾性分析.中华外科杂志,2018,56(2):114-118.

[2] Shachar SS,Gallagher K,McGuire K,et al. Multidisciplinary Management of Breast Cancer During Pregnancy. Oncologist,2017,22(3):324-334.

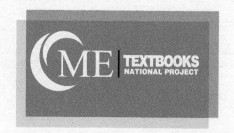

第二部分

乳腺癌重大临床试验及其转化性研究解读

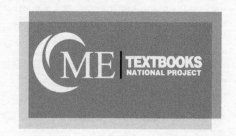

第四篇

乳腺癌新辅助治疗重大临床试验解读

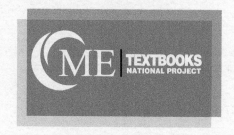

ACOSOG Z1031B 研究：芳香化酶抑制剂新辅助治疗后 Ki67 作为后续新辅助化疗的选择指征

第 18 章

一、概　述

【文献来源】

Matthew J Ellis, Vera J Suman, Jeremy Hoog, et al. Ki67 proliferation index as a tool for chemotherapy decisions during and after neoadjuvant aromatase inhibitor treatment of breast cancer: results from the American College of Surgeons Oncology Group Z1031 trial (Alliance). JCO, 2017, 35(10): 1061-1069.

【研究背景】

ACOSOG Z1031A 临床试验比较的是 3 种不同的芳香化酶抑制剂（AI）单药新辅助治疗的疗效。而本试验旨在判断 AI 新辅助治疗后肿瘤组织的 Ki67 表达高低是否可以作为转换至新辅助化疗的指征，以及观察以 Ki67 为基础的术前内分泌预后指数（PEPI：综合考虑患者术前 T 分期、N 分期、Ki67 水平和评分）是否可以有效地预测疾病复发。

【入组条件】

1. 绝经后女性。
2. $T_2 \sim T_{4C}$、$N_{0 \sim 3}$、M_0、ER 阳性（Allred 评分 6～8 分）乳腺癌。
3. 尚未接受过任何治疗。
4. ECOG 评分 0～2 分。

【试验设计】

1. 一项随机、Ⅱ期临床试验。
2. Z1031 的主要研究终点是治疗 16～18 周后的临床缓解率（cRR，包括完全缓解及部分缓解）。次要研究终点为 PEPI 分组的无复发生存（RFS）。
3. 对于 Z1031B 来说，首要研究终点是转换至新辅助化疗患者的病理完全缓解（pCR）率。试验假设当样本量为 35，且单侧检验 α 取 0.10 时，有 90% 的检验效能可以检测出至少 20% 的 pCR 率

（至少 4 个 pCR 事件数）。其备择假设为 pCR＝5％。

4. 采用意向性（ITT）分析。

【试验流程】

ACOSOG Z1031B 研究：芳香化酶抑制剂新辅助治疗后 Ki67 作为后续新辅助化疗的选择指征试验流程见图 18-1。

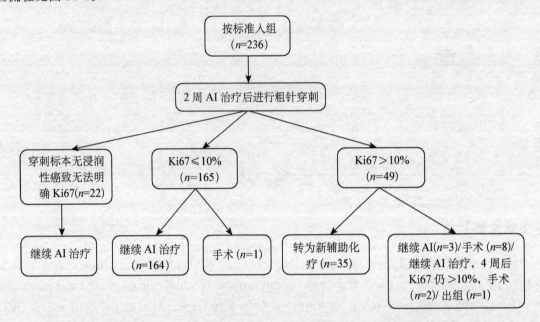

图 18-1　ACOSOG Z1031B 研究：芳香化酶抑制剂新辅助治疗后 Ki67 作为后续新辅助化疗的选择指征

【结果】

1. pCR　35 例转化至新辅助化疗的患者中，只有 2 例达到 pCR（5.7％，95％ CI 0.7％～19.1％）。

2. pCR　对于 186 例完成 14～16 周 AI 治疗的患者，pCR 率为 1.6％（95％CI 0.3％～4.6％）。

3. RFS　术前内分泌治疗预后指数（PEPI）＝0 对于 PEPI＞0 的风险比 $HR＝0.27$（$P＝0.014$，95％ CI 0.092～0.764）。

【结论】

对于 AI 耐药的 ER 阳性乳腺癌，新辅助化疗的效果仍有待商榷。对于 PEPI 为 0 的乳腺癌患者，术后未用辅助化疗者的 5 年复发风险仅为 3.6％，因此支持对于这类患者可以考虑仅用辅助内分泌治疗。

二、专家解读一

对于雌激素受体（ER）阳性、临床Ⅱ～Ⅲ期的绝经后乳腺癌患者来说，使用芳香化酶抑制剂（AI）进行新辅助内分泌治疗可能是一种更为优化的治疗方案，其毒性较低，并且能增加保乳率，但目前仍较少被应用于临床实践中。

病理完全缓解率（pCR）是检验 ER 阳性乳腺癌患者接受新辅助治疗疗效的一项重要评价指标。

如果在使用 AI 进行新辅助内分泌治疗后疗效不佳,转换为化疗是否能提高患者的 pCR 率? 来自于 ACOSOG Z1031B 的研究报告显示:在雌激素受体阳性且芳香化酶抑制剂耐药的肿瘤中,转换为新辅助化疗的 pCR 率要远低于预期。同时,基于患者 Ki67 水平的 PEPI 可以检验复发风险。PEPI 主要包括患者术后病理的肿瘤大小、淋巴结状态、Ki67 水平及新辅助治疗后雌激素受体的状态。

本研究主要入组临床评估 Ⅱ 期或 Ⅲ 期、ER 阳性、Allred 评分为 6～8 分的绝经后乳腺癌患者,患者被随机分配至使用含来曲唑、阿那曲唑或依西美坦的新辅助 AI 治疗中,在 AI 治疗 2～4 周后重新检测乳腺癌原发灶的 Ki67 水平,Ki67＞10% 的患者则转换进入新辅助化疗。同时在所有完成新辅助 AI 治疗的患者中,根据 PEPI＝0 分(pT1 或 pT2,pN0,Ki67＜2.7%,ER Allred 评分＞2 分)及 PEPI＞0 分进行分组,分别评估两组的复发风险。

研究结果显示,在转换为新辅助化疗的 35 例患者中,仅有 2 例达到 pCR(5.7%,95% CI 0.7%～19.1%)。而在对所有完成 AI 新辅助内分泌治疗的患者进行中位时间为 5.5 年的随访以后,PEPI＝0 分组的 119 例患者中仅有 4 例出现复发(3.4%),PEPI＞0 分组的 341 例患者中则有 49 例(14.4%)出现复发(HR 0.27,95% CI 0.092～0.764,P＝0.014)。

ACOSOG Z1031B 研究表明,对于 ER 阳性的绝经后乳腺癌患者,当其原发灶有 AI 抵抗性倾向时,换用新辅助化疗的疗效也不尽如人意,此类患者最佳的术前治疗及新辅助治疗转换策略还需要进一步探索。而对于 PEPI 为 0 分的患者,在仅接受新辅助内分泌治疗且没有接受化疗的情况下,其 5 年复发风险也仅有 3.4%,这表明新辅助内分泌 AI 单药治疗也应该在临床实践中得到更多的应用,而基于 Ki67 状态和 PEPI 评分的分层方法目前也正在 Ⅲ 期临床研究 ALTERNATE(NCT01953588)中进行进一步验证。

本研究目前尚无同类的其他研究,其不足主要体现在纳入的样本量仍然不够,仅有 35 例患者进行新辅助内分泌治疗到新辅助化疗的转换。而在所有完成新辅助内分泌治疗的病人中,也仅有 119 例 PEPI 为 0 分的患者被纳入计算复发风险。该研究目前只是一个早期的探索性分析,未来还需要更进一步的验证。一项 Ⅱ 期临床研究(NeoMONARCH)结果则显示,与阿那曲唑单药相比,运用阿贝西利单药或其联合阿那曲唑进行新辅助内分泌治疗均可以显著降低 Ⅰ～Ⅲb 期的 HR 阳性、HER2 阴性绝经后乳腺癌患者的 Ki67 水平,在新辅助内分泌治疗中加用 CDK4/6 抑制剂是否可使患者获益也仍需要进一步的探索。

目前对于临床医师而言,其临床实践重点仍主要在优化相关的治疗方案上,对于 ER 阳性的绝经后乳腺癌,如何为原发灶出现 AI 抵抗倾向的患者选择一个合适的治疗方案,又如何将适合新辅助内分泌治疗的患者挑选出来,使他们既能够通过新辅助内分泌治疗获益,也可以避免接受不必要的化疗,是一个既紧迫又前瞻的命题。

三、专家解读二

ACOSOG Z1031A 本身比较的是阿那曲唑、来曲唑及依西美坦 3 种不同的新辅助内分泌治疗间疗效的差别。其主要研究终点是治疗 3 个月后患者的客观缓解率。而 ACOSOG Z1031B 则是为其中内分泌治疗不敏感的患者寻求新的治疗思路。

众所周知,luminal 型乳腺癌相对发展缓慢,对化疗不甚敏感。对于这一类型的乳腺癌而言,内分泌治疗也许可以作为一种安全有效的新辅助治疗手段。相关临床试验结果显示单药芳香化酶抑制剂(AI)作为新辅助内分泌治疗可以达到 40%～60% 的客观缓解率。在这一基础上,Z1031B 更关注那些无法通过新辅助内分泌治疗达到预期肿瘤降级的患者。对于这些 2 周新辅助内分泌治疗后,Ki67 仍＞10% 的患者,转而行新辅助化疗以期提高 pCR 率,从而达到手术或保乳的目的。

遗憾的是,最终 35 例转行新辅助化疗的患者中只有 2 例达到病理完全缓解(pCR),pCR 率远低于预期结果。研究者称,与想象不同的是,这部分对 AI 不敏感的患者,对化疗也不敏感。因此,对于这类患者我们还需要寻找新的治疗手段。

本临床试验的缺陷显而易见。首先,对于转换至新辅助化疗的这批患者,化疗方案并不统一。须知,不同新辅助化疗方案的 pCR 率大相径庭。虽然 luminal 型乳腺癌新辅助化疗的 pCR 率素来不高,倘若采取有效的方案,比如说我中心的单周紫杉醇联合顺铂(DP)方案,也可以达到 24.7%。可以想象,如果按照医师个人选择而使用 CMF 或 EC 方案新辅助化疗的话,完全缓解率不一定会高。其次,仔细分析文中 2 例达到 pCR 的患者,可发现两人的 Ki67 指数都＞30%。可以假设这类患者对化疗反应性更好,如果将入组标准提高到 2 周时 Ki67 指数＞30%,那么也许可以得到阳性试验结果。换言之,对于 AI 治疗不敏感患者的这一筛选指标,还有待讨论。最后,试验设计上,患者在接受 AI 治疗 2 周后就进行再次活检评估,对于内分泌治疗起效而言可能太短。

以上这些问题都可能影响本次试验结果,也有待后续试验的验证。值得期待的是正在开展的 WSG ADAPT 临床试验。该试验对激素受体阳性、HER2 阴性的高危患者(淋巴结阳性、21 基因风险中危,治疗后 Ki67＞10%)在新辅助内分泌治疗 3 周后转新辅助化疗(紫杉醇序贯表柔比星联合环磷酰胺 vs. 白蛋白紫杉醇序贯表柔比星联合环磷酰胺)。该试验与 ACOSOG Z1031B 相比,转新辅助化疗前接受新辅助内分泌治疗的时间更长、化疗方案更统一、计划入组人数更多。期待试验结果给我们治疗带来更多指导。

(专家解读一:福建医科大学附属协和医院　林雨翔　宋传贵;专家解读二:上海交通大学医学院附属仁济医院　吴子平　陆劲松)

参 考 文 献

[1] van Dam PA, van Dam VC, Altintas S, et al. Neo-adjuvant endocrine treatment in early breast cancer: An overlooked alternative? European Journal of Surgical Oncology, 2016, 42(3): 333-342.

[2] Spring LM, Gupta A, Reynolds KL, et al. Neoadjuvant Endocrine Therapy for Estrogen Receptor-Positive Breast Cancer: A Systematic Review and Meta-analysis. JAMA oncology, 2016, 2 (11): 1477-1486.

[3] Martin M, Hurvitz SA, Chan D, et al. Abstract PD5-01: Final results of NeoMONARCH: A phase 2 neoadjuvant study of abemaciclib in postmenopausal women with hormone receptor positive (HR+), HER2 negative breast cancer (BC). Cancer Research, 2018, 78(4), PD5-01.

[4] Zhou L, Xu S, Yin W, et al. Weekly paclitaxel and cisplatin as neoadjuvant chemotherapy with locally advanced breast cancer: a prospective, single arm, phase Ⅱ study. Oncotarget, 2017, 8(45): 79305-79314.

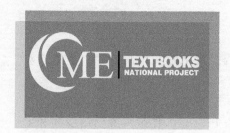

不同乳腺癌分型中肿瘤浸润淋巴细胞与新辅助化疗预后关系的 Pool 分析

第 19 章

一、概 述

【文献来源】

Denkert C, von Minckwitz, G, et al. Tumour-infiltrating lymphocytes and prognosis in different subtypes of breast cancer: a pooled analysis of 3771 patients treated with neoadjuvant therapy. The Lancet Oncology, 2018, 19(1): 40-50.

【研究背景】

肿瘤浸润淋巴细胞(TILs)是指浸润肿瘤组织中的淋巴细胞,现研究表明淋巴细胞浸润或可提示肿瘤患者预后较好。机体自身的免疫反应不仅可以参与杀灭肿瘤细胞和抑制肿瘤生长,还可以增强常规细胞毒性化疗的疗效。有研究表明,在三阴性乳腺癌(TNBC)和 HER2 阳性乳腺癌中,TILs 可以作为新辅助化疗的疗效预测因子,这提示在乳腺癌中免疫系统可能对化疗的疗效有一定影响。但是,TILs 在 luminal-HER2 阴性型乳腺癌中的作用及 TILs 对预后的作用还不清楚。既往 I 期研究发现,不同乳腺癌亚组对免疫检查点抑制剂联合常规化疗方案的疗效反应不同,这提示 TILs 或可作为分子亚型标记用于指导治疗,但尚无证据支持。本 Pool 分析旨在 TNBC、HER2 阳性及 luminal-HER2 阴性乳腺癌患者中探究 TILs 与新辅助化疗疗效及预后之间的关系。

【入组条件】

该研究纳入 GeparDuo、GeparTrio、GeparQuattro、GeparQuinto、GeparSepto、GeparSixto 6 个前瞻性新辅助化疗临床试验所入组的所有乳腺癌患者,除外无法获得固定组织和 HE 切片的患者。6 个临床试验的入组条件如下。

1. GeparDuo 试验

(1)年龄>18 周岁。

(2)经空心针穿刺确诊的、单边、需要进行新辅助化疗的可手术的原发性浸润性乳腺癌($T_2 \sim T_3$、$N_{0 \sim 2}$、M_0)。

(3)原发癌灶>2cm。

（4）KPS≥70％。

2. GeparTrio 试验

（1）经空心针穿刺确诊的、未接受抗肿瘤治疗（化疗、放疗、内分泌治疗和靶向治疗）、单侧或双侧、需要进行新辅助化疗的原发性侵袭性乳腺癌。

（2）原发癌灶＞2cm。

（3）至少附加下列一项危险因素：＜36 岁、肿瘤＞5cm、ER 和 PR 阴性、伴腋窝淋巴结浸润和未分化乳腺癌。

3. GeparQuattro 试验

（1）经空心针穿刺确诊的、未接受抗肿瘤治疗（化疗、放疗、内分泌治疗和靶向治疗）、单侧或双侧、原发性侵袭性乳腺癌。

（2）适合进行新辅助化疗，如 $T_3 \sim T_4$、ER 和 PR 阴性、ER 或 PR 阴性伴淋巴结阳性。

（3）年龄≥18 周岁。

（4）KPS＞80％。

（5）无远处转移。

4. GeparQuinto 试验

（1）经空心针穿刺确诊的、未接受抗肿瘤治疗（化疗、放疗、内分泌治疗和靶向治疗）、单侧或双侧、原发性侵袭性 HER2 阳性乳腺癌。

（2）适合进行新辅助化疗，如 $T_3 \sim T_4$、ER 和 PR 阴性、ER 或 PR 阴性伴淋巴结阳性。

（3）原发癌灶＞2cm。

5. GeparSixto 试验

（1）经空心针穿刺确诊的、未接受抗肿瘤治疗（化疗、放疗、内分泌治疗和靶向治疗）、单侧或双侧、未发生转移的原发性侵袭性三阴性或 HER2 阳性性乳腺癌。

（2）原发癌灶：$T_2 \sim T_{4a \sim d}$ 或 T_{1c} 伴淋巴结阳性（临床或病理分期）。

（3）年龄＞18 周岁。

（4）KPS＞80％。

6. GeparSepto 试验

（1）经空心针穿刺确诊的、未接受抗肿瘤治疗（化疗、放疗、内分泌治疗和靶向治疗）、单侧或双侧、原发性侵袭性乳腺癌。

（2）原发癌灶＞2cm（$T_2 \sim T_{4 \sim d}$）。

（3）原发癌灶：$T_2 \sim T_4 a \sim d$ 而且无附加下列任何一项危险因素或 T_{1c} 伴以下任何一项危险因素：ER 和 PR 阴性、HER2 阳性、Ki67＞20％或淋巴结阳性（临床或病理分期）。

（4）年龄＞18 周岁。

（5）KPS＞80％。

【试验设计】

1. 该研究为 Pool 分析，包括 GeparDuo、GeparTrio、GeparQuattro、GeparQuinto、GeparSepto 5 个随机、多中心、Ⅲ期临床试验和 GeparSixto 一个随机、多中心、Ⅱ期临床试验，共 3771 名患者。6 个临床试验的试验设计及试验结果如下。

（1）GeparDuo 试验：该研究对比 ADOC 双周方案（多柔比星 $50mg/m^2$＋多西他赛 $75mg/m^2$，每疗程 14 天，共 4 个疗程，给予粒细胞集落刺激药物支持）和 AC-DOC 3 周方案（多西他赛 $60mg/m^2$＋环磷酰胺 $600mg/m^2$，每疗程 21 天，共 4 个疗程；序贯多西他赛 $100mg/m^2$，每疗程 21 天，共 4 个疗程），对患者的病理完全缓解（pCR）率的影响发现，AC-DOC 3 周组 pCR 率（14.3％）较 ADOC 双周组 pCR 率(7.0%)高,并且存在统计学意义(OR 2.22,95%CI 1.52~3.24,P<0.001)。结果提示,患者使用 AC-DOC 3 周方案更易达到 pCR。

(2)GeparTrio 试验:该研究是在接受 2 个疗程 TAC(多西他赛、多柔比星和环磷酰胺)治疗的患者中,根据患者的化疗反应将有效者随机分为两组分别继续接受 4 个疗程和 6 个疗程的 TAC 治疗,将无效者随机分为两组分别继续接受 4 个疗程 TAC 治疗或接受 4 个疗程 NX(长春瑞滨+卡培他滨)对比各组患者的 pCR 率。结果在有效者中使用 8 个疗程的 TAC 组无病生存(DFS)较使用 6 个疗程的 TAC 组长(HR 0.78,95%CI 0.62~0.97,P=0.026);在无效者组,TAX+NX 组 DFS 较使用 6 个疗程 TAC 组长(HR 0.59,95%CI 0.49~0.82,P=0.001),对于按照化疗反应调整化疗方案组(8 个疗程 TAC 组和 TAC+NX 组)较其余两组(6 个疗程 TAC 组)DFS(HR 0.71,95%CI 0.60~0.85,P<0.003)和总生存(HR 0.79,95%CI 0.63~0.99,P=0.048)均得到改善。这说明根据早期化疗反应调整新辅助方案可以提高患者总生存率。

(3)GeparQuattro 试验:该研究在接受 4 个疗程 EC 方案(表柔比星 $90mg/m^2$,环磷酰胺 $600mg/m^2$)中,随机分组接受 T 方案(多西他赛 $100mg/m^2$,共 4 个疗程)、TX 方案(多西他赛 $75mg/m^2$,卡培他滨 $1800mg/m^2$,共 4 个疗程)或接受 T-X(多西他赛 $75mg/m^2$,共 4 个疗程,序贯卡培他滨 $1800mg/m^2$,共 4 个疗程),HER2 阳性患者在整个治疗过程中同时接受曲妥珠单抗治疗。结果显示 EC+T 组、EC+TX 组及 EC+T-X 组的 pCR 率无明显统计学差异。

(4)GeparQuinto 试验:该研究患者接受新辅助化疗 EC-T(表柔比星 $90mg/m^2$,环磷酰胺 $600mg/m^2$,每 3 周为 1 个疗程,共 4 个疗程;序贯多西他赛 $100mg/m^2$,每 3 周为 1 个疗程,共 4 个疗程),同时,按 1:1 比例随机分组接受曲妥珠单抗(首次使用 8mg/kg,之后 6mg/kg,每 3 周为 1 个疗程,共 8 疗程)或接受拉帕替尼治疗(1000~1250mg/d,口服)。结果发现 EC-TH 组 pCR 率(30.3%)较 EC-TL 组 pCR 率(22.7%)高,而且具有统计学意义(OR 0.68,95%CI 0.47~0.97,P=0.04)。说明 HER2 阳性乳腺癌患者在新辅助化疗中使用曲妥珠单抗较使用拉帕替尼更易获得 pCR。

(5)GeparSixto 试验:该研究患者接受 18 周 TA(紫杉醇 $80mg/m^2$,每周 1 次,脂质体多柔比星 $20mg/m^2$,每周 1 次),随后按照 1:1 比例随机分组,一组接受卡铂治疗(首次 AUC 达到 2.0,之后 AUC 达到 1.5,每周 1 次),另一组不接受额外卡铂治疗。其中,三阴性乳腺癌患者在整个治疗过程同时接受贝伐珠单抗治疗(贝伐珠单抗 15mg/kg,每 3 周为 1 个疗程,共 6 个疗程),HER2 阳性患者在整个治疗过程同时接受曲妥珠单抗(首次使用 8mg/kg,之后 6mg/kg,每 3 周为 1 个疗程)或接受拉帕替尼治疗(750mg/d,口服)。结果表示卡铂组 pCR 率(43.7%)较对照组 pCR 率(36.9%)高,但暂无统计学差异。在三阴性乳腺癌亚组中卡铂组 pCR 率(53.2%)比对照组 pCR 率(36.9%)高,而且具有统计学意义(P=0.005),说明在新辅助化疗中加入卡铂可以显著提高三阴性乳腺癌患者的 pCR 率。

(6)GeparSepto 试验:该试验患者按照 1:1 比例随机分组,一组接受白蛋白紫杉醇单周化疗方案 [$150mg/m^2$(研究修整后改为 $125mg/m^2$),第 1、第 8、第 15 天,每 3 周为 1 个疗程,共 4 个疗程];另一组接受传统紫杉醇单周化疗方案(紫杉醇 $80mg/m^2$,第 1、第 8、第 15 天,每 3 周为 1 个疗程,共 4 个疗程)。随后两组均序贯 EC 方案(表柔比星 $90mg/m^2$,环磷酰胺 $600mg/m^2$,每 3 周为 1 个疗程,共 4 个疗程)。其中,HER2 阳性患者在整个化疗过程中接受曲妥珠单抗(首次 8mg/kg,之后 6mg/kg,每 3 周 1 个疗程)以及帕妥珠单抗($840mg/m^2$)治疗。结果显示白蛋白紫杉醇组 pCR 率(38%)较传统紫杉醇组 PCR 率(29%)高,而且具有统计学意义(OR 1.53,95%CI 1.20~1.95,P=0.000 65),说明在蒽环类化疗药为基础的新辅助化疗方案中,白蛋白紫杉醇较传统紫杉醇可以显著提高患者的 pCR 率。

2. 研究终点:病理完全缓解(pCR,定义为 ypT_0/ypN_0)、无病生存期(DFS)和总生存期(OS)。

【试验流程】

Pool 分析试验流程见图 19-1。

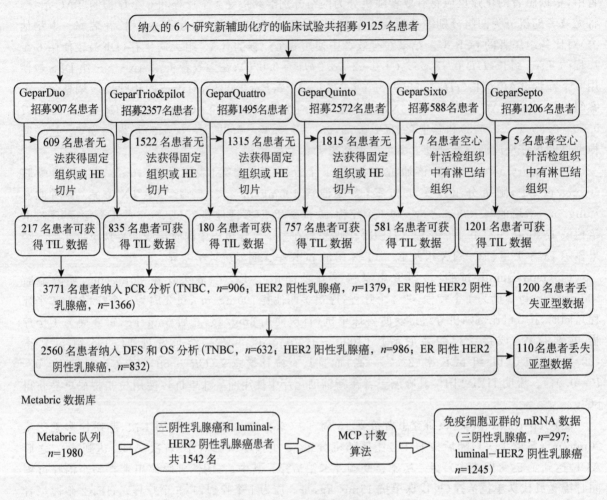

图 19-1 Pool 分析试验流程

【结果】

1. TILs 与 pCR　TILs 可以作为新辅助化疗的疗效预测因子,TILs 含量越高,患者越容易获得 pCR。

2. TILs 含量与 DFS　三阴性乳腺癌,TILs 越高,DFS 越长;HER2 阳性乳腺癌,TILs 越高, DFS 越长;luminal-HER2 阴性乳腺癌,TILs 与 DFS 间无统计学意义。

3. TILs 与 OS　三阴性乳腺癌,TILs 越高,OS 越长;HER2 阳性乳腺癌,TILs 与 OS 间无统计学意义;luminal-HER2 阴性乳腺癌,TILs 越高,OS 越短。

4. TILs 分布与 OS　三阴性乳腺癌,T 细胞、NK 细胞、B 细胞、单核细胞和髓系树突状细胞与呈 OS 正相关;luminal-HER2 阴性乳腺癌,髓系 DC 细胞、B 细胞与 OS 呈正相关,单核细胞与 OS 呈负相关。

【结论】

在所有乳腺癌分子亚型中，TILs 含量均可作为新辅助化疗疗效的预测因子。在三阴性乳腺癌，和 HER2 阳性乳腺癌亚型中，TILs 含量高的患者预后越好，而在 luminal-HER2 阴性乳腺癌患者中，TILs 含量越高则患者预后越差。

二、专家解读

免疫系统在肿瘤进展中扮演着重要的角色。有基础研究指出淋巴细胞可以被细胞毒性药物吸引而进入瘤床，同时也有研究表明机体的抗肿瘤反应可以影响细胞毒性药物的治疗效果。TILs 也因此成为化疗疗效的潜在预测因子。

本研究是对 6 个前瞻性新辅助临床试验 GeparDuo、GeparTrio、GeparQuattro、GeparQuinto、GeparSepto、GeparSixto 的 pool 研究（各试验的设计及结果如前所述）。由于这 6 个临床试验未能大样本系统性研究 TILs 与化疗疗效及预后的关系，所以本研究借助这 6 个临床试验探索在 luminal-HER2 阴性乳腺癌患者中 TILs 含量与新辅助化疗疗效的关系；在 3 种分子亚型中，TILs 含量与新辅助患者预后的关系；以及在 luminal-HER2 阴性乳腺癌、TNBC 两组中，TILs 含量及不同类型淋巴细胞的丰富度是否有差异，是否与患者预后相关。该研究发现在 3 种分子亚型中 TILs 含量均与患者 pCR 率成正比，但对于患者预后的影响，luminal-HER2 阴性乳腺癌组与 TNBC、HER2 阳性乳腺癌两组结果相反。考虑可能的机制是：①有相关研究显示 TILs、免疫相关基因与芳香化酶抑制药治疗反应差相关，TILs 与非 pCR 的 luminal-HER2 阴性乳腺癌的预后负相关，可能与化疗和转移后的内分泌治疗的耐药有关；②可能与 TNBC 型、HER2（＋）型、luminal-HER2（－）型 3 种亚型乳腺癌的 TILs 成分构成不同有关，但是具体的分子机制仍需要进一步的研究。

该试验存在以下不足：由于部分入组的患者无法获得样本，因而无法进行 TILs 量的测定，从而导致部分数据的丢失，这可能是部分偏倚；另外，TNBC 和 HER2 阳性乳腺癌患者所占比例较大，可导致与原始临床试验队列产生差异，这也可能会影响试验结果。

相似的同类研究还有 CLEOPATRA 临床试验中对于 TILs 的回顾性研究，此研究纳入 678 名局部复发、不可切除或已转移的 HER2 阳性的乳腺癌患者，分别给予曲妥珠单抗＋多西他赛＋帕妥珠单抗和曲妥珠单抗＋多西他赛＋安慰剂治疗，对比患者 TILs 含量与患者预后的关系，发现晚期 HER2 阳性乳腺癌患者中，TILs 含量与患者的 PFS 和 OS 呈正相关，即 TILs 含量越高，患者的预后越好。此外，还有两个法国Ⅲ期临床试验中对于 TILs 的回顾性研究，主要研究对象为 T$_{2\sim3}$ 期、淋巴结阴性、病理确诊的乳腺癌患者，发现在 HER2 阳性乳腺癌和 TNBC 患者中，TILs 与乳腺癌患者的预后相关，即 TILs 含量越高，患者的总生存越好。但 luminal-HER2 阴性乳腺癌患者中，TIL 含量与患者总生存无关，这与本研究的结论相一致。

TILs 含量与患者 pCR 率相关，有望成为预测高风险乳腺癌患者化疗疗效的生物指标；同时，TILs 含量与乳腺癌患者的预后有关，但是 TILs 与乳腺癌的关系在不同分子分型中的差异比较大，而且其具体机制尚未明确，可能还需要更多研究进一步明确其预后作用及相关机制。

（上海交通大学医学院附属仁济医院　张　姗　殷　凯　殷文瑾　陆劲松）

参 考 文 献

[1] Untch M,Jackisch C,Schneeweiss A,et al. Nab-paclitaxel versus solvent-based paclitaxel in neoad-juvant chemotherapy for early breast cancer (GeparSepto-GBG 69)：a randomised, phase 3 tri-

al. Lancet Oncol,2016,17:345-356.

[2] Luen SJ,et al. Tumour-infiltrating lymphocytes in advanced HER2-positive breast cancer treated with pertuzumab or placebo in addition to trastu-zumab and docetaxel: a retrospective analysis of the CLEOPATRA study. The Lancet Oncology, 2017,18(1):52-62.

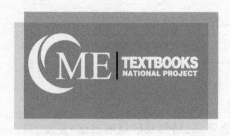

GeparSixto 试验第 2 次分析：三阴性乳腺癌中的 BRCA1/2 胚系突变状态、病理完全缓解和无病生存率分析

第 20 章

一、概　述

【文献来源】

Eric Hahnen, Bianca Lederer, Jan Hauke, et al. Germline mutation status, pathological complete response, and disease-free survival in triple-negative breast cancer secondary analysis of the Gepar Sixto randomized clinical trial. JAMA Oncol, 2017, 3(10):1378-1385.

【研究背景】

新辅助化疗后未达到病理完全缓解(pCR)的三阴性乳腺癌或 HER2 阳性乳腺癌患者的复发风险较高。2014 年 *Lancet Oncol* 上发表的 GeparSixto 研究结果提示,在含有蒽环类、紫杉类和靶向药物的新辅助治疗基础上联合卡铂可显著提高三阴性乳腺癌患者的 pCR 率。目前研究表明,BRCA1 和 BRCA2 是同源重组修复相关的关键基因,其突变可导致肿瘤细胞的同源重组修复缺陷和 DNA 修复能力受限,对 DNA 损伤相关药物更敏感。同时,以往多项研究表明,对于伴有 BRCA1 和 BRCA2 突变的乳腺癌,DNA 损伤相关药物有更好的疗效。数据分析显示,约 70% 含 BRCA1 突变和 23% 含 BRCA2 突变的乳腺癌是三阴性乳腺癌。本研究旨在评估 BRCA1 和 BRCA2 胚系突变状态对含卡铂的新辅助治疗方案在三阴性乳腺癌中的疗效预测。

【入组条件】

1. 女性,年龄>18 岁。

2. 既往未接受过治疗,无转移的单侧或双侧的三阴性或 HER2 阳性浸润性乳腺癌[三阴性是指 ER 和 PR 表达<1%,HER2 阴性为 HercepTest(DAKO)结果为 0 或 1+,或 FISH 检测结果< 2.2]。

3. $cT_2 \sim cT_{4a \sim 4d}$,或 cT_{1c} 且临床或病理分期 N+(即 cN+ 或 pN_{SLN}+)。

4. 心功能正常(LEVF≥55%)。

5. KPS 评分≥80 分。

【试验设计】

1. 一项随机、对照、Ⅱ期临床试验。

2. 主要研究终点是依据 *BRCA1/2* 胚系突变状态和家族史的新辅助化疗后病理完全缓解（pCR）率和无病生存（DFS）率。

3. pCR 率：主要研究终点按 ypT_0/T_{is} ypN_0 定义；次要研究终点按 ypT_0 ypN_0 定义。

4. DFS：从随机化到首次出现任何浸润性的局部或区域（同侧乳房、局部或区域淋巴结）复发、对侧浸润性乳腺癌、远处转移、继发恶性肿瘤或任何原因死亡的时间。

【试验流程】

GeparSixto 试验第 2 次分析：三阴性乳腺癌中的 *BRCA1/2* 胚系突变状态、病理完全缓解和无病生存率分析试验流程见图 20-1。

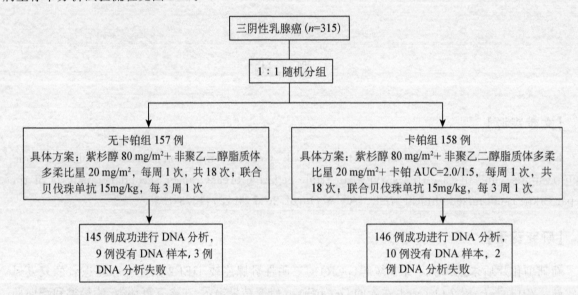

图 20-1 GeparSixto 试验第 2 次分析：三阴性乳腺癌中的 ***BRCA1/2*** 胚系突变状态、病理完全缓解和无病生存率分析试验流程

【结果】

1. 易感基因突变情况：共计 17.2%（50/291）的三阴性乳腺癌患者携带有 *BRCA1/2* 突变，其中 14.8%（43/291）的患者携带致病性 *BRCA1* 突变，2.4%（7/291）的患者携带致病性 *BRCA2* 突变。

2. pCR 与 *BRCA1/2* 突变状态

（1）总体上，卡铂组的 pCR 率显著高于无卡铂组（56.8% vs. 41.4%，$P=0.009$）。

（2）无卡铂组中，*BRCA1/2* 突变组的 pCR 率显著高于 *BRCA1/2* 非突变组（66.7% vs. 36.4%，$P=0.008$）。

（3）卡铂组中，*BRCA1/2* 突变组与 *BRCA1/2* 非突变组的 pCR 率分别为 65.4%、55%（$P=0.33$），差异无统计学意义。

（4）*BRCA1/2* 无突变组中，卡铂组的 pCR 率显著高于无卡铂组（55% vs. 36.4%，$P=0.004$）。

（5）*BRCA1/2* 突变组中，卡铂组与无卡铂组的 pCR 率分别为 66.7%、65.4%（$P=0.92$），差异

无统计学意义。

3. pCR 与肿瘤家族史

(1)无肿瘤家族史的患者中，卡铂组的 pCR 率显著高于无卡铂组(53.9% vs. 37.0% $P = 0.022$)。

(2)有家族史的患者中，卡铂与无卡铂组的 pCR 率分别为 61.4%、49.1%($P = 0.193$)，差异无统计学意义。

4. DFS 与治疗方案及 BRCA1/2 突变状态的关系

(1)总体来看，卡铂组的 DFS 显著优于非卡铂组($HR\ 0.55, 95\%\ CI\ 0.32\sim0.95, P = 0.03$)。

(2)无 BRCA1/2 突变者中，卡铂组的 DFS 显著优于非卡铂组(85.3% vs. 73.5%，$HR\ 0.53, 95\%\ CI\ 0.29\sim0.96, P = 0.04$)。

(3)BRCA1/2 突变携带者中，无论何种治疗方案，DFS 率均较高，非卡铂组为 82.5%($95\%\ CI\ 59.6\%\sim93.1\%$)，卡铂组为 86.3%($95\%\ CI\ 63.1\%\sim95.4\%$)，两者之间差异无统计学意义。

【结论】

对于无 BRCA 突变的三阴性乳腺癌，卡铂加入新辅助化疗方案中可以显著提高三阴性乳腺癌的 pCR 率和无病生存率。对于 BRCA 突变的三阴性乳腺癌，新辅助化疗无论是否加入卡铂，均能比无 BRCA 突变的患者获得更高的缓解率。

二、专家解读

GeparSixto 研究是一项评价卡铂加入常规新辅助化疗方案对于 Ⅱ～Ⅲ 期三阴性乳腺癌及 HER2 阳性乳腺癌患者疗效的 Ⅱ 期随机对照临床试验。在 2014 年 *Lancet Oncol* 上发表的 GeparSixto 临床试验结果提示，在含有蒽环类、紫杉类和靶向药物的新辅助治疗基础上联合卡铂可显著提高三阴性乳腺癌患者的 pCR 率。数据分析显示，约 70% 含 BRCA1 突变和 23% 含 BRCA2 突变的乳腺癌是三阴性乳腺癌。而 BRCA 基因是同源重组修复相关的关键基因，其突变可导致 DNA 修复异常和基因组的不稳定，对 DNA 损伤相关药物更敏感。铂类药物的作用机制为与细胞 DNA 的链间及链内交联，破坏 DNA 而抑制肿瘤的生长。因此，本研究旨在进一步分析 BRCA1 和 BRCA2 胚系突变状态对含卡铂的新辅助化疗方案在三阴性乳腺癌中的疗效预测。

GeparSixto 研究第二次分析结果显示，卡铂对于 BRCA 无突变三阴性乳腺癌患者的 pCR 率和 DFS 均有显著提高，这一结果出乎意料，目前普遍认为卡铂对无 BRCA 突变的患者疗效不佳，但该研究结果提示卡铂对三阴性乳腺癌的作用不依赖于 BRCA 基因的状态，进一步支持在不同亚型的三阴性乳腺癌新辅助化疗中加入卡铂。

然而，本研究仍有一些不足。首先，本项研究的样本量较小，在 291 例纳入分析的患者中仅有 50 例 BRCA 基因突变的患者，可能存在样本偏倚，其结果有待其他前瞻性的临床试验进一步验证。其次，GeparSixto 试验中使用化疗方案是基于既往新辅助研究结果，非标准的新辅助化疗方案，其结果是否能够直接外推值得商榷。

(上海交通大学医学院附属仁济医院　袁陈伟　殷文瑾　陆劲松　严婷婷)

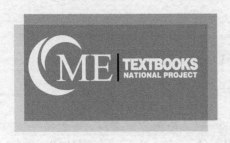

ETNA 研究：在人类表皮生长因子受体 2 阴性乳腺癌患者新辅助化疗中，比较白蛋白紫杉醇对比传统溶剂型紫杉醇序贯蒽环方案的疗效

第 21 章

一、概　述

【文献来源】

Gianni L，Mansutti M，Anton A，et al. Comparing neoadjuvant nab-paclitaxel vs paclitaxel both followed by anthracycline regimens in women with ERBB2/HER2-negative breast cancer——the evaluating treatment with neoadjuvant abraxane（ETNA）trial：A randomized phase 3 clinical trial. JAMA Oncology，2018.

【研究背景】

紫杉类化疗药是乳腺癌标准治疗方案的主要药物。由于其不溶于水，需要特殊有机溶剂如聚氧乙烯蓖麻油或乙醇，造成使用不便（需要预处理），并易对安全性产生影响（如严重过敏反应、神经毒性等），从而使紫杉醇（PC）的使用剂量受限制；在疗效方面，由于紫杉醇被聚氧乙烯蓖麻油所形成的微滴包裹，减少组织对紫杉醇的摄取，使疗效降低。

白蛋白结合型紫杉醇（nab-PC）是紫杉醇结合于白蛋白形成纳米颗粒的全新紫杉醇制剂，去除了有机溶剂，避免溶剂带来的不良反应。同时通过与 SPARC 蛋白结合，释放出紫杉醇进入肿瘤组织，使紫杉醇更多分布于肿瘤组织。

本研究旨在 HER2 阴性的高危乳腺癌患者新辅助化疗中，评估白蛋白紫杉醇对比紫杉醇序贯蒽环类治疗方案的疗效。

【入组条件】

1. 年龄≥18 岁。

2. 既往未接受过治疗，单侧的 HER2 阴性浸润性乳腺癌患者。

3. 临床 T 分期为 $cT_{2\sim c}T_{4a\sim 4d}$。

4. 穿刺标本由中心评定 HR、HER2、Ki67 状态。

5. ECOG 评分≤1 分。

6. 排除条件包括:Ⅳ期乳腺癌,双乳癌,其他恶性肿瘤,骨髓或肾功能不全、肝功能或心功能受损,以及拒绝使用避孕措施。

【试验设计】

1. 一项随机、开放、多中心的Ⅲ期临床试验。

2. 主要研究终点:新辅助治疗后的病理完全缓解(pCR)率,定义为 $ypT_0/T_{is}\ ypN_0$。

3. 次要研究终点:luminal-B 型乳腺癌和三阴性乳腺癌(TNBC)亚组中的 pCR 率;完成紫杉类药物治疗后和手术前的临床总缓解率(cORR);耐受性(无事件生存 EFS 和总生存 OS 未纳入分析)。

4. 采用意向性分析:分层因素包括疾病分期(早期 $T_2N_{0\sim1}$,T_3N_0 vs. 局部晚期 T_3N_1,T_4N_x,$T_xN_{2\sim3}$)、肿瘤亚型[TNBC vs. luminal-B 型乳腺癌高风险(即 Ki67＞20％) vs. luminal-B 型乳腺癌中等风险(即 Ki67 14％～20％)]。假设入组 40％的 TNBC 和 60％的 luminal-B 型乳腺癌患者,预计紫杉醇组的 pCR 率达到 20％(TNBC 32％、luminal-B 型乳腺癌 15％),白蛋白紫杉醇组 pCR 率较紫杉醇组绝对增长 10％,至少需要 632 例患者,每组 316 例。检验效能 80％,$\alpha=0.05$。

【试验流程】

试验流程见图 21-1。

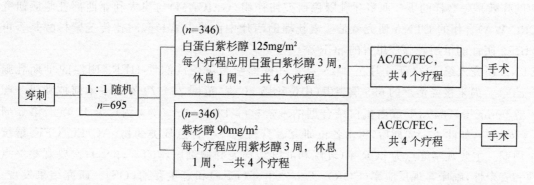

图 21-1　在 HER2 阴性乳腺癌患者新辅助化疗中,比较白蛋白紫杉醇对比传统溶剂型紫杉醇序贯蒽
环方案的疗效试验流程

【结果】

1. pCR 率:白蛋白紫杉醇组的 pCR 率数值高(绝对差异 3.9％),但两组 pCR 率无统计学差异($P=0.19$)。亚组分析显示,在各个亚组患者中均可以观察到白蛋白紫杉醇组 pCR 率数值上偏好,但差异无统计学意义。

2. 多因素分析中,肿瘤亚型是影响治疗效果的最显著预测因子(OR 4.85,95％CI 3.28～7.18,$P<0.001$)。TNBC 亚型的 pCR 率高。

3. 临床总缓解率:两组的临床总缓解率无统计学差异(PC 66.5％ vs. nab-PC 69.4％,$P=0.4273$)。后续序贯蒽环类方案治疗,可以提高 1 倍的 CR 率:PC 组由 20.1％提高至 41.8％;nab-PC 组由 20.8％ 提高至 42.2％。

4. 耐受性:在治疗过程中,紫杉醇组和白蛋白紫杉醇组分别有 94.9％和 95.5％的患者报道至少出现过 1 次药物相关不良反应(AE)。白蛋白紫杉醇最常见的不良反应为周围神经病变。药物相关的 3 级或以上的 AE 发生率，PC(17.3％) vs. nab-PC(22.3％)；严重不良反应：PC(2.7％) vs. Nab-PC(2.1％)。

【结论】

白蛋白紫杉醇对比传统紫杉醇用于 HER2 阴性乳腺癌新辅助治疗，有提高 pCR 率的趋势。两组的临床反应率相似。安全性方面，白蛋白紫杉醇主要不良反应为周围神经病变，相比普通紫杉醇，其 3～4 级严重不良反应发生率偏高。

二、专家解读一

新辅助化疗对于局部晚期乳腺癌的治疗具有重要的意义。近年来，新辅助临床试验的数量大大增加，而既往的研究表明在新辅助化疗中蒽环类药物联合紫杉醇药物可以提高患者的 pCR 率，同时在辅助和转移性乳腺癌中，相比较每 3 周的紫杉醇或多西他赛治疗的方案，单周的治疗方案可以明显改善患者的无病生存(DFS)，但是普通紫杉醇和多西他赛的溶剂毒性比较大，患者需要更长的输注时间和抗组胺药物来预防过敏反应。而白蛋白紫杉醇是一种紫杉醇无溶剂药物，从理论上讲，患者可以耐受更高的剂量和更短的注射时间。但是，相比较传统的紫杉醇和多西他赛，白蛋白结合型紫杉醇的疗效是怎么样的呢？西班牙乳腺癌研究协作组(GEICAM)与澳大利亚西部乳腺癌研究中心(BCRC-WA)合作的 ETNA 研究就是探索新辅助治疗中白蛋白紫杉醇对比传统紫杉醇是否可以提高 HER2 阴性的早期乳腺癌患者的 pCR 率。

ETNA 研究入组 2013 年 5 月至 2015 年 3 月被诊断为单侧浸润性 HER2 阴性的早期乳腺癌(cT_2～$cT_{4a~d}$)尚未接受治疗的 695 例患者(中位年龄 50 岁，范围 25～79 岁)，手术前被随机分配接受紫杉醇 90mg/m^2(349 例)或白蛋白结合型纳米紫杉醇 125mg/m^2(346 例)，第 1、第 2、第 3 周给药，第 4 周停药，如此 4 个周期后，再由各位研究者自行选择一种蒽环类药物(AC/EC/CEF)继续化疗 4 个周期。主要观察终点为 pCR 率(乳腺和淋巴结均无肿瘤细胞，ypT_0/ypN_0)；次要观察终点为耐受性和安全性，临床客观反应率(COR)，无事件生存(EFS)和总生存期(OS)。研究结果发现，在新辅助治疗中白蛋白结合型紫杉醇和紫杉醇在提高 pCR 率方面没有统计学差异(22.5％ vs. 18.6％；OR 0.77，95％ CI 0.52～1.13，P＝0.19)。多变量分析发现相比较 luminal-B 型乳腺癌患者，TNBC 患者更容易达到 pCR[OR 4.85(3.28～7.18)，P＜0.000 1]，但是无论是 luminal-B 型乳腺癌或是 TNBC 患者中，白蛋白结合型紫杉醇和传统紫杉醇在提高 pCR 率方面都没有统计学差异。在耐受性和安全性方面，白蛋白结合型纳米紫杉醇与紫杉醇相比，3 级及 3 级以上严重不良事件较多(22.3％ vs 17.3)，最常见的不良反应是外周感觉神经病变。

与此研究相似的是 GeparSepto 研究。GeparSepto 研究是由德国乳腺研究组(GBG)开展的一项随机对照Ⅲ期临床试验，旨在对比紫杉醇周疗或白蛋白紫杉醇周疗，序贯 EC 化疗作为早期乳腺癌新辅助治疗的疗效和安全性。主要研究终点是 pCR 率，次要终点包括无病生存(DFS)、总生存(OS)、安全性等。其研究结果是：相比较传统紫杉醇组[174(29％)]，白蛋白结合型紫杉醇组[233(38％)]可以显著提高 pCR 率(OR 1.53，95％ CI 1.20～1.95，P＝0.000 65)，其中三阴性乳腺癌亚组患者的获益更大。在药物不良反应方面，白蛋白紫杉醇组出现 3～4 级不良反应事件更多，尤其是在血液毒性和外周感觉神经病变方面。

两个临床研究的主要区别是：两个研究使用的白蛋白结合型紫杉醇与紫杉醇的剂量和时间间隔不同。ETNA 研究接受紫杉醇 90 mg/m^2，治疗 3 周停 1 周，平均用量为 67.5 mg/(m^2·周)；白蛋白紫杉醇 125 mg/m^2，治疗 3 周停 1 周，平均用量为 93.8 mg/(m^2·周)；GeparSepto 研究接受紫杉醇 80 mg/m²，第 1、第 8、第 15 天；平均用量为 80 mg/(m²·周)；白蛋白紫杉醇 150 mg/m²，后更改为 125 mg/m²，第 1、第 8、第 15 天；平均用量为 125 mg/(m²·周)。总结来说，ETNA 研究中的紫杉醇和白蛋白结合型紫杉醇用量相对少，且两种药物用量更加接近，且时间是不连续的。

此外，ETNA 研究的缺点是缺少 HER2 阳性的乳腺癌入组人群，因此并不能反映所有乳腺癌人群；另外，随访时间太短，没有 DFS 和 OS 相关数据。

ETNA 研究发现，相比较传统紫杉醇组，白蛋白结合型紫杉醇虽然有提高 pCR 率的趋势，但是没有统计学差异（无论是在三阴性乳腺癌还是 luminal 型乳腺癌患者中），同时白蛋白结合型紫杉醇的药物不良反应更大。因此，本研究说明在新辅助治疗中，白蛋白结合型紫杉醇并不能取代传统紫杉醇的位置，乳腺癌新辅助治疗仍需寻找更有效的治疗药物。

三、专家解读二

紫杉醇是乳腺癌辅助化疗标准方案中的药物之一。白蛋白结合型紫杉醇(nab-PC)是紫杉醇(PC)结合于白蛋白形成纳米颗粒的全新紫杉醇制剂。相较于传统溶剂型紫杉醇，白蛋白紫杉醇去除了有机溶剂，避免溶剂带来的不良反应。同时通过与肿瘤细胞特异性分泌的 SPARC 蛋白结合，释放出紫杉醇进入肿瘤组织，使紫杉醇更多分布于肿瘤组织，提高疗效。既往研究显示，对于早期高危乳腺癌患者，白蛋白紫杉醇序贯 EC 方案新辅助治疗，能够显著提高 pCR，延长 DFS。

ETNA 是一项多中心、随机、开放的 III 期临床研究，此研究旨在 HER2 阴性的高危乳腺癌患者新辅助化疗中，比较白蛋白紫杉醇对比紫杉醇序贯蒽环类治疗方案的疗效。2018 年发表于 *Jama Oncology* 上的研究结果显示，白蛋白紫杉醇对比传统紫杉醇用于 HER2 阴性乳腺癌新辅助治疗，有提高 pCR 率的趋势，但差异无统计学意义（两组绝对差异 3.9%，$P = 0.19$）。两组的临床反应率相似。安全性分析结果显示相比普通紫杉醇，白蛋白紫杉醇组 3～4 级严重不良反应的发生率显著更高。

该研究首次报道在 HER2 阴性乳腺癌新辅助化疗中，白蛋白紫杉醇对比紫杉醇在 pCR 率上的获益。期待后续随访生存结果的报道。

该研究的不足之处为在后续序贯蒽环化疗方案中有 EC/AC/FEC 3 种方案的选择，但未对其设计分层，可能导致基线期不均衡。

在乳腺癌患者新辅助化疗中，类似研究还有 GeparSepto(GBG 69)研究。后者评估在早期乳腺癌患者新辅助化疗中，nab-PC 序贯 EC 对比 PC 序贯 EC 的疗效，结果表明 nab-PC 能显著提升新辅助治疗的 pCR。2017 年 SABCS 会议报道的生存结果表明 nab-PC 能显著提高 DFS，降低远期复发风险。ETNA 和 GBG 69 两个研究均表明，白蛋白紫杉醇周疗方案较传统溶剂型紫杉醇周疗方案可以提高新辅助化疗患者的 pCR 率，尤其是 TNBC 患者。在两个研究中，TNBC 患者无论使用何种紫杉醇，其 pCR 率都很高（26%～48%）。GBG 69 研究表明，nab-PC 能够显著进一步提高 TNBC 患者的 pCR 率（48% vs. 26%，$P < 0.0001$），DFS 有更好的趋势（78.7% vs. 68.6%，95% CI 0.42～1.04）。ETNA 研究表明 nab-PC 能提高 TNBC 患者的 pCR 率（41.3% vs. 37.3%，95% CI 0.49～1.45），虽未达统计学意义，但这一 pCR 率的改善能否转化为生存获益，有待后续生存结果来解答。两项研究的入组条件有些许差别，ETNA 研究入组 HER2 阴性早期乳腺癌患者，其中 TNBC 患者约占 32%；而 GBG 69 研究入组 HER2 阳性乳腺癌，TNBC 患者约占 23%。此外，在试验设计上，ETNA 研究每周平均给药剂量小于 GBG 69 研究；在研究终点上，ETNA 研究的 pCR 的定义为 ypT$_0$/T$_{is}$ ypN$_0$；GBG 69 研究为 ypT$_0$ ypN$_0$。这可能是两个研究结论不完全一致的原因。

针对晚期乳腺癌，既往也有类似研究。如 CALGB40502 研究对比 90 mg/m² PC、150 mg/m² nab-PC 和 16 mg/m² 伊沙匹隆在转移性乳腺癌一线治疗中的疗效。伊沙匹隆是半合成埃坡霉素 B

的衍生物,与紫杉类药物相似,通过与微管蛋白结合发挥抑制肿瘤作用。该试验显示在中位PFS上,PC为11个月,nab-PC为9.3个月,不优于PC(HR 1.20,$P=0.054$);伊沙匹隆为7.4个月,劣于PC($HR=1.59$,$P<0.001$)。值得关注的是,该研究的亚组分析显示,nab-PC能够数值上延长TNBC患者PFS(7.4个月 vs. 6.5个月,但未达统计学意义)。安全性上,白蛋白紫杉醇的血液系统和非血液系统的毒性更高。

综上所述,白蛋白紫杉醇的周疗方案较传统溶剂型紫杉醇周疗方案在不同分子分型乳腺癌新辅助化疗中疗效和获益人群不一致。对于TNBC患者,nab-PC可能是更好的治疗选择人群。

此外,根据白蛋白紫杉醇的作用机制,nab-PC可以通过与SPARC蛋白,提高肿瘤局部药物浓度。SPARC蛋白是一种细胞外基质多功能糖蛋白,在不同肿瘤扮演多种角色。在乳腺癌中SPARC蛋白高表达,主要发挥促进肿瘤增殖、侵袭、转移、抑制凋亡的作用。理论上白蛋白紫杉醇在SPARC蛋白阳性的亚组中应观察到更好的疗效,但根据GBG 69的亚组结果,实际上SPARC蛋白阴性亚组的pCR率更高。因此,在转化研究上还需要进一步深入研究,探索其他生物标志物。

(专家解读一:青岛大学附属医院 王海波;专家解读二:上海交通大学医学院附属仁济医院 孙璐 严婷婷 陆劲松 殷文瑾)

参 考 文 献

[1] Gianni L,Mansutti M,Anton A,et al. Comparing neoadjuvant nab-paclitaxel vs paclitaxel both followed by anthracycline regimensin women with ERBB2/HER2-negative breast cancer-the Evaluating treatment withNeoadjuvant abraxane (ETNA) trial:A randomized phase 3 clinical trial. JAMA Oncol,2018,1;4(3):302-308.

[2] Untch M,Jackisch C,Schneeweiss A,et al. Nab-paclitaxel versus solvent-based paclitaxel in neoadjuvant chemotherapy for early breastcancer (GeparSepto-GBG 69):a randomised,phase 3 trial. Lancet Oncol. 2016,17(3):345-356.

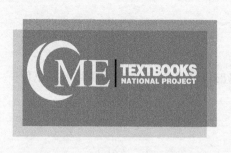

第22章

ADAPT 研究：人类表皮生长因子受体 2 阳性、激素受体阳性乳腺癌新辅助治疗中 T-DM1 联合内分泌治疗对比曲妥珠单抗联合内分泌治疗的随机 Ⅱ 期临床试验

一、概　述

【文献来源】

Harbeck N, Gluz O, Christgen M, et al. De-Escalation Strategies in Human Epidermal Growth Factor Receptor 2 (HER2)-Positive Early Breast Cancer (BC): Final Analysis of the West German Study Group Adjuvant Dynamic Marker-Adjusted Personalized Therapy Trial Optimizing Risk Assessment and Therapy Response Prediction in Early BC HER2-and Hormone Receptor-Positive Phase Ⅱ Randomized Trial-Efficacy, Safety, and Predictive Markers for 12 Weeks of Neoadjuvant Trastuzumab Emtansine With or Without Endocrine Therapy (ET) Versus Trastuzumab Plus ET. Journal of clinical oncology: official journal of the American Society of Clinical Oncology, 2017, 35 (26): 3046-3054.

【试验背景】

HER2＋/HR＋的乳腺癌亚群的化疗敏感性较低，而比 HER2＋/HR－乳腺癌的预后稍好。T-DM1 在转移性乳腺癌一、二线治疗中和曲妥珠单抗联合紫杉类药物的疗效相似，毒性更小。此研究比较 T-DM1 联合内分泌治疗、曲妥珠单抗联合内分泌治疗、单独 T-DM1 治疗对于 HER2＋/HR＋亚组进行新辅助治疗的 pCR 率。

【入组条件】

1. 年龄＞18 岁。
2. 免疫组化确认的单侧原发性乳腺癌。
3. 无远处转移证据。
4. ER 和/PR＋（≥1％），HER2 阳性，新辅助化疗患者。
5. ECOG 评分≤1 分或 Karnofsky 指数≥80％。

6. 各器官及心功能正常患者。

【排除条件】

1. 对试验药物过敏者。

2. 之前患有恶性肿瘤且无病生存时间＜10 年(除外可治愈的皮肤基底细胞癌或宫颈子宫原位癌)者。

3. 无法手术的乳腺癌和炎性乳腺癌患者。

4. 之前或同时使用过细胞毒药物治疗者。

5. 同时使用其他实验性药物治疗者。

6. 已经患有 2 级以上神经病变者。

7. 患有严重的相关共发病者。

8. 接受其他可能和细胞毒药物相互作用的治疗者。

【试验设计】

1. 首要研究目的:比较 T-DM1 组(A)和 T-DM1＋内分泌治疗组(B)分别对比曲妥珠单抗组(C)获得 pCR 的患者比例。

2. 次要研究目的:早期反应(1 个疗程后 Ki67 水平减少≥30％)对于 pCR 的影响,无事件生存和总生存,安全性。

3. 开始治疗后第 3 周,进行空心针活检评估是否早期反应。

4. 完成新辅助试验治疗后 3 周内必须进行手术(或者通过空心针活检组织学明确 non-pCR)。

5. 统计方法

(1)A 组 vs. C 组 和 B 组 vs. C 组比较采用两个单侧比例检验。

(2)假设包含 T-DM1 的 A 组和 B 组至少 25％ pCR 率,曲妥珠单抗组 10％ pCR 率,α 设置为 0.25,每个检测的效能＞0.8。

(3)通过精确 CI 和对应 Levin 归因分析计算早期缓解对于 pCR 的 OR。

(4)pCR 率的相对差异(Px-Py)采用双侧 Fisher 确切概率法。

(5)次要研究终点使用 Fisher 确切概率法计算所有的 P 值。

【流程图】

ADAPT 研究:人类表皮生长因子受体 2 阳性、激素受体阳性乳腺癌新辅助治疗中 T-DM1 联合内分泌治疗对比曲妥珠单抗联合内分泌治疗的随机Ⅱ期临床试验流程见图 22-1。

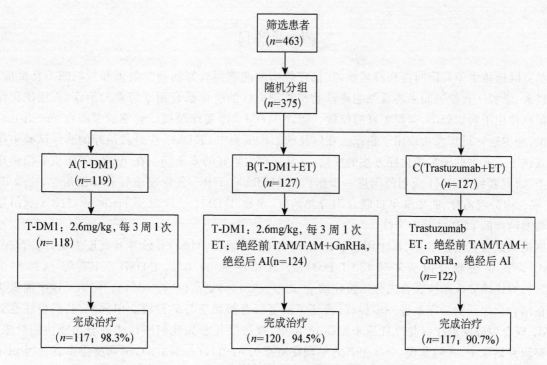

图 22-1　ADAPT 研究：人类表皮生长因子受体 2 阳性、激素受体阳性乳腺癌新辅助治疗中 T-DM1 联合
内分泌治疗对比曲妥珠单抗联合内分泌治疗的随机Ⅱ期临床试验流程

【试验结果】

1. pCR($ypT_0/T_{is}/ypN_0$)率：T-DM1 组（A）为 41.0%，T-DM1＋ET 组（B）pCR 率为 41.5%，曲妥珠单抗＋ET 组（C）pCR 率为 15.1%。

2. A 组和 B 组与 C 组之间的 pCR 差异均存在高度显著性（$P<0.001$）。

3. A 组与 C 组的 pCR 差异 95% CI 为 15%～37%；B 组与 C 组为 16%～37%。

4. near pCR(ypT_{1a} or ypT_0/T_{is})率：A 组为 52.9%，B 组为 52.9%，C 组为 19.3%。

5. Total pCR(ypT_0, ypN_0)率：A 组为 32.5%，B 组为 34.1%，C 组为 10.1%。

6. 绝经后患者对比绝经前患者 pCR 率无显著性差异（$P=0.3$），各组分别为：A 组，44.1% vs. 37.9%，$P=0.57$；B 组，45.0% vs. 38.1%，$P=0.47$；C 组，16.7% vs. 13.6%，$P=0.8$。

7. 全部患者的早期反应率为 67.1%（203/375），早期反应患者获得 pCR 的可能性显著高于无缓解患者（35.7% vs. 19.8%，OR 2.2，95% CI 1.24～4.19），归因分数（attributable fraction）35%。

8. 3 级以上不良反应：A＋B 组 7.5%，C 组 4.1%，$P=0.26$。SAE，A＋B 组 5.3%，C 组为 3.1%。

【结论】

HER2＋/HR＋乳腺癌患者新辅助治疗使用 T-DM1（联合或不联合内分泌治疗）12 周可以获得具有临床意义的 pCR 率。使用 T-DM1 代替传统化疗进行新辅助治疗可以使相当一部分患者免于遭受系统化疗的不良反应。

二、专家解读

单克隆抗体由于其靶向性和特异性,在治疗肿瘤时能获得较好的治疗效果和较低的不良反应。多年以来,学界一直设想如果能将细胞毒药物与高靶向性的抗体结合用于肿瘤的治疗,有望使化疗药物靶向作用于病灶局部,获得更好的疗效。随着 T-DM1(曲妥珠单抗结合细胞毒药物 emtansine)的面世,使得这一设想成功应用于临床。在以往的临床试验中,T-DM1 在解救治疗的临床试验中体现出其优于或非劣效于常规化疗方案的疗效,并且展现出更好的安全性。在 ADAPT 随机Ⅱ期临床研究中,研究者将 T-DM1 应用范围进一步推广至 HER2＋/HR＋乳腺癌患者新辅助治疗,比较 T-DM1 联合内分泌治疗、曲妥珠单抗联合内分泌治疗、单独 T-DM1 治疗对于 HER2＋/HR＋亚组进行新辅助治疗的 pCR 率及安全性。

该临床试验亮点在于 T-DM1 用于 HER2＋/HR＋新辅助治疗的有效性和高度安全性。首先,T-DM1 无论是否联合内分泌治疗(T-DM1 组 PCR 率为 41.0％,T-DM1＋ET 组 pCR 率为41.5％),均比曲妥珠单抗联合内分泌治疗的 pCR 率(15.1％)更高($P<0.001$)。该结果说明曲妥珠单抗在结合化疗药物后疗效进一步提高,验证了两者联合效果更好的假设。但同时,我们也注意到 T-DM1 联合内分泌治疗后并没有显著提高 pCR 率,该结果并非如我们所预想的叠加或协同效果。在次要研究结果中,我们发现,全部患者的早期反应率为 67.1％(203/375),早期反应患者获得 pCR 的可能性显著高于无缓解患者(35.7％ vs. 19.8％,OR 2.2,95％CI 1.24～4.19),在 T-DM1 联合内分泌组中早期反应患者的 pCR 率为 47.4％,高于单纯 T-DM1 组 39.3％,而两组均高于曲妥珠单抗联合内分泌治疗组早期反应患者的 pCR 率 17.7％。此结果说明早期反应率对于 T-DM1 联合内分泌治疗组的预测作用更强。对比 T-DM1 联合内分泌治疗组和单纯 T-DM1 组总 pCR 率相似,T-DM1 联合内分泌治疗组 pCR 患者中无反应患者比例略低于 T-DM1 组(24％ vs. 25％),而在早期反应患者中的 pCR 比例反而高于 T-DM1 组,最终使总 pCR 率略高于 T-DM1 组,说明 T-DM1 联合内分泌治疗组中更多 pCR 患者出现早期反应,而内分泌治疗可能是造成更多患者出现早期反应的原因。

本研究中 T-DM1 表现出的高度安全性,T-DM1 两组合并的 3 级以上不良反应为 7.5％,曲妥珠单抗联合内分泌治疗组 4.1％,$P=0.26$。T-DM1 两组合并 SAE 发生率为 5.3％,曲妥珠单抗组为 3.1％。最多见的不良反应为转氨酶升高。因此,HER2＋/HR＋乳腺癌患者新辅助治疗使用 T-DM1(联合或不联合内分泌治疗)12 周可以获得有临床意义的 pCR 率。而且由于其较高的安全性,使得相当一部分患者可以免于遭受系统化疗的不良反应,实现 HER2＋/HR＋局部晚期乳腺癌患者新辅助降阶梯治疗。

近年来,同样使用 T-DM1 进行新辅助治疗的 KRISTINE 研究中,研究者比较 HER2＋可手术、局部晚期或炎性乳腺癌中,多西他赛＋卡铂＋曲妥珠单抗＋帕妥珠单抗方案对比 T-DM1＋帕妥珠单抗方案进行新辅助治疗的疗效。结果发现多西他赛＋卡铂＋曲妥珠单抗＋帕妥珠单抗方案 pCR 率比 T-DM1＋帕妥珠单抗方案 pCR 率更高,(55.7％ vs. 44.4％,$P=0.016$)。T-DM1＋帕妥珠单抗方案也同样具有较高安全性,3～4 级不良事件 T-DM1＋帕妥珠单抗方案为 13％,多西他赛＋卡铂＋曲妥珠单抗＋帕妥珠单抗方案为 64％。T-DM1＋帕妥珠单抗方案 SAE 发生率为 5％,多西他赛＋卡铂＋曲妥珠单抗＋帕妥珠单抗方案为 29％。由于联合帕妥珠单抗,因此表现出的疗效略好于本研究结果,也同样具有较高的安全性。

综上所述,本研究和相似研究均验证了降阶梯策略在新辅助治疗中的可行性。对于 HER2＋/HR＋、不适合进行化疗的患者,可能可以用 T-DM1 进行新辅助治疗,避免化疗不良反应。但由于本研究为第一个 T-DM1 用于新辅助治疗的Ⅱ期研究结果,目前 NCCN 指南中 T-DM1 仍只推荐作为复发转移性乳腺癌的解救治疗,有待更多的Ⅲ期临床试验进一步验证此研究的结果。本研究的不足在于没有和化疗联合曲妥珠单抗的新辅助化疗方案进行头对头比较，无法获得和 KRISTINE 研究相似的直观的疗效差距结果。此外，研究的 HER2 检测未提及有中心确认，其一致性有待商榷。

　　根据该临床试验的结果，我们可以发现 T-DM1 用于新辅助治疗具有较好的疗效和高度安全性。在其高度安全性的基础上，是否可以通过延长治疗疗程达到更高的 pCR 率也许值得在未来进一步探索研究。此外，该新辅助研究中通过检测 Ki67 降低程度来界定早期反应，未来是否能结合影像学检查预测是否早期反应，甚至预测是否能获得 pCR 值，均值得进一步探索研究。

（上海交通大学医学院附属仁济医院　殷　凯　陆劲松）

参 考 文 献

[1] Perez EA, Barrios C, Eiermann W, et al. Trastuzumab emtansine with or without pertuzumab versus trastuzumab plus taxane for human epidermal growth factor receptor 2-positive, advanced breast cancer: primary results from the phase Ⅲ marianne study. Clini Oncology, 2017, 35（2）: 141-148.

[2] Hurvitz SA, Martin M, Symmans WF, et al. Neoadjuvant trastuzumab, pertuzumab, and chemotherapy versus trastuzumab emtansine plus pertuzumab in patients with HER2-positive breast cancer（KRISTINE）: a randomised, open-label, multicentre, phase 3 trial. Lancet Oncol, 2017.

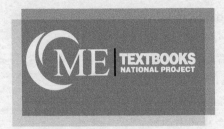

BERENICE 研究：评估新辅助蒽环序贯紫杉醇化疗联合双靶向治疗方案的心脏安全性

第23章

一、概　述

【文献来源】

SM Swain，MS Ewer，G Viale，et al.，Pertuzumab，trastuzumab，and standard anthracycline-and taxane-based chemotherapy for the neoadjuvant treatment of patients with HER2-positive localized breast cancer（BERENICE）：a phase Ⅱ，open-label，multicenter，multinational cardiac safety study. Ann Oncol，2018，29（3）：646-653.

【研究背景】

曲妥珠单抗＋帕妥珠单抗＋多西他赛已成为 HER2 阳性乳腺癌新辅助标准治疗，双靶向抗 HER2 治疗不会明显增加额外的心脏毒性。在 GBG 69 研究中，表柔比星＋曲妥珠单抗＋帕妥珠单抗表现出可接受的心脏安全性，但在 BERENICE 研究进行试验设计时，多柔比星序贯紫杉醇联合双靶向治疗的心脏安全性尚不明确。本研究旨在评估新辅助蒽环序贯紫杉醇化疗联合曲妥珠单抗＋帕妥珠单抗双靶向治疗方案，用于治疗局部晚期、炎性乳腺癌或早期的 HER2 阳性乳腺癌患者的心脏安全性。

【入组条件】

1. 纳入标准
（1）未接受过治疗的局部晚期或早期浸润性乳腺癌、炎性乳腺癌患者。
（2）中心确认 HER2 阳性。
（3）原发肿瘤直径＞2 cm 或直径＞5 mm 且临床或病理评估淋巴结阳性。
（4）基线左室射血分数（LVEF）≥55%。
（5）ECOG≤1。
2. 排除标准
（1）Ⅳ期或双侧乳腺癌。
（2）5 年内有乳腺或其他恶性肿瘤史（除外原位癌和皮肤基底细胞癌或鳞状细胞癌）。

（3）5 年前有恶性肿瘤史，经有效治疗且无复发转移患者可以纳入试验。

【试验设计】

1. 一项国际性、非随机、开放、多中心的 Ⅱ 期临床试验。

2. 主要研究终点：心脏安全性，包括有症状的左室收缩功能不全（LVSD）[定义为美国纽约心脏协会（NYHA）Ⅲ/Ⅳ 心力衰竭]或明显的 LVEF 下降（定义为 LVEF 较基线期下降≥10％且 LVEF <50％，LVEF 评估时间分别为基线期、cycle 5、cycle 7）。

3. 次要研究终点：①总体安全性包括 AEs 的发生率和严重程度、实验室指标异常（根据 CTCAE V4.0 标准进行评估）；②有效性，病理完全缓解定义为 $ypT_0/T_{is}\ ypN_0$，包括中心鉴定 pCR、病理专家鉴定的 pCR、PAM50 内在亚型的 pCR 等。

4. 采用意向性分析，以描述性统计分析结果，并以 NYHA Ⅲ/Ⅳ 心力衰竭发生率<3％，LVEF 下降≤6％为标准，计算心脏事件的 95％CI。

【试验流程】

BERENICE 研究：评估新辅助蒽环序贯紫杉醇化疗联合双靶向治疗方案的心脏安全性试验流程见图 23-1。

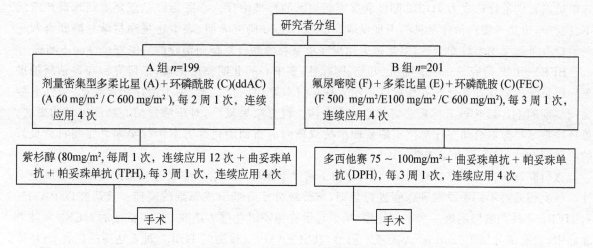

图 23-1　BERENICE 研究：评估新辅助蒽环序贯紫杉醇化疗联合双靶向治疗方案的心脏安全性试验流程

【结果】

1. 心脏安全性

（1）NYHA Ⅲ/Ⅳ 心力衰竭：密集多柔比星联合环磷酰胺化疗方案（ddAC）→ 单周紫杉醇联合曲妥珠单抗和帕妥珠单抗双靶向治疗（TPH）3 例（1.5％，95％CI 0.31％～4.34％）vs. 常规 3 周 FEC 化疗方案→3 周的多西他赛和曲妥珠单抗帕妥珠单抗双靶向方案（DPH）0 例。

（2）明显的 LVEF 下降：ddAC→TPH 13 例（6.5％，95％CI 3.5％～10.9％）vs. FEC→DPH 4 例（2.0％，95％CI 0.6％～5.1％）。LVEF 的下降大多是可恢复的。

2. 其他不良反应　最常见的不良反应为恶心、腹泻、脱发，最常见的 3～4 级不良反应为粒细胞缺乏性发热和中性粒细胞减少。

3. 有效性

（1）中心鉴定的 pCR：ddAC→TPH 61.8％（95％ CI 54.7％～68.6％）vs. FEC→DPH 60.7％

（95% *CI* 53.6%～67.5%）。其中激素受体阴性亚组的 pCR 率更高,为 81.5% vs. 68%。

（2）病理专家鉴定的 pCR:ddAC→TPH 63.8%（95% *CI* 56.7%～70.5%）vs. FEC→DPH 61.2%（95% *CI* 54.1%～68.0%）。

（3）PAM50 内在亚型的 pCR:通过 PAM50 检测,在入组的传统 HER2 阳性患者中,约 43% 的患者为 PAM 50 HER2-过表达亚型（ddAC 组 40.2%;FEC 组 47.3%）。此类患者 pCR 率更高（ddAC 组 75%;FEC 组 73.7%）。

【结论】

蒽环序贯紫杉醇联合曲妥珠单抗＋帕妥珠单抗双靶向的新辅助化疗方案治疗早期乳腺癌的心脏安全性和 pCR 率与预期相符,与以往的研究结果一致。

二、专家解读

有 15%～20% 的乳腺癌为 HER2 过表达型,与曲妥珠单抗单靶向治疗相比,曲妥珠单抗＋帕妥珠单抗双靶向治疗能够进一步提高患者的生存率。在新辅助化疗当中,NeoSphere 和 TRYPHAENA 研究证实曲妥珠单抗＋帕妥珠单抗双靶向联合化疗能够显著提高 pCR 率。曲妥珠单抗＋帕妥珠单抗双靶向治疗已成为 HER2 阳性乳腺癌新辅助的标准治疗。心脏毒性是蒽环类药物最严重的不良反应,也是双靶向治疗常见的不良反应。GeparSepto 研究表明,表柔比星序贯紫杉醇联合双靶向治疗有可接受的心脏安全性,但是多柔比星序贯紫杉醇联合双靶向治疗的心脏安全性尚不明确。

BERENICE 研究是一项非随机、开放、国际性、多中心的 II 期临床试验,该研究旨在评估新辅助蒽环序贯紫杉醇化疗联合曲妥珠单抗＋帕妥珠单抗双靶向治疗方案,用于治疗局部晚期、炎性乳腺癌或早期的 HER2 阳性乳腺癌患者的心脏安全性。研究结果显示,对于治疗前心功能正常的患者,蒽环序贯紫杉醇联合曲妥珠单抗＋帕妥珠单抗双靶向的新辅助化疗方案治疗早期乳腺癌具有良好的心脏安全性,与既往研究结果一致。

该研究首次在乳腺癌新辅助治疗中,评估了密集型蒽环序贯紫杉醇联合双靶向治疗的心脏安全性。研究还通过不同手段对乳腺癌进行分型,与传统分子分型形成思维的碰撞。该研究以 PAM50 对 HER2 阳性的乳腺癌进一步细分亚型,结果显示在免疫组化过表达或 FISH 扩增的 HER2 阳性乳腺癌中,仍有部分属于 luminal-A 型或三阴,其中 PAM 50 检测的 HER2 过表达型的患者 pCR 率更高（ddAC 组 75% vs. FEC 组 73.7%）。PAM 50 luminal-A 型的 pCR 率约为 45%,其治疗疗效不如 HER2 过表达亚型。那么此类患者的治疗方案如何优化,需要未来更多的研究和思考。

该研究也存在一定的不足。作为一项开放、非随机分配的研究,其可能存在偏倚。由于其缺乏单靶向对照组,该研究无法直接评估帕妥珠单抗的心脏安全性。

在乳腺癌新辅助化疗中,与之类似的有 TRAIN-2 研究和 TRYPHAENA 研究。TRAIN-2 研究在双靶向存在的情况下,对比蒽环和卡铂联合紫杉醇新辅助化疗的疗效,发现两组的 pCR（ypT$_0$/T$_{is}$ ypN$_0$）率无明显差异（卡铂组 68% vs. 蒽环组 67%,$P=0.75$）,但双靶向联合蒽环类化疗组的患者 2 级以上 LVEF 下降的发生率（18% vs. 29%）有所增加,而两组有症状的左室收缩功能不全（LVSD）发生率均很低（<1%）,蒽环和双靶向治疗同时应用可能会增加心脏毒性的风险,却不能明显提高疗效。TRYPHAENA 研究对比接受序贯或联合蒽环或是以铂类为基础的新辅助化疗联合双靶向治疗方案[常规 3 周 FEC 方案＋曲妥珠单抗（H）＋帕妥珠单抗（P）×3 →3 周的多西他赛（T）＋ P＋H ×3 vs. FEC×3→T＋P＋H×3 vs. 3 周的多西他赛联合卡铂（TCb）＋ P＋H×6]的疗效和心脏安全性,与 TRAIN-2 不同的是,TRYPHAENA 研究中双靶向同时联合蒽环化疗方案不会增加心功能障碍的发生率,但 2 级以上 LVEF 发生率均高于卡铂组（5.6% vs. 5.3% vs. 3.9%）,而疗效方面则是

卡铂组的 pCR 率（ypT_0/T_{is}）更高（61.6% vs. 57.3% vs. 66.2%），卡铂-紫杉醇化疗联合双靶向治疗或许是更好的新辅助治疗方案。

　　综上所述，在乳腺癌新辅助化疗中，蒽环序贯紫杉醇化疗联合双靶向治疗具有良好的心脏安全性。临床上发现 HER2 阳性乳腺癌对双靶向治疗的反应存在疗效不一致的情况，其深层次的原因还需要进一步研究。是否能找到一个指标，从根本上评估抗 HER2 治疗的疗效，是未来研究需要关注的方向。

（上海交通大学医学院附属仁济医院　孙　璐　陆劲松）

参 考 文 献

[1] Untch M, Jackisch C, Schneeweiss A, et al. Nab-paclitaxel versus solvent-based paclitaxel in neoadjuvant chemotherapy for early breast cancer (GeparSepto-GBG 69): a randomised, phase 3 trial. Lancet Oncol, 2016, 17(3): 345-356.

[2] van Ramshorst MS, van Werkhoven E, Honkoop AH, et al. Toxicity of dual HER2-blockade with pertuzumab added to anthracycline versus non-anthracycline containing chemotherapy as neoadjuvant treatment in HER2-positive breast cancer: The TRAIN-2 study. Breast, 2016, 29: 153-159.

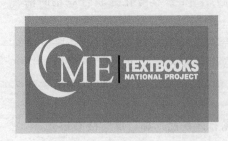

BrighTNess 研究:标准新辅助化疗对比加用卡铂对比加用卡铂及 PARP 抑制药 veliparib 在三阴性乳腺癌中的作用

第 24 章

一、概 述

【文献来源】

Loibl S,O'Shaughnessy J,Untch M,et al. Addition of the PARP inhibitor veliparib plus carboplatin or carboplatin alone to standard neoadjuvant chemotherapy in triple-negative breast cancer (BrighTNess):a randomised,phase 3 trial. Lancet Oncol,2018,19(4):497-509.

【研究背景】

本试验旨在明确新辅助化疗基础上加用 PARP 抑制药 veliparib 或卡铂联合 veliparib 在三阴性乳腺癌(triple negative breast cancer,TNBC)中是否可较新辅助化疗增加病理完全缓解(pathological complete response,pCR)率。

【入组条件】

1. 组织学确诊的三阴性乳腺癌患者。
2. ER<1%,PR<1%,HER2 IHC 0~1 或 FISH(−)者。
3. 临床 Ⅱ~Ⅲ 级($T_1N_{1\sim2}$ 或 $T_{2\sim4}N_{0\sim2}$)患者。
4. 合格的血液、肝功能、肾功能患者。
5. ECOG 评分 0~1 分者。
6. 外科医师评估可手术者。

【试验设计】

1. 一项随机、多中心、双盲、开放性、Ⅲ 期临床试验。
2. 主要研究终点:pCR(定义为治疗后乳房和淋巴结无浸润性癌残留)。
3. 次要研究终点:EFS(无事件生存,其中事件定义为未能接受根治性手术,手术后浸润性癌局部区域复发或远处转移,新发乳腺癌或第二原发恶性肿瘤,任何原因死亡),OS(总生存),可保乳率

(治疗后外科医师评估)。

4. 样本量计算:预计紫杉醇+卡铂+veliparib(PCV)组 pCR 率 60%,紫杉醇+卡铂(PC)组 45%,紫杉醇(P)组 40%。假设在 80%的检验效能基础上可以发现(PCV 组和 PC 组)或(PVC 组和 P 组)的疗效差别需要 560 例患者(2∶1∶1入组),再考虑 10%的出组,需要 624 例。需要同时满足(PCV 组和 PC 组)有显著差别且(PVC 和 P 组)有显著差异,才能证明 veliparib 有效,双侧检验 α= 0.05。

【试验流程】

BrighTNess 研究:标准新辅助化疗对比加用卡铂对比加用卡铂及 PARP 抑制药 veliparib 在三阴性乳腺癌中的作用试验流程见图 24-1。

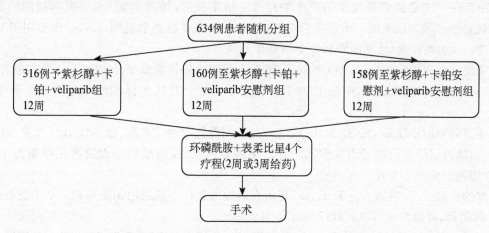

图 24-1 BrighTNess 研究:标准新辅助化疗对比加用卡铂对比加用卡铂及 PARP 抑制药 veliparib 在三阴性乳腺癌中的作用试验流程

【结果】

1. pCR:PCV 组 53% vs. P 单药组 31%($P<0.0001$);PCV 组 53% vs. PC 组 58%($P=0.36$)。在不同的亚组中(包括不同 BRCA 突变情况、不同淋巴结分期、不同 EC 给药间隔),PCV 组和 PC 组之间 pCR 率无显著差别。

2. 可保乳率(对于基线评估为不能保乳的患者):PCV 组 63% vs. P 单药组 44%($P=0.139$);PCV 组 63% vs. PC 组 44%($P=0.132$)。

3. EFS 及 OS 尚且不能分析。

4. 3～4 级不良事件:PCV 组 71%,PC 组 68%,P 单药组 15%;严重不良事件:PCV 组 9%,PC 组 10%,P 单药组 3%。

【结论】

对于 TNBC,在紫杉醇的基础上加用卡铂可以提高新辅助治疗 pCR 率;而在紫杉醇联合卡铂的基础上加用 PARP 抑制药 veliparib 不能再提高 pCR 率。

二、专家解读

在一项Ⅱ期多中心临床试验(I-SPY 2)中,研究者旨在 HER2 阴性乳腺癌患者中随机给予紫杉醇序贯表柔比星联合环磷酰胺治疗(P-EC)或紫杉醇联合卡铂及 veliparib 序贯表柔比星联合环磷酰胺治疗(PCV-EC),进而比较两组间 pCR 率。结果提示,在 P-EC 的化疗基础上增加卡铂和 veliparib 可以使 TNBC 的 pCR 翻倍。本试验的研究目的为明确对于 TNBC 患者,在紫杉醇联合卡铂新辅助化疗的基础上加用 PARP 抑制药能否提高疗效。

在一项Ⅱ期多中心临床试验(I-SPY 2)中,在 P-EC 的化疗基础上增加卡铂和 veliparib 可以使 TNBC 的 pCR 翻倍。在另一项Ⅱ期随机临床研究 SOLTI NeoPARP 中,研究 iniparib 联合紫杉醇对比紫杉醇单药在 TNBC 患者新辅助治疗中的疗效。结果显示,加或不加 iniparib 两组间的乳腺癌 pCR 率无统计学差异。以上两个研究联合 BrighTNess 临床试验似乎说明 TNBC 中加用 PARP 抑制药不能进一步提高疗效,然而晚期研究中结果却不同。

在Ⅲ期随机临床试验 OlympiAD 中,对于转移性 HER2 阴性乳腺癌且 BRCA 突变的患者,随机接受奥拉帕尼(olaparib)或化疗,中位 PFS 奥拉帕尼组 7.0 个月优于标准治疗组的 4.2 个月,$P<0.001$。

在一项卵巢癌的Ⅲ期临床试验 SOLO-2 中,对于铂类化疗治疗失败、遗传性 BRCA 突变的卵巢癌复发患者,随机接受奥拉帕尼或安慰剂治疗。结果显示,奥拉帕尼组的无进展生存期为 19.1 个月,优于安慰剂组的 5.5 个月。

本研究的价值在于,明确了对于 TNBC 患者在新辅助化疗中应加用铂类药物。至于是否应该联用 PARP 抑制药,可能需要对患者进行 BRCA 状态检测。

而根据对不同临床试验的对比和总结,可以发现对于所有的 TNBC 患者,不能一并使用 PARP 抑制药(BrighTNess、I-SPY 2、SOLTI NeoPARP),可能需要进一步筛选具有适应证的 TNBC 患者(比如携带 BRCA 突变:OlympiAD、SOLO-2)。

本试验的生存数据尚未公布,我们期待看到生存结果,尤其关注新辅助化疗中 pCR 的获益能否转变为生存获益。本试验缺少卡铂或紫杉醇+veliparib 对照组。期待未来在 BRCA 突变的患者中开展类似的临床试验,很有可能出现阳性结果。

(上海交通大学医学院附属仁济医院　吴子平　陆劲松)

参 考 文 献

[1] Loibl S, O'Shaughnessy J, Untch M, et al. Addition of the PARP inhibitor veliparib plus carboplatin or carboplatin alone to standard neoadjuvant chemotherapy in triple-negative breast cancer (BrighTNess):a randomised,phase 3 trial. Lancet Oncol, 2018,19(4):497-509.

[2] Rugo HS,Olopade OI,DeMichele A,et al. Adaptive Randomization of Veliparib-Carboplatin Treatment in Breast Cancer. N Engl J Med, 2016,375(1):23-34.

[3] Robson M,Im SA,Senkus E,et al. Olaparib for Metastatic Breast Cancer in Patients with a Germline BRCA Mutation. N Engl J Med,2017,377 (6):523-533.

[4] Pujade-Lauraine E, Ledermann JA, Selle F, et al. Olaparib tablets as maintenance therapy in patients with platinum-sensitive, relapsed ovarian cancer and a BRCA1/2 mutation (SOLO2/ENGOT-Ov21):a double-blind, randomised, placebo-controlled,phase 3 trial. Lancet Oncol, 2017,18 (9):1274-1284.

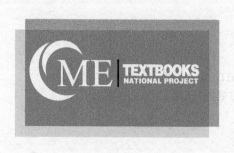

KRISTINE 研究:人类表皮生长因子受体 2 阳性乳腺癌双靶向联合化疗对比 T-DM1 联合帕妥珠单抗新辅助治疗:一项多中心、开放性、随机 III 期临床试验

第 25 章

一、概 述

【文献来源】

Hurvitz SA,Martin M,Symmans WF,et al. Neoadjuvant trastuzumab,pertuzumab,and chemotherapy versus trastuzumab emtansine plus pertuzumab in patients with HER2-positive breast cancer（KRISTINE）:a randomised,open-label,multicentre,phase 3 trial. Lancet Oncol,2018,19（1）:115-126.

【研究背景】

本试验旨在明确 T-DM1 在新辅助治疗中的价值。

【入组条件】

1. ≥18 岁男性或女性 HER2 阳性乳腺癌患者。

2. 可手术、cT_2-cT_4、$cN_0 \sim cN_3$、cM_0（II~III 期）患者。

3. 激素受体状态明确者。

4. ECOG 评分 0~1 分者。

5. 基线 LVEF≥55％者。

【试验设计】

1. 一项随机、多中心、开放性、III 期临床试验。

2. 主要研究终点:各中心评估的病理完全缓解（pCR,定义为 ypT_0/T_{is},ypN_0）

3. 次要研究终点:患者接受保乳手术率,患者报告的生活质量,安全性,无事件生存,无浸润性癌生存,总生存(后三者本文尚未报道)。

4. 试验假设当样本量为每组 216 人，双侧检验 α 取 0.05 时，有 90％的检验效能可以检测出 pCR 率从对照组的 60％提升到试验组的 75％。

5. 采用意向性(ITT)分析。

【试验流程】

KRISTINE 研究：人类表皮生长因子受体 2 阳性乳腺癌双靶向联合化疗对比 T-DM1 联合帕妥珠单抗新辅助治疗：一项多中心、开放性、随机Ⅲ期临床试验流程见图 25-1。

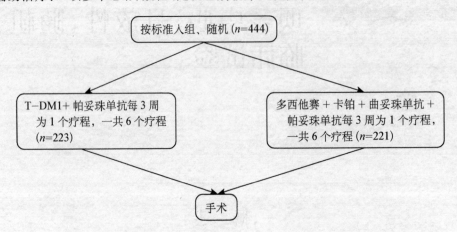

图 25-1 KRISTINE 研究：人类表皮生长因子受体 2 阳性乳腺癌双靶向联合化疗对比 T-DM1 联合帕妥珠单抗新辅助治疗：一项多中心、开放性、随机Ⅲ期临床试验流程

【结果】

1. pCR：T-DM1＋帕妥珠单抗组的 pCR 率为 44％，对照组 pCR 率为 56％，$P=0.016$。

2. 除炎性乳腺癌外，T-DM1 组保乳率为 42％，对照组为 53％（绝对差异－10.8％，95％CI －20.2％～－1.5％）。

3. 健康相关生活质量(HRQOL)的中位恶化时间，T-DM1 组为 4.6 个月，对照组为 3 个月。

4. 所有不良事件，T-DM1 组为 88％，对照组为 99％；严重不良事件，T-DM1 组为 5％，对照组为 29％。

【结论】

传统化疗联合双靶向治疗与 T-DM1 联合帕妥珠单抗相比，pCR 率、保乳率更高，不良事件也更多见。

二、专家解读一

NeoSphere 试验比较双靶向新辅助治疗(曲妥珠单抗联合帕妥珠单抗)与以曲妥珠单抗为基础的治疗疗效差异，双靶向治疗组病理完全缓解率(pCR)明显高于单靶向治疗组(45.8％ vs. 29％，P ＝0.014 1)，这样奠定了新辅助曲妥珠单抗和帕妥珠单抗(pertuzumab)联合紫杉醇类方案在 HER2 阳性乳腺癌中的临床地位。T-DM1(trastuzumab emtansine)的使用已经较为理想地延长了 HER2

阳性进展期乳腺癌患者的总生存时间(OS),更令人兴奋的是 T-DM1 甚至展示出了更低的细胞毒性效应。然而,目前并没有比较新辅助帕妥珠单抗＋T-DM1 这种低毒性的无化疗治疗方案与一线 TCH(docetaxel/carboplatin/trastuzumab)＋ 帕妥珠单抗新辅助治疗之间的疗效差别的临床试验。Ⅲ期 KRISTINE 临床试验是第一个评估新辅助双靶向方案治疗 HER2 阳性乳腺癌患者能否省去传统化疗药物的试验。

KRISTINE 试验通过 68 个癌症转化中心募集到 574 例乳腺癌患者,通过评估去除不满足入组条件的 130 例乳腺癌患者,最终将得到的 444 例可手术的Ⅱ～Ⅲ期 HER2 阳性乳腺癌患者进行随机分组,分为新辅助治疗 T-DM1＋ 帕妥珠单抗($n=223$)和 TCH(docetaxel/carboplatin/trastuzumab)＋ 帕妥珠单抗($n=221$)两组,主要研究终点是观察比较两组患者新辅助治疗后的病理完全缓解率(ypT_0/T_{is},ypN_0)。

与 TCH＋ 帕妥珠单抗组相比,T-DM1＋ 帕妥珠单抗治疗组的病理完全缓解率低[44.4%(99/223) vs. 55.7%(123/221)](绝对差异-11.3%,$95\%CI-20.5\%\sim-2.0\%$,$P=0.016$)。然而,有更少的患者在 T-DM1＋ 帕妥珠单抗治疗组发生 3～4 级不良事件[13%(29/223) vs. 64%(141/219)]和严重的不良事件[5%(11/223)vs. 29%(63/219)],最常见的不良反应比较如下[(T-DM1＋pertuzumab) vs. (TCH＋pertuzumab)]:嗜中性粒细胞减少[<1%(1/223) vs. 25%(55/219)],腹泻(<1% vs. 15%),发热性中性粒细胞减少(0 vs. 15%),血小板减少[1%(3/223) vs. 5%(11/219)],癌性疲乏(1% vs. 3%),丙氨酸转氨酶升高(1% vs. 2%),低钾血症(1% vs. 2%)。

与 T-DM1＋帕妥珠单抗治疗相比较,经典的 TCH＋帕妥珠单抗新辅助治疗方案会使更多的乳腺癌患者达到病理完全缓解,其依然是目前标准的治疗方案,即此试验并不会影响目前的临床治疗和实践;然而,TCH＋帕妥珠单抗新辅助治疗却使得更多的患者发生 3～4 级严重不良事件。

1. 以病理完全缓解率为研究终点,其的确是一个很好替代指标代替长期随访结果的研究,这样使得试验随访时间短、整体花费低及更符合伦理道德价值等优点,但是 pCR 能否代替长期的预后(PFS/OS)仍需进一步研究!

2. Ⅲ期 MARIANNE 试验证明了在 HER2 阳性进展期乳腺癌中应用单药 T-DM1 治疗并不劣于 T-DM1＋pertuzumab 双靶向联合治疗(中位 PFS 时间 14.1 个月 vs. 15.2 个月)。在本试验中,如果能再设置一个 T-DM1 单药组,那么我们会更直观地比较在新辅助治疗组 T-DM1 单药组与 T-DM1＋帕妥珠单抗、TCH＋帕妥珠单抗组之间的治疗差异。

3. 在亚组分析中,激素受体阴性(HR 阴性)亚组内 T-DM1＋帕妥珠单抗组较 TCH＋帕妥珠单抗组病理完全缓解率明显低(-19.0%,$95\% CI -33.3\%\sim -4.6\%$),而在激素受体阳性(HR 阳性)亚组内差异却不这么明显(-8.6%,$95\% CI-20.5\%\sim -3.2\%$)。此外,TRYPHAENA 试验也评估了新辅助 TCH＋帕妥珠单抗方案治疗 HER2 阳性早期可手术乳腺癌患者的病理完全缓解率(ypT_0/T_{is}),在 HR 阴性亚组内病理完全缓解率可以达到 84%(31/37),而在 HR 阳性亚组内 pCR 仅有 50%(20/40),总 pCR 率为 66%(51/77)。为了更好、更直观地展示不同亚组内的 pCR 率差异,我们将 KRISTINE 试验和 TRYPHAENA 试验的结果整理汇总,见图 25-2。这些结果或许提示我们激素受体阴性 HER2 阳性的乳腺癌患者更适合标准的 TCH＋P 方案新辅助治疗。

总之,TCH＋帕妥珠单抗治疗方案仍然是目前标准的 HER2 阳性乳腺癌新辅助治疗方案。我们下一步的努力方向便是研究出具有更少细胞毒性的新辅助靶向治疗方案来治疗早期可手术期 HER2 阳性乳腺癌患者。对于那些无法耐受以紫杉醇类为基础治疗的患者,这种更低细胞毒性的新辅助治疗方案 T-DM1＋pertuzumab 可能会是一种新的治疗选择。

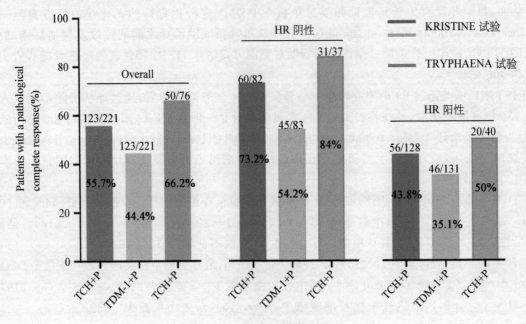

图 25-2 病理完全缓解率汇总

三、专家解读二

T-DM1 作为一种靶向及化疗复合药,单药治疗 HER2 阳性晚期乳腺癌的价值已在许多临床试验中被验证,并且已经作为一种晚期治疗的标准药物进入 NCCN 临床指南。与 T-DM1 在晚期乳腺癌中解救治疗的成熟应用相比,其在新辅助治疗中的使用价值还不明确。KRISTINE 临床试验旨在对比 T-DM1 联合帕妥珠单抗治疗是否可以较传统的化疗联合双靶向治疗提高 pCR 率。由于 T-DM1 在晚期乳腺癌治疗中的优秀表现,其试验假设为与对照组相比 T-DM1＋帕妥珠单抗可以提高约 15％的 pCR 率。然而最终试验结果却不甚理想,T-DM1＋帕妥珠单抗组 pCR 率为 44％,对照组 pCR 率为 56％,$P＝0.016$。就本试验结果而言,T-DM1 尚不能颠覆传统化疗＋靶向治疗在新辅助治疗中的地位。不但在不良反应方面,T-DM1＋帕妥珠单抗组远低于对照组。

关于 T-DM1 应用于新辅助治疗中的临床试验现在还不多,KRISTINE 研究是首个直接对比 T-DM1＋帕妥珠单抗和传统化疗联合双抗效果的临床试验,其创新性值得肯定。但在试验设计上,缺少一个 T-DM1 单药组,无法比较 T-DM1 和 T-DM1＋帕妥珠单抗治疗的差异性。试验开展时间尚短,目前只有新辅助治疗反应性和安全性的结果,生存数据有待后期报道。

ADAPT(HER2 阳性/HR 阳性亚组)临床试验在 HER2 阳性/HR 阳性患者中,证明 T-DM1＋内分泌治疗效果等于 T-DM1 单药效果,pCR 率为 41％。TRYPHAENA 试验在 HER2 阳性患者中,多西他赛＋卡铂＋曲妥珠单抗＋帕妥珠单抗治疗的 pCR 率达到 66.2％。经典的 NeoSphere 试验,在 HER2 阳性患者中,多西他赛＋曲妥珠单抗＋帕妥珠单抗治疗的 pCR 率为 45.8％。可见 T-DM1＋帕妥珠单抗组 44％的 pCR 率也达到了平均水平,且不良反应较小。对于一些无法耐受传统化疗的患者而言,不失为一种良好的选择。

KRISTINE 临床试验及之前的 ABCSG-12 等临床试验都出现了试验结果与预期完全相反的情况。在晚期乳腺癌治疗中 T-DM1 的疗效优于卡培他滨＋拉帕替尼,等于曲妥珠单抗＋紫杉醇的疗效,但在新辅助治疗中 T-DM1 联合帕妥珠单抗的 pCR 率反而不如传统化疗联合双靶向治疗,可见理论推导尚需要实践验证。

　　（专家解读一：大连医科大学附属第二医院　李学璐　李　曼；专家解读二：上海交通大学医学院附属仁济医院　吴子平　殷文瑾　陆劲松）

参 考 文 献

[1] Krop IE, Kim SB, Martin AG, et al. Trastuzumab emtansine versus treatment of physician's choice in patients with previously treated HER2-positive metastatic breast cancer (TH3RESA): final overall survival results from a randomised open-label phase 3 trial. Lancet Oncol, 2017, 18(6): 743-754.

[2] Perez EA, Barrios C, Eiermann W, et al. Trastuzumab emtansine with or without pertuzumab versus trastuzumab plus taxane for human epidermal growth factor receptor 2-positive, advanced breast cancer: primary results from the phase Ⅲ MARIANNE study. J Clin Oncol, 2017, 35(2): 141-148.

[3] Harbeck N, Gluz O, Christgen M, et al. De-escalation strategies in human epidermal growth factor receptor 2 (HER2)-positive early breast cancer (BC): final analysis of the west german study group adjuvant dynamic marker-adjusted personalized therapy trial optimizing risk assessment and therapy response prediction in early BC HER2-and hormone receptor-positive phase Ⅱ randomized trial-efficacy, safety, and predictive markers for 12 weeks of neoadjuvant trastuzumab emtansine with or without endocrine therapy (ET) versus trastuzumab plus ET. J Clin Oncol, 2017, 35(26): 3046-3054.

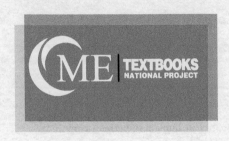

NA-PHER2 研究：新辅助曲妥珠单抗、帕妥珠单抗、帕博西尼联合氟维司群治疗 ER 阳性、HER2 阳性乳腺癌的疗效研究

第 *26* 章

一、概　述

【文献来源】

Gianni L，Bisagni G，Colleoni M，et al. Neoadjuvant treatment with trastuzumab and pertuzum-ab plus palbociclib andfulvestrant in HER2-positive，ER-positive breast cancer（NA-PHER2）：an exploratory，open-label，phase 2 study. Lancet Oncol，2018，19（2）：249-256.

【研究背景】

ER 通路和 HER2 通路之间的交互作用是造成内分泌治疗耐药的重要原因之一。细胞周期蛋白依赖性激酶 CDK4/6 可以诱导细胞从 G_1 期向 S 期转变，从而促进肿瘤细胞的增殖。帕博西尼是口服的 CDK4/6 抑制剂，可以选择性抑制 CDK4/6 酶的活性，阻断肿瘤细胞的增殖。临床前期研究发现在 ER＋/HER2＋的细胞株中帕博西尼与他莫昔芬及曲妥珠单抗联用具有协同作用。本试验旨在评估 ER＋/HER2＋乳腺癌患者新辅助治疗中联合使用曲妥珠单抗、帕妥珠单抗、帕博西尼和氟维司群的疗效及安全性。

【入组条件】

1. 年龄≥18 岁。

2. 既往未治疗过，组织学明确，单侧的，浸润性，HER2 过表达（免疫组化 3＋或 HER2 基因扩增）并且 ER＋（＞10％）的乳腺癌患者。

3. 肿瘤临床 T 分期在 $cT_{1c}\sim cT_{4a\sim d}$ 的乳腺癌患者。

4. ECOG 评分 0 分或 1 分。

5. 排除条件：远处转移，双侧乳腺癌，合并其他恶性肿瘤，骨髓或肝功能、肾功能储备不足，心功能受损，不可控的高血压、妊娠与拒绝避孕的患者。

【试验设计】

1. 一项开放的、非盲、探索性的 Ⅱ 期临床试验。

2. 主要研究终点是治疗 2 周后及手术前肿瘤组织中 Ki67 及凋亡小体的变化。

3. 次要研究终点是病理完全缓解(pCR,手术时乳房和腋窝中均无浸润性肿瘤细胞残留)率、临床客观缓解率。

【试验流程】

NA-PHER2 研究：新辅助曲妥珠单抗、帕妥珠单抗、帕博西尼联合氟维司群治疗 ER 阳性、HER2 阳性乳腺癌的疗效研究试验流程见图 26-1。

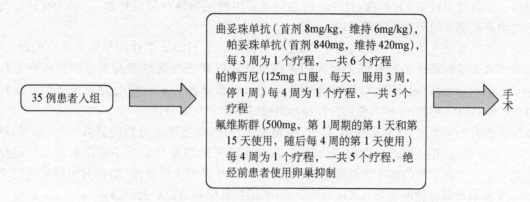

图 26-1 NA-PHER2 研究：新辅助曲妥珠单抗、帕妥珠单抗、帕博西尼联合氟维司群治疗 ER 阳性、HER2 阳性乳腺癌的疗效研究试验流程

治疗前基线、治疗 2 周时和手术前分别进行空心针穿刺取得肿瘤组织标本,检测 Ki67 的表达情况。

【结果】

1. 共 35 例患者接受至少 1 个疗程的药物治疗,纳入安全性分析人群,其中 5 例患者在后续的检测中发现为 HER2 阴性,因此最终 30 例患者进入主要研究终点及次要研究终点的分析。

2. 治疗 2 周后有 Ki67 的几何平均值为 4.3($SD=15$),手术前为 12.1($SD=30$),相较于基线的 Ki67 几何平均值 31.9($SD=15.7$)均有显著的下降,$P<0.0001$ 和 $P<0.013$。

3. 手术前的凋亡小体几何平均值为 0.4($SD=0.4$),相较于基线的凋亡小体平均值 1.2($SD=0.3$)有显著的下降,$P=0.019$。

4. 次要研究终点：临床客观缓解率为 97%,术后病理完全缓解率为 27%。

5. 本研究中未出现 4 级不良事件及严重不良事件,最常见的 3 级不良事件为腹泻和中性粒细胞减少。

【结论】

在 ER+/HER2+的乳腺癌患者中,给予曲妥珠单抗、帕妥珠单抗、帕博西尼和氟维司群的 4 药联合的新辅助治疗方案具有很好的疗效及安全性,这可能是这一类型的乳腺癌一种有效的治疗方案。

二、专家解读

ER 通路和 HER2 通路之间存在交互作用,这种复杂的交互作用影响内分泌治疗及抗 HER2 靶向治疗的疗效。帕博西尼是一种口服的阻断 CDK4/6 激酶的抑制药。既往 CDK4/6 抑制剂的临床研究主要集中在 ER 阳性、HER2 阴性的乳腺癌亚组中。PALOMA-2 研究提示在绝经后 ER 阳性、HER2 阴性的晚期乳腺癌中,帕博西尼联合来曲唑对比安慰剂联合来曲唑可以明显延长 PFS(中位 PFS:24.8 个月 vs. 14.5 个月,$HR = 0.58, 95\%CI\ 46\% \sim 72\%, P < 0.000\ 1$)。PALOMA-3 研究也显示在激素受体阳性、HER2 阴性的转移性乳腺癌内分泌治疗进展后应用帕博西尼联合氟维司群较单药氟维司群可以显著延长 PFS(中位 PFS:9.5 个月 vs. 4.6 个月,$HR = 0.46, 95\%CI\ 36\% \sim 59\%, P < 0.000\ 1$)。但是激素受体阳性、HER2 阳性这一类型的乳腺癌应用帕博西尼是否有效,尚未有报道。本研究探讨在 ER 阳性、HER2 阳性的患者中使用帕博西尼的疗效,为未来在这一类型的乳腺癌中开展更多的研究奠定了基础。

本研究的重要亮点是采用多靶向治疗,既往研究提示对于 HER2 阳性的早期乳腺癌患者,在常规辅助化疗和曲妥珠单抗治疗基础上加入帕妥珠单抗可以显著改善患者的无浸润性疾病生存期($HR = 0.81, P = 0.045$),HER2 双靶向治疗并不增加心脏毒性。本研究中的 4 种药物分别针对 ER、CDK4/6、HER2 靶点,这种多靶向治疗显示出很好的疗效及安全性。

本研究仍有如下不足:样本量较小,只有 35 例患者入组,最终纳入分析的只有 30 例患者;单臂研究,未设立对照组,并且缺乏长期的随访数据,因此本研究的结果目前并不能影响当前的治疗指南。但是基于这个探索性的临床试验结果,我们未来可以开展更大样本的、随机对照临床研究来探讨 CDK4/6 抑制剂联合靶向药物在 ER 阳性、HER2 阳性乳腺癌治疗中的价值。

(上海交通大学医学院附属仁济医院　严婷婷　陆劲松)

参 考 文 献

[1] Finn RS, Martin M, Rugo HS, et al. Palbociclib and Letrozole in Advanced Breast Cancer. N Engl J Med, 2016, 375(20):1925-1936.

[2] Cristofanilli M, Turner NC, Bondarenko I, et al. Fulvestrant plus palbociclib versus fulvestrant plus placebo for treatment of hormone-receptor-positive, HER2-negative metastatic breast cancer that progressed on previous endocrine therapy (PALOMA-3): final analysis of the multicentre, double-blind, phase 3 randomised controlled trial. Lancet Oncol, 2016, 17(4):425-439.

[3] von Minckwitz G, Procter M, de Azambuja E, et al. Adjuvant Pertuzumab and Trastuzumab in Early HER2-Positive Breast Cancer. N Engl J Med, 2017, 377(2):122-131.

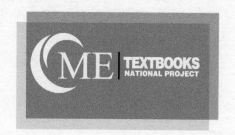

第五篇

乳腺癌手术治疗及放疗
重大临床试验解读

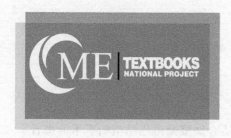

ACOSOG Z0011 随机临床试验:浸润性乳腺癌前哨淋巴结转移患者腋窝淋巴结清扫对比保留腋窝 10 年随访结果

第 27 章

一、概 述

【文献来源】

Giuliano AE, Ballman KV, McCall L, et al. Effect of axillary dissection vs no axillary dissection on 10-year overall survival among women with invasive breast cancer and sentinel node metastasis: the ACOSOG Z0011 (alliance) randomized clinical trial. JAMA, 2017, 318(10): 918-926.

【研究背景】

本研究旨在探索对于 $cT_{1\sim2}N_0$、前哨淋巴结转移 1～2 枚、接受保乳手术加全乳放疗和辅助综合治疗的乳腺癌患者,仅行前哨淋巴结活检(SLNB)患者的 10 年总生存是否不劣于接受补充腋窝清扫(ALND)这个临床问题。2011 年和 2016 年该研究报道了随访 6.3 年和 10 年的局部控制情况,结果显示 SLNB 组不劣于 ALND 组。

【入组条件】

1. ≥18 岁,临床分期 $T_{1\sim2}N_0M_0$ 乳腺癌,接受前哨淋巴结活检和保乳手术的患者。

2. 切缘阴性(墨染切缘处无癌细胞)。

3. 诊断后 60 天内完成前哨淋巴结活检手术。

4. 术中冰冻切片或印片或石蜡切片 HE 染色镜检证实前哨淋巴结转移,数量少于 3 枚。注意,前哨淋巴结病理检查不允许使用免疫组化方法。

5. 患者术后接受切线野全乳照射,不允许接受第三站淋巴结的照射。

6. 腋窝清扫范围包括第一、第二站淋巴结,数量至少 10 枚以上。

7. 辅助治疗方案由临床医师和患者共同选择决定。

8. 补充腋窝淋巴结清扫术要求在前哨淋巴结活检手术后 42 天内完成。

【排除标准】

1. 正在妊娠或哺乳期的患者。
2. 接受过新辅助治疗的患者。
3. 双侧乳腺癌患者。
4. 乳腺癌多中心病灶的患者。
5. 同侧腋窝淋巴结手术史、胸大肌前植入物史，以及其他不适合做腋窝淋巴结清扫手术的患者。
6. 前哨淋巴结活检时发现淋巴结融合成团或肉眼淋巴结外侵犯的患者。
7. 前哨淋巴结转移≥3 枚的患者。

【试验设计】

1. 多中心、随机、Ⅲ期、非劣效性临床研究。
2. 首要研究终点：总生存（从随机开始到任何原因死亡止）；短时的首要研究终点是手术并发症率。
3. 次要研究终点：无病生存（从随机开始到任何原因死亡或乳腺癌复发）；复发定义为局部区域复发（同侧乳房、锁骨上淋巴结、锁骨下淋巴结、内乳淋巴结和腋窝淋巴结）和远处转移。

【试验流程】

ACOSOG Z0011 随机临床试验：浸润性乳腺癌前哨淋巴结转移患者腋窝淋巴结清扫对比保留腋窝淋巴结试验流程见图 27-1。

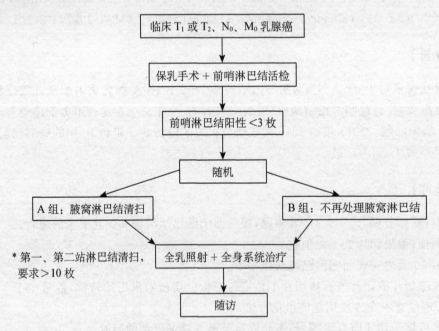

图 27-1   ACOSOG Z0011 随机临床试验流程

【结果】

1. 该研究 1999 年 5 月开始招募患者，原计划 4 年里招募 1900 例患者，结果由于入组率低、少于预期的事件数发生而提前在 2004 年 12 月关闭。实际最终意向性分析人群中前哨淋巴结组(SLND组)436 例,腋窝清扫组(ALND 组)420 例。研究中因为工作人员离职而有大量数据删失。

2. 淋巴结状况

(1)<2mm 的微转移:SLND 组 44.8%,ALND 组 37.5%($P=0.046$)。

(2)ALND 组有 27.3% 的患者发生非前哨淋巴结宏转移,这其中 10% 的患者是前哨淋巴结的微转移。

3. 辅助治疗:两组中有 335 例患者出现放疗计划的改动。"淋巴结区域照射"在研究设计中是不允许的,但实际 51% 的患者使用高切线野照射,15% 的患者接受三区、锁骨上淋巴结照射,在两组中的分布无差异。

4. 10 年总生存率:SLND 组的总生存率不劣于 ALND 组(SLND 组 86.3%,ALND 组 83.6%,非劣效 $P=0.02$)。

5. 10 年无病生存率:SLND 组 80.2%,ALND 组 78.2%($P=0.32$)。

【结论】

对于临床体检腋窝淋巴结阴性、T_1 或 T_2、前哨淋巴结 1~2 枚转移的原发浸润性乳腺癌患者,仅接受 SLNB 的 10 年总生存并不劣于接受补充 ALND 的患者。基于该临床研究的 10 年随访结果,并不推荐对该类患者施行常规的腋窝淋巴结清扫。

二、专家解读

对于前哨淋巴结有转移的乳腺癌患者,腋窝淋巴结清扫曾被认为是标准的手术治疗。Z0011 研究结果使得这一传统观念遭到挑战,使我们可以在不影响肿瘤控制的前提下避免腋窝淋巴结清扫所带来的并发症。同时,该研究 10 年的随访研究结果还提示,即使对于那些激素受体阳性、通常较晚复发的乳腺癌患者,手术操作的安全性仍然非常稳定。

自从 Z0011 研究结果不断更新报道,客观上对乳腺癌的外科治疗方式选择带来了影响。纽约 Memorial Sloan Kettering 癌症中心对于符合 Z0011 入组条件的 83% 的患者不再施行 ALND;另一项针对 12 家医院的研究结果显示,ALND 比例从 71% 减少到 17%,>50 岁的患者仅行 SLND;美国国家癌症数据库显示在 1998—2011 年的 74 309 例患者中,符合 Z0011 入组标准患者的 SLND 比例从 1998 年的 6.1% 增加到 2009 年的 23%,2011 年则增加到 56%。这对于改善患者术后生活质量有着非常重要的意义。

然而,我们也应注意到 Z0011 研究中存在的瑕疵。比如,入组人数没有达到设计的要求;近 50% 的患者是微转移;研究中失访的患者太多;更严重的是缺少放疗的质控,2/3 的患者丢失放疗的相关数据,很大一部分患者放疗没有依照试验设计(18.9% 的患者接受第三野区域淋巴结照射,并且 1/2 的患者使用高切线野)。这些因素均有可能会混淆对这个研究结果的解读。

此外,值得强调的是,这个临床研究的结果在实践中不能随意外推到其他患者,包括临床体检腋下肿大淋巴结、2 个以上前哨淋巴结转移、不接受术后全乳照射、接受新辅助治疗的患者,目前尚无临床证据提示这类患者不做 ALND 是安全的。

(上海交通大学医学院附属仁济医院 徐曙光 陆劲松)

参 考 文 献

[1] Giuliano AE,Ballman K,McCall L,et al. Locore-gional recurrence after sentinel lymph node dissec-

tion with or without axillary dissection in patients with sentinel lymph node metastases: long-term follow-up from the American College of Surgeons Oncology Group (Alliance) ACOSOG Z0011 randomized trial. Ann Surg, 2016,264(3):413-420.

[2] Mamtani A, Patil S, Van Zee KJ, et al. Age and receptor status do not indicate the need for axillary dissection in patients with sentinel lymph node metastases. Ann Surg Oncol, 2016,23(11):3481-3486.

[3] Tsao MW, Cornacchi SD, Hodgson N, et al. A population-based study of the effects of a regional guideline for completion axillary lymph node dissection on axillary surgery in patients with breast cancer. Ann Surg Oncol, 2016, 23 (10): 3354-3364.

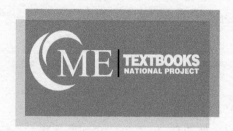

SweBCG 91 RT 亚研究：不同亚型乳腺癌保乳术后对放疗的敏感性研究

第28章

一、概 述

【文献来源】

Sjöström M,Lundstedt D,Hartman L,et al. Response to Radiotherapy After Breast-Conserving Surgery in Different Breast Cancer Subtypes in the Swedish Breast Cancer Group 91 Radiotherapy Randomized Clinical Trial. J Clin Oncol,2017,35(28):3222-3229.

【研究背景】

SweBCG 91 RT 是乳腺癌放疗中里程碑式的研究。20 世纪 90 年代初,对保乳术后是否需要放疗仍具有争议。有关保乳放疗的 Uppsala-Orebro 研究的结果发表于 SweBCG 91 RT 之前,该研究对 T_1N_0 的乳腺癌患者施行保乳手术,术后随机分为两组,一组放疗,一组不放疗。但可能由于较小的样本量(187 例 vs. 194 例)及较短的随访时间(3 年),该研究没有得出放疗与不放疗的显著差异(局部复发率 2.9% vs. 7.6%,$P=0.06$)。有鉴于此,瑞典乳腺癌治疗组开展了更大样本的临床研究——SweBCG 91RT,入组人数 1187 例,随机入组放疗组与观察组,并最终得出乳腺癌保乳术后可从放疗中获益的结论,推动了 NCCN 指南的更新。乳腺癌保乳手术联合术后放疗目前已成为早期乳腺癌的标准治疗。该研究 8 年、15 年的随访结果均提示保乳术后接受放疗可降低同侧乳腺复发风险,减少乳腺癌相关死亡。早期乳腺癌试验者协作组(Early Breast Cancer Trialists' Collaborative Group,EBCTCG)的 Meta 分析显示,接受保乳手术且淋巴结阴性的乳腺癌患者中,约 70% 未接受放疗的患者在 10 年内出现同侧乳腺复发,也有约 10% 接受过放疗的患者出现同侧乳腺复发,提示在特定患者人群中可能存在治疗不足或放疗抵抗。

【入组条件】

1. <76 岁,女性。
2. 临床检查或筛查发现的淋巴结阴性、Ⅰ～Ⅱ期乳腺癌患者。
3. 接受保乳手术和腋窝淋巴结清扫的患者。
4. 同一象限内有多个病灶的患者也可入组,但浸润性癌或原位癌之间的距离需<21mm。

5. 允许既往针对对侧乳腺癌的治疗,但要求患者无任何乳腺癌复发征象。

【试验设计】

1. 一项多中心、随机、对照临床试验,回顾性探索分析。

2. 主要研究终点:10 年内首发同侧乳腺癌复发。

3. 次要研究终点:10 年内总复发(同侧乳腺复发、区域复发或远处转移,但不包括对侧乳腺癌)、乳腺癌专病死亡、全因死亡。

4. 参考 2013 年 St Gallen 国际乳腺癌会议专家组意见,本研究根据雌激素受体(estrogen receptor,ER)、孕激素受体(progesteron receptor,PgR)、人类表皮生长因子受体 2(human epidermal growth factor receptor 2,HER2)和 Ki67 表达水平将肿瘤分为 4 个亚型:luminal-A 型乳腺癌(ER 阳性、PgR 阳性、HER2 阴性、Ki67 低表达),luminal-B 型乳腺癌(ER 阳性、PgR 阴性或 Ki67 高表达、HER2 阴性),HER2 阳性乳腺癌(HER2 阳性、任何 ER 或 PgR 状态,任何 Ki67 表达),三阴性乳腺癌(ER 阴性、PgR 阴性、HER2 阴性,任何 Ki67 表达)。

【试验流程】

SweBCG 91 RT 亚研究:不同亚型乳腺癌保乳术后对放疗的敏感性研究试验流程见图 28-1。

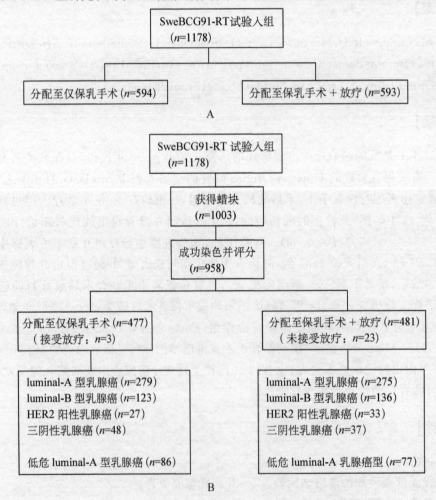

图 28-1 SweBCG 91 RT 亚研究:不同亚型乳腺癌保乳术后对放疗的敏感性研究试验流程

A. SweBCG 91 RT 原试验流程;B. SweBCG 91 RT 亚研究试验流程

【结果】

1. 10 年内首发同侧乳腺累计复发率：放疗可降低 luminal-A 型乳腺癌（19% vs. 9%；HR 0.46，$P=0.001$）、luminal-B 型乳腺癌（24% vs. 8%；HR 0.33，$P=0.001$）及三阴性乳腺癌（21% vs. 6%；HR 0.25，$P=0.08$）10 年内首次同侧乳腺复发的累积发生率，但 HER2 阳性未见明显获益（15% vs. 19%；HR 1.29，$P=0.6$）。亚型与放疗之间无交互作用（$P=0.21$）。

2. 10 年内任何乳腺癌复发的累积发生率：放疗可降低 luminal-A 型乳腺癌（26% vs. 14%；HR 0.50，$P<0.001$）及三阴性乳腺癌（38% vs. 15%；HR 0.35，$P=0.03$）10 年内任何乳腺癌复发的累积发生率，但 luminal-B 型乳腺癌（29% vs. 23%；HR 0.76，$P=0.3$）和 HER2 阳性乳腺癌（30% vs. 30%；HR 1.0，$P=1.0$）未见明显获益。亚型乳腺癌与放疗之间无交互作用（$P=0.2$）。

3. 乳腺癌专病死亡：放疗可降低三阴性乳腺癌因乳腺癌死亡风险（HR 0.35，$P=0.06$），对其他亚型乳腺癌未见类似效应。亚型乳腺癌与放疗之间无交互作用（$P=0.17$）。

4. 全因死亡：放疗未能降低任一乳腺癌亚型的任何原因死亡风险。

5. 低危组（luminal-A 型乳腺癌、淋巴结阴性、年龄≥65 岁）：放疗可降低低危组患者的 10 年内首发同侧乳腺癌复发（20% vs. 6%；HR 0.30，$P=0.008$）和任何乳腺癌复发（27% vs. 9%；HR 0.30，$P=0.002$）的累积发生率，但不能降低因乳腺癌死亡风险（HR 0.85，$P=0.5$）和任何原因死亡风险（HR 0.94，$P=0.7$）。

【结论】

HER2 阳性乳腺癌或对放疗抵抗，而三阴性乳腺癌因乳腺癌死亡受放疗影响最大，但乳腺癌亚型仍不能作为放疗敏感性的预测指标。在 luminal-A 型低危乳腺癌患者中放疗作用显著。

二、专家解读一

SweBCG 91 RT 是乳腺癌放疗中里程碑式的研究之一，奠定了放疗在乳腺癌保乳术后治疗中的地位。但自精准医疗提出以来，针对个体患者或特定的患者人群相应的选择升阶或降阶治疗选择成为研究的热点，有赖于乳腺癌的经典分型，对不同类型乳腺癌的治疗有了不同的治疗方案。20 世纪 90 年代，尚无乳腺癌的分型，所幸 SweBCG 91 RT 的大部分病例均存有病理标本，得以数十年后对不同的分子分型进行回顾性亚研究分析。该亚研究的初衷是为了论证在低危 luminal-A 型乳腺癌患者中降阶治疗的可能性。但结果出乎意料：低危 luminal-A 型乳腺癌其实对放疗反应良好，反而 HER2 阳性乳腺癌似乎对放疗存在抵抗。试验结果显示放疗可降低 luminal-A 型乳腺癌、luminal-B 型乳腺癌及三阴性乳腺癌 10 年同侧乳腺癌复发，但 HER2 阳性乳腺癌未见明显获益。可惜的是该亚研究为回顾性研究，并没有前瞻性非劣效性设计。即使是 HER2 阳性亚组中同侧乳腺癌复发 P 值无统计学差异，也不能得出"HER2 阳性乳腺癌保乳术后放疗与不放疗无统计学差异"的结论。在本亚试验的结论中，也仅得出"HER2 阳性乳腺癌似乎对放疗抵抗"的观点。

无独有偶，另一个包含 17 123 例样本的回顾性分析也得出相似的结论。该研究发现 HER2 阴性患者中，接受与不接受放疗的患者的 10 年总生存分别为 95.5% 和 96.3%（$P=0.037$），而 HER2 阳性乳腺癌患者并没有从放疗中获益（$P=0.887$）。多因素分析同样显示 HER2 阴性为独立的提示预后良好的因素。故该研究认为 HER2 阳性乳腺癌可能存在放疗抵抗。

这 2 个研究的结果都缺乏足够的说服力，前者是前瞻性研究的回顾性分析，后者作为回顾性研究更加存在许多不可控因素，但仍给出了相当重要的提示：HER2 可能影响乳腺癌对放疗的敏感性。HER2 阳性乳腺癌患者是否可以在放疗方面调整治疗方案，也许后续的前瞻性研究可以给我们答案,也许若干年后HER2阳性乳腺癌患者的放疗方案将因此改写。

最后,该研究受限于标本的保存状态没有对乳腺癌进行更加详细的分类。后续的研究可能应该更多的将放疗的机制纳入设计考量,找到影响DNA修复、影响组织乏氧微环境等与放疗机制更加联系紧密的新乳腺癌分类方法(比如,HIF1-α),并据此设计临床试验,是找到如何对放疗进行合理"加减法"方法的关键。

三、专家解读二

乳腺癌是一种高度异质性的肿瘤,2000年分子分型的提出是乳腺癌个体化治疗的重要里程碑。目前各亚型对于乳腺癌全身治疗策略的指导和复发转移的预测价值均已得到较肯定的结论。该研究旨在评价早期乳腺癌保乳术后放疗在各亚型中的作用,进而明确分子分型对放疗的指导价值。

分子分型与乳腺癌术后局部区域复发风险相关性在多项研究中不断得到验证。Voduc等取1693例接受保乳手术+全乳放疗的患者进行亚组分析,所有患者均未接受曲妥珠单抗靶向治疗,研究发现luminal-A型乳腺癌的预后最好,10年的局部复发率、区域淋巴结复发率分别仅为8%和3%。相对的,HER2阳性乳腺癌和基底样型乳腺癌复发风险较高,局部复发率分别为21%和14%、区域淋巴结复发率分别为16%和14%。类似趋势同样体现在全乳切除术后患者中,luminal-A型乳腺癌型预后最佳,其他亚型均为局部、区域淋巴结复发的独立高危因素。深入分析发现,提示对于术后辅助放疗患者,局部复发与分子分型间关系紧密。还有一项Meta分析纳入15项临床研究中的21 645例保乳术后患者,其中88.3%的患者接受了术后放疗,若以luminal-A型乳腺癌为基线,luminal-B型乳腺癌、HER2阳性乳腺癌和基底样型乳腺癌的局部区域复发(包括局部失败、局部复发、同侧乳腺复发、区域淋巴结复发、同侧乳房第二原发肿瘤)及远处转移风险均显著增高。其中,基底样型乳腺癌的局部区域复发风险最高,是非基底样型乳腺癌的3.31倍。虽然各研究中结果并非完全一致,但总体上luminal-A型乳腺癌局部复发风险低,而在基底样型乳腺癌和HER2阳性乳腺癌局部复发风险较高。然而,放疗的获益是否随着复发风险的降低而减少仍未有定论。

乳腺癌治疗已进入个体化治疗时代,虽说保乳术后联合全乳放疗是常规治疗方案,但是否所有的保乳术后均需要联合全乳放疗,尤其对于低危组乳腺癌患者术后放疗是否存在过度治疗的可能,这都是我们需要进一步探索的问题。PRIMETIME研究为低危老年患者是否可以减免放疗提供了分子分型参考依据。很多研究做的预测保乳术后放疗后的局部复发风险,而没有大样本的利用分子分型预测放疗疗效的研究。此文献中,笔者共收集1991—1997年在"瑞典乳腺癌组91放疗试验"中的1003名患者的肿瘤组织,这些患者为淋巴结阴性、Ⅰ～Ⅱ期乳腺癌,所有患者被随机分组到(保乳术±放疗)组,仅8%的患者使用全身辅助治疗。并重新对958个肿瘤组织利用免疫组化和原位杂交技术确定乳腺癌亚型。结果显示,放疗降低luminal-A型乳腺癌、luminal-B型乳腺癌和三阴性同侧乳腺癌复发(IBTR)的累计发生率,但HER2阳性患者未降低。对于三阴性乳腺癌,放疗降低死于乳腺癌的死亡率,但对于其他亚型则没有。在所有亚型的乳腺癌中,放疗没有降低全因死亡率。放疗使得事先假定的临床低危组(luminal-A,N_0,≥65岁)IBTR风险下降。可见,尽管乳腺癌亚型并不能预测放疗疗效,但HER2阳性乳腺癌似乎对放疗抵抗最大,而对乳腺癌死亡率影响最大者为三阴性乳腺癌,在事先假定的低风险luminal-A型乳腺癌中放疗效果非常好。研究结论与Fyles等及PRIME Ⅱ研究的结论略有出入,Fyles等对Toronto-British Columbia(TBC)试验数据进行的亚组分析研究发现,luminal型似乎从放疗的获益小于高危亚型,且一些低危luminal-A型乳腺癌患者(T_1,分级1或2级,≥60岁)或未能从乳腺癌放疗中获益。该研究共入组769例淋巴结阴性的浸润性乳腺癌患者,这些患者在保乳术后被随机分配到单纯他莫昔芬组和他莫昔芬联合放疗组。结果显示,低危luminal-A型乳腺癌患者中(233例),应用他莫昔芬10年IBTR的风险是1.3%,而他莫昔芬联合放疗患者风险为 5.0%。本研究结论中得出低危 luminal-A 型乳腺癌单纯手术组 10 年 IBTR 为 20%,手术＋放疗组为 6%。可见两个研究中的未放疗组 IBTR 相差较大,究其原因考虑为本研究中全身治疗覆盖面小,以及研究亚组小样本、大区间所致可能。而联合放疗组的 IBTR 则较为符合,提示放疗与放疗联合内分泌治疗疗效相当。本研究试图寻找一些特定的低危人群可以通过放疗替代内分泌治疗,但这需要找到更有力的预测放疗疗效的依据,在目前治疗模式下可操作性不高。

分子分型并不能预测放疗疗效,通过该研究我们可以看到术后放疗对于各亚型的影响,尚需要更直观的研究来确认。且研究中仅少数患者接受全身治疗,但在目前以提倡精确治疗的大形势下,放疗的作用也在逐渐被削弱,放疗的加减问题仍是我们放疗科医师的研究方向。该研究同时带给我们一些信息——HER2 阳性肿瘤似乎存在放疗抗拒,这又诱导我们提出更多的问题:HER2 阳性肿瘤放疗抵抗的分子机制? 是否可以通过分割方式改变提高敏感性? 对于新辅助化疗术后达到 pCR 的 HER2 阳性患者是否能减免放疗? 这都值得我们进一步探索。

（专家解读一:上海交通大学医学院附属仁济医院　杨　凡　殷文瑾　陆劲松;专家解读二:上海交通大学医学院附属仁济医院　谢华英　叶　明）

参 考 文 献

[1] Kirwan CC, Coles CE, Bliss J. It's PRIME-TIME. Postoperative avoidance of radiotherapy: biomarker selection of women at very low risk of local recurrence. Clin Oncol (R Coll Radiol), 2016,28(9):594-596.

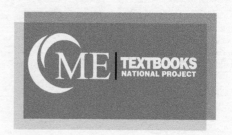

第六篇

乳腺癌系统性辅助内分泌治疗相关重大临床试验解读

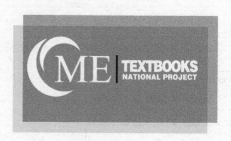

TEXT/SOFT 亚研究：＜35 岁年轻女性乳腺癌辅助内分泌治疗的疗效、依从性及生活质量评估报告

第 29 章

一、概　述

【文献来源】

Saha P，Regan MM，Pagani O，et al. Treatment efficacy，adherence，and quality of life among women younger than 35 years in the international breast cancer study group TEXT and SOFT adjuvant endocrine therapy trials. J Clin Oncol，2017，35(27)：3113-3122.

【研究背景】

对 TEXT 研究和 SOFT 研究中＜35 岁的女性乳腺癌患者内分泌治疗的获益及不良反应进行分析。

【入组条件】

1. 绝经前浸润性乳腺癌患者。

2. 已行乳房切除术或保乳术的患者。

3. 雌激素受体(ER)和(或)孕激素受体(PR)≥10％。

【试验设计】

1. 多中心的Ⅲ期临床试验。

2. 采用 ITT 分析。

3. 研究终点：无病生存期(DFS)、无浸润性乳腺癌间期(BCFI)、无远处复发间期(DRFI)、总生存(OS)。

4. 生活质量评估：采用国际乳腺癌研究组织(IBCSG)的生活质量(QoL)核心表格和内分泌治疗相关的特异症状模块对基线期、6 个月、12 个月、18 个月、24 个月及之后的 3～6 年每年进行生活质量评估，分值为 0～100 分，分值越高质量越好；≥8 分的分值差异视为有临床意义的变化。

【试验流程】

TEXT 和 SOFT 试验流程见图 29-1。

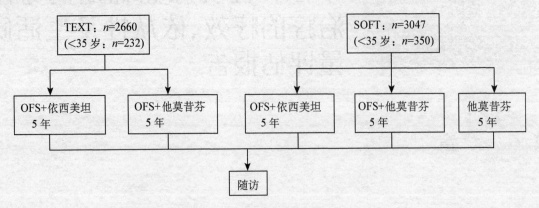

图 29-1　TEXT 和 SOFT 试验流程

OFS. 卵巢功能抑制

【结果】

1. ＜35 岁人群特征　＜35 岁者共有 582 人，占总数的 10.2％（SOFT 中占 11.5％，TEXT 中占 8.7％）；与≥35 岁患者相比，＜35 岁患者中肿块＞2cm（＜35 岁 vs. ≥35 岁：47.1％ vs. 33.9％）、淋巴结转移（55.5％ vs. 39.3％）、组织学Ⅲ级（41.8％ vs. 21.6％）、脉管侵犯（43.5％ vs. 27.8％）、Ki67≥20％（50.9％ vs. 33.3％）的比例更高。

2. 年龄是独立预后因素　＜35 岁者有更高的乳腺癌事件风险（$HR=1.53$；95％ CI 1.24～1.88）、远处转移风险（$HR=1.52$；95％ CI 1.21～1.91）、DFS 事件风险（$HR=1.43$；95％ CI 1.18～1.74）。

3. ＜35 岁、HER2 阴性、接受化疗者的 5 年无浸润性乳腺癌间期（BCFI）　SOFT 研究中，依西美坦＋卵管功能抑制（OFS）组为 83.2％（95％ CI 72.7％～90.0％），他莫昔芬＋OFS 组为 75.9％（95％ CI 64.0％～84.4％），他莫昔芬单药组为 67.1％（95％ CI 54.6％～76.9％）；TEXT 研究中，依西美坦＋OFS 组为 81.6％（95％ CI 69.8％～89.2％），他莫昔芬＋OFS 组为 79.2％（95％ CI 66.2％～87.7％）。

4. ＜35 岁、HER2 阴性、接受化疗者的 5 年无远处复发间期（DRFI）　SOFT 研究中，依西美坦＋OFS 组为 84.4％（95％ CI 74.0％～90.9％），他莫昔芬＋OFS 组为 77.3％（95％ CI 65.5％～85.5％），他莫昔芬单药组为 74.6％（95％ CI 62.7％～83.2％）；TEXT 研究中，依西美坦＋OFS 组为 81.0％（95％ CI 68.8％～88.8％），他莫昔芬＋OFS 组为 80.9％（95％ CI 68.1％～89.0％）。

5. 生活质量　＜35 岁者大部分接受了化疗（SOFT 中 94％，TEXT 中 82％）。在接受化疗的患者中，TEXT 和 SOFT 两研究有基线差异，可能是由于两研究的基线评估时间分别在化疗前后造成的。＜35 岁并接受 OFS 的患者，最明显的症状是血管舒缩症状，在 6 个月时症状最严重，之后逐渐好转，而在他莫昔芬单药组这种症状逐渐加重；与≥35 岁者相比，＜35 岁者更严重的不良反应是盗汗等，可能是由于基线差异引起的。

6. 治疗依从性　＜35 岁患者对口服内分泌治疗的不依从性和使用 OFS 的不依从性都明显多于≥35 岁者，P 值分别为 0.01 和 0.009。

【结论】

年龄＜35 岁的激素受体阳性、HER2 阴性乳腺癌患者，卵巢抑制联合他莫昔芬或依西美坦辅助内分泌治疗相比单药他莫昔芬可以提高 BCFI 的获益；年龄＜35 岁患者使用含 OFS 的辅助内分泌治疗的更年期症状明显，但并不比≥35 岁的绝经前患者更严重。

二、专家解读一

绝经前乳腺癌辅助内分泌治疗中 5 年 TAM 基础地位的确认：1998 年 EBCTCG Meta 分析一共纳入 37 000 名患者，经过随访 15 年后，发现 5 年的 TAM 能够降低复发风险 47％，死亡风险 26％，并且 5 年的效果优于 1 年或 2 年 TAM，即使到了第 15 年，与安慰剂相比，5 年的 TAM 依然能够使复发风险和死亡风险明显下降，因此 5 年 TAM 成为绝经前激素受体阳性早期乳腺癌患者标准治疗。

但后期研究发现，ER 阳性乳腺癌在复发模式上与 ER 阴性不同。虽然短期复发风险较低，但长期复发风险反而高于 ER 阴性者，7 年后超过 ER 阴性乳腺癌，甚至在确诊后 20 年之内，HR 阳性乳腺癌患者都有可能会出现延迟复发。因此，研究集中在增加治疗时间及治疗强度两方面是否能进一步延长患者的获益时间。

在增加辅助内分泌治疗时间问题上，MA 17/ABCSG-6A/NSABP B33 等研究发现 5 年 TAM 后若患者绝经，再使用 5 年 AI 可以获益。而 ATLAS 和 aTTom 研究则证实，10 年 TAM 较 5 年 TAM 能够降低乳腺癌复发风险和死亡风险（5～9 年获益不明显，10 年后获益明显，相对复发风险下降 25％～28％，相对死亡风险下降 22％～29％）。

而在增加治疗强度方面，最重要的是 SOFT 和 TEXT 研究。SOFT 研究入组后随机分为 3 组，即 TAM 5 年组、TAM＋OFS 5 年组、EXE＋OFS 5 年组；TEXT 研究随机分为 2 组，即 TAM＋OFS 5 年组和 EXE＋OFS 5 年组。SOFT 研究的主要目的是 TAM＋OFS 是否优于单用 TAM，次要目的是 EXE＋OFS、TAM＋OFS 和 TAM 三组间的优劣；主要评估哪些患者需要联合卵巢抑制。而 TEXT 研究的主要目的是 EXE＋OFS 和 TAM＋OFS 之间的优劣，由于 TEXT 研究的人群与 SOFT 研究的部分人群重叠，因此通过 TEXT 和 SOFT 联合研究评估 EXE＋OFS 是否优于 TAM＋OFS，也就是 OFS 治疗中 EXE 的地位问题。

2017 年 SOFT 及 TEXT 研究公布了随访 8 年的数据，在整体人群中，OFS＋TAM 较 TAM 显著延长 DFS（83.2％ vs. 78.9％，$HR=0.76$；95％CI62％～93％，$P=0.009$）及 OS（93.3％ vs. 91.5％，$HR=0.67$；95％ CI 48％～92％）。OFS＋AI 较 TAM 在整体人群中显著延长 DFS（85.9％ vs. 78.9％，$HR=0.65$；95％CI 53％～81％），但在 OS 方面未显示出优势（92.1％ vs. 91.5％，$HR=0.85$；95％ CI 62％～115％）。对预先分层的低危或中高危亚组分析发现，未化疗亚组（低危）和化疗亚组（中、高危）患者的 DFS 获益趋势一致。化疗亚组 OFS＋TAM vs. TAM 随访 8 年的 DFS 分别为 76.7％ vs. 71.4％；未化疗亚组 8 年的 DFS 分别为 90.6％ vs. 87.4％。而事后亚组分析还发现，在＜35 岁的人群中，OFS＋TAM vs. TAM 随访 8 年的 DFS 分别为 73％ vs. 64.3％。

同时，TEXT＋SOFT 联合分析研究结果（2017 年）显示，OFS＋AI 较 OFS＋TAM 显著改善 8 年 DFS（86.8％ vs. 82.8％，$HR=0.77$；95％CI67％～90％，$P<0.001$）及无浸润性乳腺癌间期（BCFI）（$HR=0.74$；95％ CI 63％～87％）以及无远处复发间期（DRFI）（$HR=0.80$；95％CI 65％～96％）。不良反应方面，加用 OFS 后，增加了更年期综合征、抑郁、高血压、糖尿病、骨质疏松的风险，但在可接受范围内。

因此,总体来说,从 8 年随访的结果来看,SOFT 研究证实了在绝经前女性乳腺癌患者中 TAM 或 AI+OFS 可以减少复发和提高总生存,颠覆了既往 SOFT 5 年随访研究的结果,这也从侧面印证了 ER 阳性乳腺癌在复发模式上的特殊性以及 ATLAS 和 aTTom 的研究结果,即内分泌治疗获益在 5 年甚至 10 年后更加明显。而在 SOFT/TEXT 联合分析中,AI+OFS 相较于 TAM+OFS,虽然并没有看到总生存的获益,但能够持续减少复发风险。在安全性方面,OFS+AI 与 OFS+TAM 无显著差异,OFS+TAM/AI 组略高于 TAM 单药组,但是患者的耐受性良好。另外,2017 年 ESMO 大会上一项来自葡萄牙的真实世界研究[181P-Use and effectiveness of adjuvant ovarian function suppression (OFS) in premenopausal women with early breast cancer]发现,辅助 OFS+AI/TAM 能改善绝经前激素受体阳性早期乳腺癌的 OS,OFS+AI/TAM 与没有接受 OFS 的患者相比,显著降低患者死亡风险达 50%,绝对获益达 2.1%。在真实世界中再次肯定了辅助 OFS+AI/TAM 对 HR 阳性乳腺癌治疗的疗效。

由于 SOFT/TEXT 事后亚组分析中发现<35 岁患者获益特别明显,因此一项 TEXT/SOFT 亚组研究针对<35 岁年轻女性乳腺癌辅助内分泌治疗的疗效、依从性及生活质量进行深入的评估报告。结果发现,对于<35 岁、HER2 阴性、接受化疗的患者,OFS+TAM/EXE 在无浸润性乳腺癌间期(BCFI)、无远处复发间期(DRFI)方面均优于 TAM。对 BCFI 来说,SOFT 研究中,依西美坦+OFS 组为 83.2%(95% CI 72.7%~90.0%),他莫昔芬+OFS 组为 75.9%(95% CI 64.0%~84.4%),他莫昔芬单药组为 67.1%(95% CI 54.6%~76.9%);TEXT 研究中,依西美坦+OFS 组为 81.6%(95% CI 69.8%~89.2%),他莫昔芬+OFS 组为 79.2%(95% CI 66.2%~87.7%);对 DRF 来说,SOFT 研究中,依西美坦+OFS 组为 84.4%(95% CI 74.0%~90.9%),他莫昔芬+OFS 组为 77.3%(95% CI 65.5%~85.5%),他莫昔芬单药组为 74.6%(95% CI 62.7%~83.2%);TEXT 研究中,依西美坦+OFS 组为 81.0%(95% CI 68.8%~88.8%),他莫昔芬+OFS 组为 80.9%(95% CI 68.1%~89.0%)。

不良反应及生活质量方面,<35 岁并接受 OFS 的患者,最明显的症状是血管舒缩症状,在 6 个月时症状最严重,之后逐渐好转,而在 TAM 单药组这种症状逐渐加重;与≥35 岁者相比,<35 岁者更严重的不良反应是盗汗等,这可能是由于基线差异引起的。从治疗依从性上来说,<35 岁患者对口服内分泌治疗的不依从性和使用 OFS 的不依从性都明显多于≥35 岁者。

因此,对于年龄<35 岁的 HR 阳性乳腺癌患者,OFS 联合 TAM 或 EXE 辅助内分泌治疗相比单药 TAM 可以提高 BCFI 的获益;年龄<35 岁患者使用含 OFS 的辅助内分泌治疗的围绝经期症状明显,但并不比≥35 岁的绝经前乳腺癌患者更严重。

该研究的不足在于仍是一项回顾性队列研究,非头对头随机对照研究,证据强度不足,我们期待更强有力的证据探讨<35 岁的年轻乳腺癌患者辅助内分泌治疗中 5 年 OFS 联合 TAM 或 EXE,10 年 TAM 其至 10 年 OFS 联合 TAM 的优劣。

三、专家解读二

在 2014 年、2015 年发表的 TEXT/SOFT 研究联合分析中,在绝经前激素受体阳性的乳腺癌患者中,卵巢功能抑制联合依西美坦相比卵巢功能抑制联合他莫昔芬或他莫昔芬单药,获得更好的乳腺癌相关生存获益。但是,任何治疗都要考虑获益和不良反应之间的平衡。对于年轻患者,特别是年龄<35 岁的女性,给予卵巢抑制后,将造成体内激素水平的迅速降低,理论上将产生更加严重的不良反应。然而,对于年龄<35 岁的女性患者,使用卵巢抑制的获益与不良反应之间的平衡应该如何取舍? 该研究对此问题进行了探索。结果显示,对于年龄<35 岁的激素受体阳性女性患者,辅助内分泌治疗使用 OFS 联合依西美坦或他莫昔芬相比他莫昔芬单药可以改善乳腺癌相关获益,而且与

≥35 岁的患者相比，并不会出现更严重的不良反应。

该研究是目前唯一在年龄<35 岁、激素受体阳性乳腺癌患者中对辅助内分泌治疗 OFS 联合依西美坦或他莫昔芬的疗效、不良反应、依从性的研究分析。从结果中可以发现，<35 岁患者对内分泌治疗的依从性更差，但不是因为更严重的不良反应，而更可能因为事业、生育等原因。即使依从性较差，但<35 岁患者依然可以从联合 OFS 中获益。而且，随着时间的延长，血管舒缩症状等较明显的不良反应症状逐渐好转，并接近基线水平。

该研究否定了之前认为的年轻（<35 岁）女性患者使用卵巢抑制会出现更严重不良反应的观点。研究结果建议，对于<35 岁、激素受体阳性的乳腺癌患者，推荐联合卵巢功能抑制的辅助内分泌治疗。同时，应加强对辅助内分泌治疗的全程管理，特别是依从性更差的年轻患者。

当然，该研究尚有些许局限性。从结果中可以看到，<35 岁患者的治疗依从性更差，许多患者在研究进程中停药或换药，而这必将影响疗效或不良反应。这一点在分析疗效或不良反应时没有考虑进去。同时，该研究目前随访时间较短，无法更好地显示患者的远期生存获益及不良反应情况。另外，该研究入组的均为 ER/PR≥10％的患者，那么对于 1％≤ER/PR<10％的绝经前患者，辅助内分泌治疗又该如何选择？最后，该研究仅分析了 HER2 阴性的患者，那么对于 HER2 阳性的患者又会有什么不同？这些都需要今后进一步的研究分析给我们答案。

（专家解读一：福建省肿瘤医院　吴　凡　刘　健；专家解读二：上海交通大学医学院附属仁济医院　王　岩　殷文瑾　陆劲松）

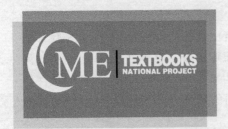

OPTION 研究：GnRH 激动药对早期乳腺癌化疗时卵巢毒性的保护作用

第30章

一、概　述

【文献来源】

Leonard R, Adamson D, Bertelli G, et al. GnRH agonist for protection against ovarian toxicity during chemotherapy for early breast cancer: the Anglo Celtic Group OPTION trial. Ann Oncol, 2017,28(8):1811-1816.

【研究背景】

化疗的卵巢毒性可能导致生育能力损伤和卵巢早衰(premature ovarian insufficiency, POI)，继而出现一系列的风险，如更年期症状、骨质疏松和心血管疾病等。OPTION 临床试验是为了研究化疗过程中使用促性腺激素释放激素类似物戈舍瑞林(GnRHa)是否可以减轻化疗对卵巢功能的损害。

【入组条件】

1. 组织学确诊的接受新辅助化疗或辅助化疗的乳腺癌。

2. 绝经前患者(定义为化疗前月经规律至少 12 个月)。

3. ER 阴性患者；确认不需要卵巢抑制治疗的 ER 阳性患者。

4. 分期：Ⅰ～ⅢB (T$_{1\sim4}$、N$_{0\sim2}$)。

5. 如是辅助化疗的患者，化疗前肿瘤必须被完全切除；如是新辅助化疗的患者，则要有化疗后完全切除肿瘤的治疗计划。

6. 排除标准：转移性乳腺癌，之前有化疗或内分泌治疗者。

【试验设计】

1. 一项开放、随机、Ⅲ期临床试验。

2. 根据年龄分层(≤40 岁和＞40 岁)。

3. 主要研究终点：闭经发生率(随机分组后 12～24 个月没有月经)和卵巢早衰(闭经且 FSH＞

25 U/L)。

4. 次要研究终点：雌二醇、卵泡刺激素(FSH)、黄体生成素(LH)和抗米勒管激素(AMH)的激素水平的变化程度。

【试验流程】

OPTION 研究试验流程见图 30-1。

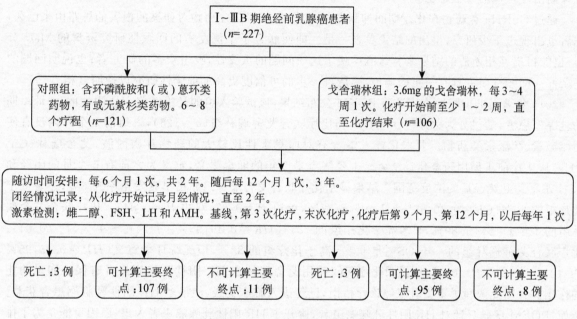

图 30-1　OPTION 研究试验流程

【结果】

1. 闭经发生率：戈舍瑞林组显著低于对照组(22% vs. 38%, $P = 0.048$)，其中≤40 岁者更显著(10.0% vs. 25.4%, $P = 0.032$)；>40 岁者不显著(42.9% vs. 54.2%, $P = 0.376$)。

2. 卵巢早衰发生率：戈舍瑞林组显著低于对照组(18.5% vs. 34.8%, $P = 0.048$)，其中≤40 岁者更显著(2.6% vs. 20.0%, $P = 0.038$)；>40 岁者使用戈舍瑞林作用不显著(42.3% vs. 47.2%, $P = 0.798$)。

3. 妊娠和死亡，两组间无明显差异。

4. FSH 和 LH 升高程度：戈舍瑞林组低于对照组，其中 FSH 在 12 个月和 24 个月时差别显著(分别 $P = 0.027$, $P = 0.001$)。

5. 雌二醇水平：戈舍瑞林组低于对照组，但无统计学意义。

6. AMH 降低程度：戈舍瑞林组(降至基线水平的 7%)小于对照组(降至基线水平的 5%)，差异无统计学意义。

7. Logistic 回归分析显示年龄($OR = 1.28$; 95% CI 118%～139%; $P < 0.001$)以及治疗前 AMH 水平($OR = 0.43$; 95% CI 23%～80%; $P = 0.01$)是治疗后闭经的独立的预测因子。

【结论】

化疗期间使用戈舍瑞林可以减少化疗引起的卵巢早衰的发生率，对于年龄<40 岁的患者效果最

为显著。对生育和雌激素不足相关症状的长期效果有待进一步研究。

二、专家解读

绝经前的乳腺癌患者化疗后出现卵巢早衰和生育功能损害是普遍现象,这给很多有生育需求和治疗结束后出现更年期相关疾病如骨质疏松和心血管疾病风险的患者带来很大的困扰,因而一直是乳腺癌治疗领域的一个难题。

通过 GnRHa 类药物在化疗期间抑制卵巢功能,以减轻化疗药物对卵巢的损害的思路由来已久,先后也出现过不少研究,得出的结论莫衷一是。即便联合了千例左右的回顾性研究资料的 Meta 分析,也能得出互相矛盾的结果来。这既反映了这一问题的重要性,吸引众多的研究者;也说明问题的复杂性。回顾性研究具有一定的偏倚,亟待进一步的可信度更高的前瞻性研究以探明真相。

2015 年著名的前瞻性临床试验 POEM 公布结果,该试验入组的是绝经前 HR 阴性的 I-ⅢA 期的乳腺癌患者,随机分为化疗组($n=131$)和化疗联合戈舍瑞林组($n=126$),入组前 1 个月内没有使用雌激素、孕激素类药物。要求化疗方案含有对卵巢毒性比较大的药物环磷酰胺,戈舍瑞林(GnRHa)从化疗前 1 周用药至化疗结束。主要终点是 2 年的卵巢早衰,定义为之前有 6 个月的闭经和 FSH 水平达到绝经后的浓度范围。结果显示化疗联合戈舍瑞林组卵巢早衰发生率为 8%,显著低于化疗组的 22%($OR=0.30$,95% CI 10%～87%,单边 $P=0.02$,双边 $P=0.04$)。化疗联合戈舍瑞林组的 4 年 DFS% 是 89%,显著高于化疗组的 78%($HR=0.49$,95% CI 24%～97%,$P=0.04$)。化疗联合戈舍瑞林组的 4 年 OS% 是 92%,高于化疗组的 82%,但无统计学意义($HR=0.43$,95% CI 18%～100%,$P=0.05$)。说明化疗期间使用戈舍瑞林在 HR 阴性乳腺癌患者有保护卵巢功能的作用。并因此改写了不少乳腺癌诊疗指南,已经进入临床实践,使很多 HR 阴性乳腺癌患者获益。然而,POEM 试验只针对 HR 阴性乳腺癌患者,避开了 HR 阳性乳腺癌患者入组,原因可能是为了排除内分泌治疗对试验结果的干扰。

然而无资料表明,HR 阳性绝经前乳腺癌患者的生育意愿和对治疗后更年期相关症状的担心明显弱于 HR 阴性绝经前乳腺癌患者,化疗对这类患者卵巢的损害和后者也没有明显的区别。众多的乳腺癌诊疗指南均提到,淋巴结阴性的浸润性乳腺癌患者手术后 2 年,淋巴结阳性的浸润性乳腺癌患者手术后 5 年可以考虑生育,如正在内分泌治疗需要中断至哺乳结束后继续内分泌治疗。明确指出这类患者不仅可以生育,而且在内分泌治疗期间就可以生育。因此,同样有保护卵巢的客观需求。

众所周知,HR 阳性乳腺癌患者的比例明显高于阴性患者,除了其中低危的 luminal-A 型乳腺癌患者可以避免化疗外,其余的患者还是需要化疗,仍然是个庞大的群体。且我国乳腺癌患者整体偏年轻,绝经前乳腺癌患者比例占乳腺癌患者总体的 50% 以上,这和欧美国家不同。在西方国家,这个比例只有 20%～30%。目前晚婚晚育是趋势,这导致相当多的乳腺癌患者患病时还没生育。因此,HR 阳性绝经前乳腺癌患者化疗时的卵巢保护研究同样是临床的重要课题,需要进一步开展研究。

本研究(OPTION)是这方面最新的研究报道,入组病例数 227 例,几乎接近 POEM 的研究规模。这是一项开放、随机、Ⅲ期前瞻性临床试验,其目的就是要研究包括 HR 阳性乳腺癌患者在内的所有早期乳腺癌患者化疗时,加用戈舍瑞林是否都有卵巢保护作用。入组 227 例绝经前,需要辅助化疗或新辅助化疗的 I～ⅢB 乳腺癌患者,随机分为对照组(化疗)和戈舍瑞林组(化疗＋戈舍瑞林)。经 2 年的观察发现,戈舍瑞林组的闭经发生率显著低于对照组(22% vs. 38%,$P=0.048$)。其中≤40 岁者更显著(10.0% vs. 25.4%,$P=0.032$),>40 岁者不显著。卵巢早衰发生率也显著低于对照组(18.5% vs. 34.8%,$P=0.048$),≤40 岁者更显著(2.6% vs. 20.0%,$P=0.038$)。一般认为,FSH 和 LH 升高反映卵巢功能的损害,AMH 降低则提示卵巢储备功能的下降。该研究发现,FSH 和 LH 升高程度与 AMH 降低程度,戈舍瑞林组低于对照组,其中 FSH 在 12 个月和 24 个月时差别具显著性,具有统计学意义。说明戈舍瑞林减轻化疗药物对卵巢功能的损害。

本研究的亮点包括:①得出 GnRHa 类药物在化疗期间保护卵巢功能,降低闭经发生率和 POI(卵巢早衰)发生率。进一步分层研究发现,这主要集中在≤40 岁的患者,对于>40 岁者并不明显。临床实践在参照这一研究结果时就会主要选择≤40 岁的患者,避免所有的绝经前患者都使用这一疗法,更有针对性。至于>40 岁的患者是否确认就无保护作用,不能据此一个研究就贸然下结论,有待以后进一步研究。②在主要观察闭经发生率和卵巢早衰发生率指标的同时,多次检测众多的激素指标,包括雌二醇、FSH、LH 和 AMH。其中雌二醇下降、FSH 和 LH 升高反映卵巢功能的损害,AMH 降低则提示卵巢储备功能的下降。月经存在与否这样的临床现象,是患者体内一系列病理生理机制作用的外在综合表现,具有滞后性和长期性。这样的激素指标让我们有机会了解体内激素水平是如何及时动态变化的,便于分析临床指标的内在机制。

OPTION 试验也有一些不足之处:①虽然笔者最初的方案是只入组 ER 阴性患者,后来决定修改方案,入组不需要卵巢抑制治疗的 ER 阳性患者。认识到了二者的区别,但在分析结果时,没有据此分层分析,是一大缺憾。②戈舍瑞林的用药时间没有明确规定统一时间,是化疗开始前至少 1 周,还是 2 周最好?但戈舍瑞林是 GnRH 类似物中的激动药,具有短暂刺激 FSH 和 LH 升高的反跳作用,即"点火效应"(flare up),使卵巢激素短暂升高,约持续 7 天。药物持续作用 10~15 天后,垂体表面的 GnRH 受体被全部占满或耗尽,对 GnRH-a 不再敏感,即垂体 GnRH-a 受体脱敏,使 FSH 和 LH 大幅下降。可见,点火效应如果认为消退比较彻底应该是 2 周左右,1 周时并不能肯定就是消退了,可能会因患者而异。因此,容许受试者化疗开始前用戈舍瑞林 1~2 周是不适合的,为了更好地达到抑制效果,为了更好地可比性,应该统一的都是 2 周可能更好。③观察时间比较短,只有 2 年时是否闭经和卵巢早衰的资料,远期闭经和卵巢早衰没有,更无最终绝经时间早晚等数据。因此,无法知道这一疗法的远期效果。④没有对治疗 PFS 等生存资料分析,也没有化疗时不良反应的资料。虽然 POEM 研究就显示,戈舍瑞林不仅保护卵巢,还在 4 年 DFS 和 OS 方面显著好于对照组。也有一些其他的研究有类似的发现。但文献报道部分三阴性乳腺癌细胞自身有 GnRH 受体表达,GnRH-a 可以直接作用之而发挥抗癌效果。HR 阳性细胞这方面的情况是否如此不得而知,不可随意推广。在化疗的基础上增加药物是否会加重化疗的不良反应,也没有给出答案。

从 OPTION 试验可以看出,戈舍瑞林阻止 FSH 和 LH 升高的能力其实不够强大,AMH 降低的幅度仍然很大,对照组降至基线水平的 5%,加用戈舍瑞林后也只提升到 7%,而 AMH 被认为是反映卵巢储备的主要指标。可见 GnRH-a 在保护卵巢储备"能力有限"。笔者分析认为"AMH 在两组患者都有非常显著的下降,因此目前任何措施卵巢的保护作用是比较小的。"这也解释了这一思路出现十余年来,诸多临床试验为什么结果不一致,根本原因是 GnRH-a 保护卵巢的作用太弱,不同试验的入组条件、用药方案和观测指标再不一致的话,就容易出现不一致的结论。后续研究除了开发更强效的 GnRH-a 并探究更好的用药方案,也许需要跳出这一思维定式,寻找新的思路和新的药物。

对绝经前包括 HR 阳性在内的各种分子分型的乳腺癌患者,化疗时卵巢的保护研究具有重要理论意义和临床指导价值,由于化疗伤害绝经前患者卵巢是所有肿瘤患者化疗都会面对的问题,这对其他肿瘤如胃癌、肠癌和肝癌等领域的这方面研究有重要借鉴价值。也要看到,低危的 HR 阳性乳腺癌患者无须化疗,这是近年来由于内分泌治疗进展后的乳腺癌诊疗规范的重要转变,这部分患者无须考虑卵巢保护的问题。期待随着内分泌治疗、靶向治疗和免疫治疗等疗法的进展,会进一步改写乳腺癌的诊疗规范,使更多的乳腺癌患者免于化疗;或化疗药物的根本性突破实现了高效低毒的远期目标,无须再讨论卵巢保护这种"过期"话题。

(上海交通大学医学院附属仁济医院　孙　建　陆劲松)

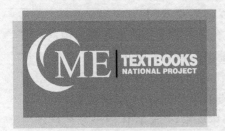

TEAM 研究:辅助他莫昔芬和依西美坦治疗绝经后早期乳腺癌临床试验的 10 年随访结果

第 31 章

一、概　述

【文献来源】

Derks MGM,Blok EJ,Seynaeve C,et al. Adjuvant tamoxifen and exemestane in women with postmenopausal early breast cancer (TEAM):10-year follow-up of a multicentre,open-label,randomised,phase 3 trial. Lancet Oncol,2017,18(9):1211-1220.

【研究背景】

本文是比较依西美坦单药与他莫昔芬 2~3 年序贯依西美坦辅助内分泌治疗在绝经后早期乳腺癌患者中治疗疗效的 10 年随访更新。

【入组条件】

1. 绝经后女性、组织学确认乳腺癌者。
2. 雌激素受体阳性或孕激素受体阳性者。
3. 完成局部治疗者。
4. ECOG 评分 0 分或 1 分的患者。
5. 浸润性乳腺癌的原发灶大小不限,伴或不伴淋巴结转移($N_{0~3}$)者。
6. 没有转移证据者。
7. 患者既往接受过新辅助内分泌治疗、新辅助化疗、未能控制的心脏疾病、其他恶性肿瘤等被排除在外者。

【试验设计】

1. 一项多中心、开放、随机、对照、Ⅲ期临床试验。
2. 主要研究终点是无病生存(DFS)。

3. 次要研究终点是总生存(OS)、无复发间期、无远处转移间期及安全性。

4. 采用 ITT 分析。

【试验流程】

TEAM 研究试验流程见图 31-1。

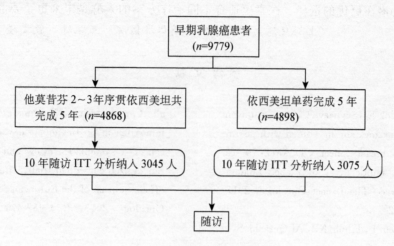

图 31-1　TEAM 研究试验流程

【结果】

1. 10 年无病生存　依西美坦单药组为 67%,他莫昔芬序贯依西美坦组为 67%,两组之间无显著差异(HR 0.96,95%CI 88%～105%,$P=0.39$)。

2. 10 年总生存　依西美坦单药组为 74%,他莫昔芬序贯依西美坦组为 73%,两组之间无显著差异(HR 0.98,95%CI 89%～109%,$P=0.74$)。

3. 10 年乳腺癌复发累积发生率　依西美坦单药组(20%)显著低于他莫昔芬序贯依西美坦组(22%)(无复发间期 HR 0.88,95%CI 79%～99%,$P=0.03$)。

4. 10 年远处转移累积发生率　依西美坦单药组(16%)与他莫昔芬序贯依西美坦组(18%)组之间无显著差异(无远处复发间期 HR 0.91,95%CI 80%～103%,$P=0.15$)。

5. 10 年乳腺癌专病死亡累积发生率　依西美坦单药组(13.5%)与他莫昔芬序贯依西美坦组(15.4%)无显著差异(HR 0.88,95%CI 77%～101%,$P=0.07$)。

【结论】

长期随访结果显示,依西美坦单药与他莫昔芬序贯依西美坦都是绝经后早期乳腺癌治疗的合理选择。

二、专家解读

TEAM 研究的 10 年随访结果发现,无论是依西美坦单药与他莫昔芬序贯依西美坦都是绝经后早期乳腺癌患者的合理选择。依西美坦单药治疗组与他莫昔芬序贯依西美坦治疗组在 10 年的无病生存、总生存方面均无统计学差异。10 年乳腺癌专病死亡累积发生率,依西美坦单药组略微低于他莫昔芬序贯依西美坦组。但是因为其他原因的死亡率方面,依西美坦单药组会高于他莫昔芬序贯依西美坦组,因此依西美坦单药组的生存优势被平衡掉。我们可以看到死亡原因中,心脏相关事件组,依西美坦单药组明显高于他莫昔芬序贯依西美坦组(61 vs. 45)。在一项 Meta 分析中同样也发现,接受单药芳香化酶抑制剂的患者对比他莫昔芬序贯芳香化酶抑制剂的患者,心脏事件的风险显著升高($RR=1.66$,95%CI 103%~131%)。因此,在重视进一步降低乳腺癌复发风险的同时,我们仍应关注患者整体的情况,针对那些相关乳腺癌低复发风险而心脏事件高风险的人群,他莫昔芬序贯依西美坦不乏是一种潜在更优的选择。探索更适合不同治疗方案的人群是未来更重要的研究方向。

(上海交通大学医学院附属仁济医院　王耀辉　殷文瑾　陆劲松)

参 考 文 献

[1] Derks MGM, Blok EJ, Seynaeve C, et al. Adjuvant tamoxifen and exemestane in women with postmenopausal early breast cancer (TEAM): 10-year follow-up of a multicentre, open-label, randomised, phase 3 trial. The Lancet Oncology, 2017, 18(9):1211-1220.

[2] Khosrow-Khavar F, Filion KB, Al-Qurashi S, et al. Cardiotoxicity of aromatase inhibitors and tamoxifen in postmenopausal women with breast cancer: a systematic review and meta-analysis of randomized controlled trials. Annals of oncology: official journal of the European Society for Medical Oncology, 2017, 28(3):487-496.

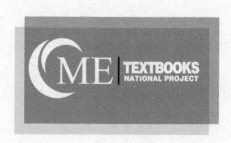

IES031研究：绝经后原发性乳腺癌女性2~3年他莫昔芬换用依西美坦治疗的随机对照临床试验的10年随访更新

第32章

一、概　述

【文献来源】

Morden J，Alvarez I，Bertelli G，et al. Long-term follow-up of the intergroup exemestane study. J Clin Oncol，2017，35(22)：2507-2514.

【研究背景】

本文是比较依西美坦单药与他莫昔芬2~3年序贯依西美坦在绝经后早期乳腺癌辅助内分泌治疗的疗效的10年随访更新。

【入组条件】

1. 入组标准

(1)病理检查证实且完全切除的浸润性乳腺癌患者。

(2)ER受体阳性患者。

(3)绝经后女性患者。

(4)接受辅助他莫昔芬治疗至少2年，同时不超过3年零1个月。

2. 排除标准

(1)ER受体阴性患者。

(2)诊断时即有局部复发或远处转移者。

(3)临床上显著的骨、心脏、内分泌功能异常者。

(4)随机前4周内用过激素替代治疗者。

(5)具有其他肿瘤病史(皮肤基底细胞癌、宫颈原位癌除外)者。

(6)严重的骨质疏松患者。

(7)同时接受抗凝血药治疗，除了他莫昔芬以外的激素受体调节药，以及其他形式的内分泌治疗者。

【试验设计】

1. 一项多中心、随机、双盲对照、Ⅲ期临床试验。

2. 主要研究终点是无病生存(DFS)。

3. 次要研究终点是无乳腺癌生存(BCFS)、至远处转移发生时间(TTDR)、乳腺癌专病生存(BC-SS)、总生存(OS)、对侧乳腺癌发生时间(CLB)、安全性。

4. 采用 ITT 分析。

【试验流程】

IES031 研究试验流程见图 32-1。

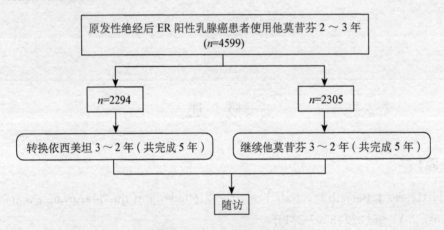

图 32-1　IES031 研究试验流程

【结果】

1. 10 年无病生存(DFS)　他莫昔芬转换依西美坦组较他莫昔芬单药组降低 3.8% 的绝对风险(HR 0.83,95% CI 75%～93%,P=0.001)。

2. 10 年无乳腺癌生存(BCFS)　他莫昔芬转换依西美坦组较他莫昔芬单药组降低 4% 的绝对风险(HR 0.96,95% CI 72%～92%,P<0.001)。

3. 10 年总生存(OS)　在 ER 阳性亚组中他莫昔芬转换依西美坦组略较他莫昔芬单药组有优势,降低 2.1% 的绝对风险,但无统计学差异(HR 0.89,95% CI 78%～101%,P=0.06)。ITT 分析的总生存结果相似,两组之间无统计学差异(HR 0.91,95% CI 80%～103%,P=0.15)。

4. 10 年乳腺癌专病生存(BCSS)　他莫昔芬转换依西美坦组较他莫昔芬单药组降低 2.3% 的绝对风险(HR 0.84, 95% CI 72%～98%,P=0.02)。

5. 骨折情况　他莫昔芬转换依西美坦组 9.3% 的患者发生骨折,他莫昔芬单药组 8% 的患者发生骨折,两组之间无统计学差异。

【结论】

IES031 研究和其他同时代的研究提示 2～3 年的他莫昔芬治疗后转换到依西美坦或其他 AI 类药物能够持续降低乳腺癌复发风险和乳腺癌专病死亡风险。

二、专家解读

IES031 研究是解决 2～3 年的他莫昔芬治疗后转换到依西美坦完成 5 年的内分泌治疗是否能较 5 年他莫昔芬治疗进一步降低乳腺癌的复发和死亡风险这一临床问题。这个研究的亮点在于此研究的随机点设计。与 TEAM 研究的不同，IES031 研究的随机点选取在服用他莫昔芬的患者 2～3 年之后，同时仅要求随机时患者为绝经后，但在患者发病时允许是绝经前或绝经后状态。不仅仅提供绝经后患者服用他莫昔芬 2～3 年转换为芳香化酶抑制剂类药物的证据，也提供了在服用他莫昔芬过程中发生绝经的患者转换为芳香化酶抑制剂类药物，可以进一步降低疾病复发风险及乳腺癌专病死亡风险的证据。10 年的长期随访最终分析报道显示，无病生存(DFS)转换到依西美坦组显著优于他莫昔芬单药组。本研究在 120 个月的随访中，总生存(OS)在转换依西美坦组与他莫昔芬单药组中无明显的统计学差异，但在随访 90 个月时总生存具有显著的统计学差异，有可能是因为随着年龄的增长，各种非乳腺癌事件的死亡，可能会稀释药物对总生存的影响，因此在 10 年的长期随访结果中也特别提到 10 年无乳腺癌生存(BCFS)及乳腺癌专病生存(BCSS)，他莫昔芬转换到依西美坦组均优于他莫昔芬单药组，有显著的统计学差异。同时 10 年的骨折的发生情况两组没有显著差异，进一步说明 2～3 年的他莫昔芬转换到依西美坦在安全耐受的前提下能进一步降低乳腺癌的复发风险与乳腺癌专病死亡风险。该研究的不足在于研究的人群缺乏亚洲人数据，97% 以上都是白种人的数据。而中国绝经前女性较西方国家明显较多的特点反而是更适合本研究的入组条件，具有广泛的在服用他莫昔芬过程中绝经的女性。

与之相类似的 ITA 研究是一项意大利研究，研究共纳入 448 例绝经后激素受体阳性女性，对比服用他莫昔芬的患者 2～3 年之后换用阿那曲唑与 5 年他莫昔芬单药的疗效与安全性，主要研究终点是无复发生存，次要研究终点是无事件生存与总生存。10 年随访结果显示，他莫昔芬治疗 2～3 年换用阿那曲唑组无复发生存(RFS)显著优于 5 年他莫昔芬单药组($HR=0.64$；95% CI 44%～94%，$P=0.023$)。严重不良事件的发生情况，在骨折这一事件上，两组发生率相类似，各有 4 例发生；在妇科问题这一事件上，5 年他莫昔芬单药组有 21 个相关严重不良事件，其中 8 例为子宫内膜癌，他莫昔芬治疗 2～3 年转换阿那曲唑组有 3 个相关严重不良事件，其中 1 例为子宫内膜癌，他莫昔芬单药组显著增多($P<0.001$)。

IES 研究和其他同时代的研究经过长期随访均提示 2～3 年的他莫昔芬治疗后转换到依西美坦或其他 AI 类药物能持续降低乳腺癌复发风险和乳腺癌专病死亡风险。

（上海交通大学医学院附属仁济医院　王耀辉　陆劲松）

参 考 文 献

[1] Morden J, Alvarez I, Bertelli G, et al. Long-term follow-up of the intergroup exemestane study. J Clin Oncol, 2017, 35(22): 2507-2514.

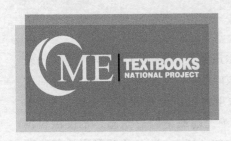

MA27 试验回顾性分析：比较激素受体阳性早期浸润性导管癌或浸润性小叶癌接受辅助依西美坦或阿那曲唑的疗效

第33章

一、概　述

【文献来源】

Strasser-Weippl K，Sudan G，Ramjeesingh R，et al. Outcomes in women with invasive ductal or invasive lobularearly stage breast cancer treated with anastrozole or exemestane in CCTG（NCIC CTG）MA. 27. European Journal of Cancer，2018，90：19-25.

【研究背景】

　　MA27 研究是一项国际多中心、双盲Ⅲ期临床试验，比较了绝经后激素受体（HR）阳性早期乳腺癌患者使用阿那曲唑 5 年或依西美坦 5 年的疗效及安全性。本文为 MA27 的一个回顾性探索性分析研究，旨在比较不同的组织学类型的乳腺癌［浸润性导管癌（IDBC）或浸润性小叶癌（ILBC）］对于阿那曲唑或依西美坦的疗效。

【入组条件】

　　1. 绝经后早期乳腺癌患者。

　　2. 激素受体阳性者。

　　3. 浸润性导管癌或浸润性小叶癌患者。

　　4. 化疗结束时间与入组试验时间间隔＞3 周且＜3 个月。

　　5. ECOG 评分为 0～2 分者。

　　6. 最低预期寿命 5 年者。

　　7. 入组前未服用芳香化酶抑制剂者。

【排除标准】

　　1. 转移性乳腺癌患者。

　　2. 每日服用阿司匹林＞81mg 者。

3. 对侧原发性乳腺癌(于不同时期诊断)患者。

4. 有其他肿瘤类病史者。

5. 应用过他莫昔芬。

【试验设计】

1. 主要研究终点是无事件生存(EFS),定义为自随机分组至乳腺癌复发、对侧乳腺癌、其他恶性肿瘤或任何原因死亡的时间。

2. 次要研究终点是总生存(OS),定义为自随机分组至任何原因死亡的时间。

【试验流程】

MA27 试验流程见图 33-1。

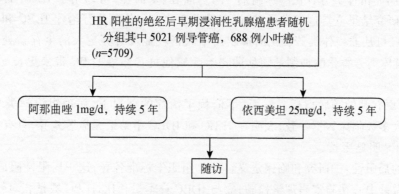

图 33-1 MA27 试验流程

【结果】

1. 中位随访时间 4.1 年。

2. 浸润性导管癌和浸润性小叶癌之间的 EFS 无显著差异(HR 1.14,95% CI 79%～163%,$P=0.49$),二者间的 OS(HR 1.04,95% CI 77%～141%,$P=0.81$)无显著差异。

3. 在浸润性导管癌中,依西美坦与阿那曲唑组的 OS 无显著差异(HR 0.92,95% CI 73%～116%,$P=0.46$)。

4. 在浸润性小叶癌中,阿那曲唑有改善 OS 的趋势(HR 1.79,95% CI 98%～327%,$P=0.055$),但没有达到统计学差异;多因素分析中阿那曲唑的疗效有更好趋势(HR 2.1,95% CI 99%～429%,$P=0.05$)。

【结论】

阿那曲唑相对于依西美坦有改善绝经后早期浸润性小叶癌乳腺癌患者的预后趋势,对于浸润性导管癌的患者,两种药物的疗效相似。

二、专家解读一

MA27 研究的初衷是比较绝经后激素受体阳性(HR＋)早期乳腺癌(EBC)5 年阿那曲唑或依西美坦辅助治疗的疗效。该研究共纳入 5709 例 EBC(包括 5021 例 IDBC,688 例 ILBC),中位随访时间 4.1 年。结果发现,组织学类型作为预后标志物对 OS 或 EFS 没有任何影响。此外,阿那曲唑和依西美坦对浸润性导管癌和浸润性小叶癌对 EFS 均无差异影响。但治疗和组织学类型影响 OS,IL-BC 患者接受非甾体阿那曲唑治疗较甾体依西美坦 OS(非 EFS)更长,而对于 IDBC 患者并无差异(HR 0.92,$P=0.92$)。

该结果可能用 ILBC 生长刺激作用的敏感性来解释,在体外乳腺癌模型中,依西美坦的雄激素原代谢物 17-hydroexamestane 通过雄激素受体(AR)诱导和刺激细胞增殖。这种效应在 ILBC 中可能比在 IDBC 中发挥更大的作用,因为 90% 的 ILBC 存在 AR 表达,而 IDBC 中 AR 阳性仅为 56%。但其他几个体外研究也有较矛盾的发现,雄激素可抑制在雌激素受体阳性乳腺癌细胞中雌激素诱导的肿瘤发生和细胞增殖,雄激素通过调节雌激素代谢保护 AR 阳性的 ILBC。因此,需要更深入的研究来明确依西美坦雄激素代谢产物是否对于 AR 阳性 EBC 具有显著的临床意义。

MA27 研究结果首次探索甾体类芳香化酶抑制剂和非甾体类芳香化酶抑制剂在 IDBC 和 ILBC 中的疗效差异,表明非甾体类芳香化酶抑制剂(阿那曲唑、来曲唑)可以用于 ILBC 的辅助治疗。已发表的 BIG 1-98 研究结果支持这一发现,该研究显示来曲唑和他莫昔芬治疗 ILBC 和 IDBC 的疗效存在差异,仅 ILBC 可从非甾体类芳香化酶抑制剂中获得较他莫昔芬更大的生存益处。同样,ABC-SG-8 研究中,非甾体类芳香化酶抑制剂阿那曲唑治疗较他莫昔芬给 ILBC 带来更长 OS,但在 IDBC 中两组无差异。

ILBC 是一个更有利的预后指标。然而,不依赖于治疗的情况下,病理组织学类型并不影响预后。这些发现与大多数临床数据一致,表明在 ILBC 和 IDBC 中结果无显著差异,只有少数研究表明 ILBC 的 OS 和 DFS 明显更长。

本研究存在的局限性:①研究和临床定义,ILBC 组织学标准各异,这一局限性阻碍其临床应用;②MA27 也未曾做过中心实验室病理学检验;③与 IDBC 样本量相比,ILBC 数量相对较少,限制了分析的客观性;④交互变量治疗,不同组织学类型影响 OS 但不影响 EFS,这一事实有悖常理。我们也不能排除这样一种可能性,即随着随访时间的延长,在此分析中看到的效果可能会变得更加明显,因为众所周知,内分泌治疗敏感型绝经后 EBC 的复发风险可延长至 10～15 年。

目前尚缺乏其他预测参数指导如何选择芳香化酶抑制剂用于辅助治疗,MA27 研究是目前唯一一个根据病理组织学类型比较两种芳香化酶抑制剂疗效的研究,为 ILBC 患者应用非甾体类芳香化酶抑制剂辅助治疗提供了依据。

三、专家解读二

既往(BIG 1-98)试验证明,接受他莫昔芬组的总死亡率高于来曲唑组,且来曲唑组因乳腺癌死亡的人数明显低于他莫昔芬组。IES031 试验则表明,依西美坦组 DFS 显著高于他莫昔芬组。目前的数据表明 3 个芳香化酶抑制剂之间的疗效在总体上相似,但是对于不同组织学分类的乳腺癌是否疗效有所不同?目前尚不得知。MA27 试验对比分析了 7656 名 HR 阳性的绝经后乳腺癌患者,随机分组后分别接受 5 年依西美坦或 5 年阿那曲唑治疗。结果发现,两种治疗方案的无事件生存、无远处转移生存期、疾病特异性生存及总生存均相似,但依西美坦治疗组出现骨质疏松、高三酰甘油血症及高胆固醇血症较少。而本研究通过 MA27 试验亚组分析比较 HR 阳性早期乳腺癌患者接受辅助依西美坦或阿那曲唑治疗的疗效,而浸润性小叶癌和浸润性导管癌中不同芳香化酶抑制剂的疗效是不是有所不同尚无大样本研究。

本研究的亮点在于,通过对前瞻性研究 MA27 试验的亚组进行回顾性分析,以探讨依西美坦或阿那曲唑对不同病理类型早期乳腺癌预后的影响。结果发现,对于早期浸润性小叶癌患者,阿那曲唑相对于依西美坦有改善 OS 的趋势,而对于早期浸润性导管癌患者,两种药物的疗效无明显差异。

既往研究表明，56％的浸润性导管癌患者雄激素受体阳性，而浸润性小叶癌中90％的患者雄激素受体阳性。因此，研究者认为，依西美坦的主要代谢产物可能具有雄激素样作用，通过雄激素受体促进浸润性小叶癌患者乳腺癌细胞的增殖及细胞周期进展，从而可能导致疗效差异，这尚需要进一步研究。

在类似的研究（BIG 1-98）试验的亚组探索性研究中，2923例浸润性小叶癌或导管内癌患者随机接受5年他莫昔芬或5年来曲唑治疗。结果发现，在浸润性小叶癌亚组中，来曲唑组8年无病生存率为82％，8年总生存率为89％；他莫昔芬组8年无病生存率为66％，8年总生存率为74％。而浸润性导管癌亚组中，来曲唑组8年无病生存率为82％，8年总生存率为88％；他莫昔芬组8年无病生存率为66％，8年总生存率为84％。该研究表明，与他莫昔芬相比，浸润性小叶癌患者接受来曲唑治疗获益较大。

本研究结果提示，激素受体阳性浸润性小叶癌患者接受阿那曲唑治疗可能效果较好，为此类患者甾体类芳香化酶抑制剂及非甾体类芳香化酶抑制剂的选择提供一些数据支持。由于本研究是前瞻性数据的回顾性探索性研究，不能直接指导临床实践，但是为我们的下一步前瞻性研究提供了理论指导。

本研究的不足之处是作为回顾性分析，本研究浸润性小叶癌患者入组数较少且随访时间较短，因此结论有待扩大样本进一步证明。

（专家解读一：中国医学科学院肿瘤医院　王佳玉；专家解读二：上海交通大学医学院附属仁济医院　王浩峰　陆劲松）

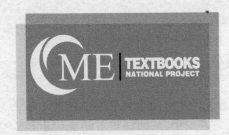

IDEAL 临床研究(BOOG 2006-05):早期乳腺癌后续强化辅助内分泌治疗时长优化的探索

第34章

一、概 述

【文献来源】

Blok EJ,Kroep JR,Meershoek-Klein Kranenbarg E,et al. Optimal duration of extended adjuvant endocrine therapy for early breast cancer;results of the IDEAL trial(BOOG 2006-05). J Natl Cancer Inst,2018,110(1):40-48.

【研究背景】

ATAC、TEAM 等许多大型临床研究已提示以芳香化酶抑制剂(AI)为基础的初始或序贯乳腺癌内分泌治疗临床疗效优于他莫昔芬(TAM)单药。2015 年 EBCTCG 的 Meta 分析同样提示 5 年 AI 在无病生存期(DFS)上较 TAM 序贯 AI 略显优势,尽管这种优势只在临界状态。然而,激素受体阳性乳腺癌患者仍然有 50%的复发出现在 5 年后。因此,有学者试图通过延长内分泌治疗时间来改善这类患者的预后。ATLAS 和 aTTom 研究结果提示 10 年 TAM 可较 5 年 TAM 显著改善 DFS,但是却并没有观察到总生存(OS)的获益;MA17 研究提示 5 年 TAM 序贯 5 年来曲唑可较 5 年 TAM 显著改善 DFS。目前后续强化内分泌治疗的时长证据来源于以 TAM 为基础的临床研究,但以 AI 为基础的内分泌治疗 5 年后该如何延长?

IDEAL 研究是一个 Ⅲ 期开放多中心随机临床研究,试图回答内分泌治疗延长策略的优化方案,尤其是那些既往以接受 AI 为基础的内分泌治疗患者。

【入组条件】

1. 绝经后、激素受体阳性[ER 和(或)PR≥10%核染色]、Ⅰ～Ⅲa 期乳腺癌患者。

2. 已接受 5 年辅助内分泌治疗(5 年 AI,或者 2～3 年 TAM 序贯 3～2 年 AI,或者 5 年 TAM)者。

3. 前期内分泌治疗距离随机的时间不长于 2 年者。

4. 入组随机时处于无病状态者。

5. WHO 体力状况(PS)评分 0～1 分者。

【试验设计】

1. 一项Ⅲ期、开放、多中心、随机临床研究。

2. 首要研究终点:无病生存(DFS)。定义为自随机分组至首次出现复发(局部复发、区域复发、远处转移)、第二原发乳腺癌(导管原位癌或浸润性癌)或任何原因死亡的时间。注意该定义不包括非乳腺的第二原发恶性肿瘤。

3. 次要研究终点:包括总生存(OS)、无远处转移时间(DMFi)、第二原发乳腺恶性肿瘤(对侧或同侧新发)、安全性。

4. 两组随机分配,按 1:1 进行随机。分层因素包括既往接受的内分泌治疗方案(TAM、AI、TAM-AI)、距离既往内分泌治疗结束的时长(0~6 个月、6~12 个月、12~24 个月)、淋巴结状态以及是否使用辅助化疗。

5. 采用两种平行方式进行统计分析。意向性分析是从随机分配开始;另外采用从随机后 2.25 年开始,对无病生存并仍继续治疗的患者进行分析。

【试验流程】

IDEAL 临床研究(BOOG 2006-05)试验流程见图 34-1。

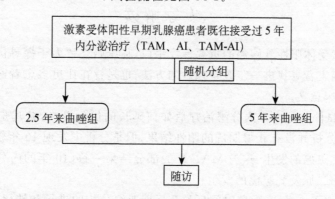

图 34-1　IDEAL 临床研究(BOOG 2006-05)试验流程

【结果】

1. 2007 年 4 月至 2011 年 11 月,总共入组 1824 例患者,其中 2.5 年组 909 例,5 年组 915 例。中位随访时间为 6.6 年。

2. 大部分患者既往内分泌治疗都使用 AI,其中 28.8%的患者初始 AI,59%的患者序贯 AI,只有 12.2%的患者应用 TAM。88.6%的入组患者在既往内分泌治疗结束后 6 个月内开始延长内分泌治疗。

3. 依从性:629 例患者(占 34.6%)因为症状或不良事件、出现终点事件以及患者拒绝而提前终止治疗。其中 5 年组 388 例(占 42.5%),2.5 年组 241 例(占 26.5%)。

4. 终点事件

(1)DFS:1821 例患者中共出现 315 个 DFS 事件,其中 2.5 年组 163 个,5 年组 152 个。HR 0.92,95%CI 74%~116%,$P=0.49$。各亚组分析中也没有发现两组间存在显著差异。

(2)OS:两组间无显著差异(HR 1.04,95% CI 78%~138%,$P=0.79$)。

(3)无远处转移时间 DMFi:两组间无显著差异(HR 1.06,95% CI 78%~145%,$P=0.71$)。

(4)第二原发乳腺癌,5 年组明显少于 2.5 年组,分别为 10 例(占 1.1%)和 27 例(占 3.1%)(HR 0.39,95% CI 19%~81%,P=0.01)。

(5)第 2 次分析:从随机后 2.25 年开始分析,将 2.25 年前发生事件或停止治疗的患者排除在分析对象之外,2.5 年组发生 DFS 事件 86 例,5 年组则有 74 例(HR 0.88,95% CI 64%~121%)。第二原发乳腺癌在 2.5 年组有 15 例,在 5 年组发生 6 例(HR 0.42,95% CI 16%~111%)

5. 安全性:2.5 年组不良事件(AE)有 640 例(占 70.1%),5 年组则有 649 例(占 71.8%)。90.3% 的不良事件多是 1~2 级,两组间 3/4 级 AE 无差异(P=0.43);因 AE 终止治疗的患者共有 368 例,其中 2.5 年组有 156 例(占 17.3%),5 年组有 212 例(占 23.5%);最常见的 AE 包括关节疼痛(占 14%)、潮红(占 11.8%)和骨质疏松(占 10.2%)。3/4 级不良事件主要是关节疼痛(22 例)和骨折(21 例)。

【结论】

IDEAL 临床研究在中位随访 6.6 年的分析提示,5 年的常规内分泌治疗后,再延长 5 年来曲唑治疗并不比延长 2.5 年来曲唑治疗有明显生存优势(包括亚组分析),但能显著减少第二原发乳腺癌的发生,这与 MA17R 的部分结果一致。

二、专家解读

内分泌治疗是激素受体阳性乳腺癌的重要治疗手段,临床始终致力于探寻优化的治疗策略。其意义不仅在于为乳腺癌患者寻找进一步改善预后的方法,也是旨在让更多患者避免无谓的药物不良反应,这有着深远的临床意义。

IDEAL 临床研究试图找寻 5 年内分泌治疗后如何延长的优化策略,尤其是对于已接受 5 年含 AI 治疗的患者。结果分析并没有获得期待的阳性结果,但是分析中发现 10 年较 7.5 年内分泌治疗可显著减少第二原发乳腺癌的发生,这与 MA17R 的部分结果一致(10 年的内分泌治疗后再应用来曲唑治疗可显著改善第二原发乳腺癌的发生)。

IDEAL 研究的随访还将继续,随着时间延长及后期亚组分析的进行和转化性研究的开展,或许会有助于我们找寻延长 AI 治疗的潜在获益亚组人群和疗效预测的生物学标记。

(上海交通大学医学院附属仁济医院　徐曙光　陆劲松)

参 考 文 献

[1] Blok EJ, Kroep JR, Meershoek-Klein Kranenbarg E, et al. Optimal duration of extended adjuvant endocrine therapy for early breast cancer: results of the IDEAL trial (BOOG 2006-05). J Natl Cancer Inst, 2018,110(1):40-48.

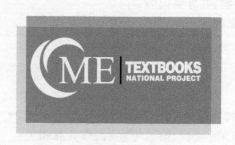

SOLE 研究：在绝经后乳腺癌妇女的延长辅助内分泌治疗中比较来曲唑间隔应用与持续应用的多中心、随机、Ⅲ期临床研究

第35章

一、概　述

【文献来源】

Colleoni M, Luo W, Karlsson P, et al. Extended adjuvant intermittent letrozole versus continuous letrozole in postmenopausal women with breast cancer（SOLE）：a multicentre, open-label, randomised, phase 3 trial. Lancet Oncol, 2018, 19(1)：127-138.

【研究背景】

动物模型显示间断使用来曲唑可以逆转持续使用而产生的耐药性，可作为延长内分泌治疗敏感性的可选策略。延长辅助性应用来曲唑对于绝经后激素受体阳性的乳腺癌是一种可行的治疗方案。但间歇性使用与持续性使用尚无对比。

本研究旨在比较延长间歇性使用和持续性使用来曲唑对无病生存率的改善作用。

【入组条件】

1. 疾病条件

（1）病理检查证实的非炎性乳腺癌，并满足下列条件：①激素受体阳性［ER 和（或）PR 阳性］；②原发灶已接受局部手术治疗（有或无放疗），无临床残留病灶；③淋巴结阳性（腋窝淋巴结或内乳淋巴结），无锁骨上淋巴结转移；④临床无复发。

（2）已完成 4～6 年的辅助内分泌治疗（SERMs、AIs 或序贯），不包括新辅助内分泌治疗。

（3）非双侧乳腺癌。

2. 患者条件

（1）女性。

（2）绝经后（可使用 LHRHa）：①任何年龄行双侧卵巢切除（包括放疗）后停经 3 个月以上；②≤55 岁，雌二醇/FSH/LH 达绝经后水平；③≥56 岁，如有卵巢功能的证据则需达绝经后激素水平。

（3）在之前 4～6 年的治疗中无骨质疏松相关的骨折事件。

（4）无其他恶性肿瘤，除外皮肤基底细胞癌、宫颈或膀胱原位癌、乳腺原位癌。

（5）无其他非恶性的全身性疾病（心血管、肾、肺等），影响长期随访。

【试验设计】

1. 一项多中心、开放、随机、对照Ⅲ期临床试验。

2. 主要研究终点是无病生存率（DFS）：包括乳腺癌复发、对侧乳腺癌、第二原发癌和死亡。

3. 次要研究终点是总生存、远处 DFS、无乳腺癌间期、首次 DFS 部位、第二原发癌、非乳腺相关死亡、不良事件。

4. 采用意向性（ITT）分析。

【试验流程】

SOLE 研究试验流程见图 35-1。

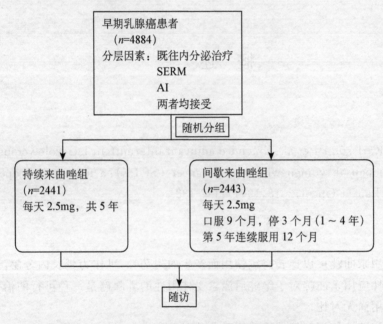

图 35-1　SOLE 研究试验流程

【结果】

1. 持续来曲唑组共 2441 例患者纳入 ITT 分析，2411 例患者纳入安全性分析。间歇组共有 2425 例患者纳入 ITT 分析，2417 例患者纳入安全性分析。

2. 中位随访 60 个月，DFS 事件在持续组与间歇组分别为 13％和 14％。无病生存率两组分别为 87.5％和 85.5％。无显著的统计学差异（HR 1.08，95％CI 93％～126％，P＝0.31）。

3. 持续组与间歇组的无乳腺癌生存率分别为 91.2％和 90.9％（HR 0.98，95％CI 81％～118％，P＝0.84）。两组的无远处转移生存率分别为 92.5％和 93.2％（HR 0.88，95％CI 71％～109％，P＝0.25）。两组的总生存率分别为 93.7％和 94.3％（HR 0.85，95％CI 68％～106％，P＝0.16），均无显著的统计学差异。根据以往接受内分泌治疗的不同，亚组分析显示对于仅接受 SERMs（HR 1.44，95％CI 82％～255％）或接受 SERNs 和 AIs（HR 0.91，95％CI 65％～128％）的患者而言，两组的总生存无显著差异；而对于仅接受 AIs 的患者，间歇组的总生存要优于持续用药组

（*HR* 0.66,95%*CI* 46%～93%）。

4. 最常见的不良事件为高血压和关节痛。12 个月时,间歇组显著降低的不良事件有阴道问题、肌肉骨骼疼痛、睡眠异常、身体状态和情绪。24 个月时,间歇组患者潮热症状显著改善。

【结论】

延长间歇性来曲唑辅助治疗,与持续性用药相比没有改善患者的无病生存期。对于有需要间歇用药的患者,提供了此种用药方法的安全性数据。

二、专家解读一

SOLE 试验是在全球 22 个国家开展的多中心、开放性、随机平行Ⅲ期试验。受试者为绝经后激素受体阳性、淋巴结阳性的乳腺癌妇女,接受手术治疗后完成 4～6 年的辅助内分泌治疗,随机化入组之前也无乳腺癌复发证据。

患者被以 1∶1 比例随机分配至来曲唑连续用药组和来曲唑间歇用药组。连续用药组每天口服来曲唑 2.5mg,连用 5 年。间歇用药组最初的 1～4 年先每日口服来曲唑 2.5mg,连用 9 个月后停用 3 个月,随后在第 5 年每日连用来曲唑 2.5mg,连用 12 个月。主要终点为 ITT 人群的无病生存,也评估意向治疗人群的安全性。结果发现,由 4851 例患者构成的 ITT 人群中,中位随访期 60 个月。间歇用药组无病生存率为 85.8%,连续用药组无病生存率为 87.5%,风险比（*HR* 1.08,95% *CI* 93%～126%,*P*＝0.31。两组发生的不良事件相似,均在预期之内。

该研究在 2017 年 ASCO 会议上报道后,于 2017 年 11 月在线发表在 *Lancet Oncology* 杂志上,表明它对现今的临床实践有重要意义。研究结果表明,对于绝经后激素受体阳性乳腺癌,对比来曲唑连续用药,间歇用药尽管并不能改善无病生存,但是,包括间歇用药在内的来曲唑延长辅助治疗是一种可行的替代方案。对于这种有需求并经过选择的患者,延长辅助内分泌治疗阶段临时中止治疗是安全的。

该研究的设计是基于在乳腺癌动物模型中,连续应用来曲唑易产生耐药性,但可以通过撤药后再次用药逆转。研究人员基于这一假设设计了 SOLE 研究,即对比来曲唑连续用药,选择来曲唑间歇辅助治疗可能改善绝经后乳腺癌患者的转归。但是,该研究并未观察到间歇性治疗组无病生存优势,可能是选取的间歇间隔还不够长,也许是随访 60 个月的时间还不够长。

然而,其提出的药物假期具有临床实践意义。SOLE 研究中的药物假期对患者具有意义,因为患者在疗效不受影响的前提下,其生活质量得到改善。该生活质量研究结果同期发表在另一重要刊物上（*JAMA Oncol*. 2017 年 11 月 16 日在线版）。

临床实践中,接受间歇性来曲唑治疗的患者可视同对辅助内分泌治疗不依从的患者。患者这种对辅助内分泌治疗的不依从是对规范治疗不小的挑战。该研究结果显示,那些对延长内分泌治疗期间不依从的患者应该恢复治疗,因为即使在中断治疗后再次治疗也还是有获益的,这也是 SOLE 研究结果从另一个侧面体现的价值。

总之,该研究为一些患者应用间断治疗方案进行治疗的可行性提供了科学依据,尤其是那些自己要求间断治疗的患者。

三、专家解读二

SOLE 研究是在认可了辅助延长性使用内分泌治疗的基础上,比较持续性应用好还是间歇性应用好。尽管理论上认为间歇性用药可能会使因长期内分泌治疗而出现耐药的患者恢复对内分泌治疗的敏感性,但研究的结论显然未能在临床上支持这一观点。研究至少为需要长期来曲唑治疗的患者提供了可选择的治疗策略,为间歇性的用药方法提供安全性数据。如果临床有患者已经接受长期来曲唑治疗,而又因为相关的不良反应需要重新权衡不良反应影响的患者,可以考虑间歇性的用药方案。

研究中来曲唑如何进行间歇性停药是大家关心的问题。为何采用用药 9 个月、停 3 个月的模式,有一些以往的研究作为参考,但更多的还是研究者主观的设计。既往动物模型的研究显示将经过长期来曲唑治疗的肿瘤种植在裸鼠身上,经过 22 周的来曲唑治疗后,不管是停药组还是用药组,肿瘤都出现快速的增长。而在停药 6 周后恢复来曲唑治疗,肿瘤细胞则表现出增殖下降。可见,在长期的来曲唑治疗后会产生肿瘤的耐药,而通过间歇性停药可以恢复肿瘤对来曲唑的敏感性。然而,暂停用药多久才能达到恢复对药物的敏感性显然是个问题。

来曲唑药物的暂停使用在人体内是否会造成激素水平的变化?Balduzzi 等开展的临床研究纳入 130 例患者,评估来曲唑治疗后停药对体内激素水平变化的影响。结果显示,患者在接受 1 年来曲唑治疗后停药 3 个月,体内雌二醇水平显著上升 3.3pg/ml($P<0.001$);FSH 水平显著下降 7.5mU/ml($P<0.001$);LH 显著下降 1.4mU/ml($P=0.006\ 2$),可见停药的确会改变患者体内的激素水平。临床上需要一个预测指标来判断停药与恢复用药的时间点。Paul Goss 曾报道 1 例特殊的晚期乳腺癌病例。患者年仅 31 岁,为激素受体阳性的乳腺癌伴肝转移。经他莫昔芬、卵巢抑制联合他莫昔芬长期治疗后肝转移进展。更换来曲唑治疗 3 个月病灶再次进展,而停用来曲唑后肝内转移灶则出现缩小。无独有偶,另一项晚期乳腺癌来曲唑治疗的病例研究也验证了间歇性用药的有效性,并且研究采用 CA153 作为用药的判断指标。该研究中每 2 个月检测 1 次患者的 CA153 水平,当 CA153 水平与峰值时相比下降>50%即停药,上升>25%时则恢复治疗。研究共观察 3 例乳腺癌患者,通过间歇性使用来曲唑长期控制了乳腺肿瘤,其中 1 例患者停药间歇长达 127 周。尽管这 3 例患者是高度选择性的老年患者,年龄均在 65 岁以上,但研究提示间歇性的来曲唑治疗可以长期控制激素受体阳性的乳腺肿瘤,或许肿瘤指标的检测可作为指导用药的依据。

尽管有很多研究支持间歇性来曲唑用药的策略,但 SOLE 研究显示间歇性用药的总生存优势主要体现在既往接受芳香化酶抑制剂治疗的患者。不同组间患者前期来曲唑治疗时间差异较大,前期接受他莫昔芬治疗的患者仅使用 9 个月的来曲唑治疗,而前期接受芳香化酶抑制剂的患者可能已接受 5~7 年的来曲唑治疗,同样停药 3 个月所产生的临床效应可能不同。因此,对于延长内分泌治疗间歇性用药的选择,或可用于一些已长期接受芳香化酶抑制剂治疗的患者,我们进一步等待 SOLE 研究长期随访的结果。

　　(专家解读一:浙江省肿瘤医院　王晓稼;专家解读二:上海交通大学医学院附属仁济医院　周力恒　陆劲松)

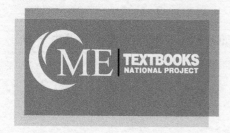

DATA 研究：一项序贯内分泌治疗后延长芳香化酶抑制剂应用时长的临床试验

第 36 章

一、概　述

【文献来源】

Vivianne CG，Irene EG，Petronella GM，et al.　Extended adjuvant aromatase inhibition after sequential endocrine therapy（DATA）：a randomized，phase 3 trial.　Lancet Oncol，2017，18（11）：1502-1511.

【研究背景】

目前初始芳香化酶抑制剂治疗 5 年或 2～3 年他莫昔芬序贯芳香化酶抑制剂满 5 年的辅助内分泌治疗均优于 5 年他莫昔芬治疗。然而，2～3 年他莫昔芬序贯芳香化酶抑制剂满 5 年后进一步延长芳香化酶抑制剂治疗是否可改善绝经后激素受体阳性早期乳腺癌患者的预后尚存争议。

【入组条件】

1. 激素受体阳性，定义为至少有 10% 的肿瘤细胞雌激素受体（estrogen receptor，ER）或孕激素受体（progesterone receptor，PR）核染色阳性。
2. 随机分组时为绝经后状态。
3. 无疾病复发转移征象。
4. 完成 2～3 年他莫昔芬的治疗。

【试验设计】

1. 该试验是一个多中心、前瞻性、随机对照的开放性Ⅲ期临床试验。
2. 分层因素包括：淋巴结状态、激素受体状态、人类表皮生长因子受体 2（human epidermal receptor 2，HER2）状态和他莫昔芬的使用时长。
3. 首要研究终点是修订的无病生存（adapted disease free survival，aDFS），定义为随机分组 3 年后的无病生存期。终点事件包括：①非浸润性乳腺癌或浸润性乳腺癌复发（局部复发、区域复发或远处转移）；②第二原发非浸润性乳腺癌或浸润性乳腺癌；③除外皮肤基底细胞癌或鳞状细胞癌、宫颈原位癌的其他恶性肿瘤;④任何原因引起的死亡。

4. 次要研究终点是修订的总生存(adapted overall survival,aOS)、第二原发乳腺癌的发生率和不良事件等。

【试验流程】

DATA 研究试验流程见图 36-1。

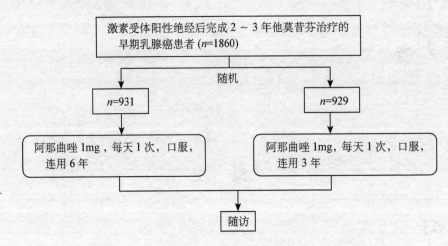

图 36-1　DATA 研究试验流程

【结果】

1. 从 2006 年 7 月到 2009 年 8 月,共有来自 79 个中心的 1860 例合格的患者被随机分配到 6 年阿那曲唑组(931 例)和 3 年阿那曲唑组(929 例)。修订后的中位随访时间为 4.2 年。随机分组 3 年后无病生存 1660 例,进入主要研究终点分析。

2. 3 年的 aDFS:6 年阿那曲唑组和 3 年阿那曲唑组的 3 年 aDFS 分别为 90.7%(95%CI 88.7%~91.0%)和 88.9%(95%CI86.7%~91.0%)。

3. 5 年的 aDFS:6 年阿那曲唑组和 3 年阿那曲唑组的 5 年 aDFS 分别为 83.1%(95%CI 80.0%~86.3%)和 79.4%(95%CI76.1%~82.8%),HR 0.79,95% CI 62%~120%,P=0.066。

(1)aDFS 的亚组分析显示,在淋巴结阳性、激素受体双阳性亚组中,6 年阿那曲唑组优于 3 年阿那曲唑组,复发风险分别减少 25%(P=0.047)、30%(P=0.011)。

(2)6 年阿那曲唑组和 3 年阿那曲唑组的 5 年 aOS 相似,分别为 90.8%(95%CI 83.3%~93.3%)和 90.4%(95%CI88.1%~92.8%),HR 0.91(95%CI 65%~129%,P=0.60)。

(3)6 年阿那曲唑组和 3 年阿那曲唑组的 5 年累积第二原发乳腺癌发生率分别为 1.5% 和 3.3%(HR 0.50,95% CI 23%~107%,P=0.068)。

4. 安全性分析:在随机后最初的 3 年治疗内,6 年阿那曲唑组和 3 年阿那曲唑组在严重不良反应上并没有显著性差异。然而在整个观察过程中(0~6 年),6 年阿那曲唑组对比 3 年阿那曲唑组所有级别的关节痛或肌肉痛发生率分别为 58% 和 53%,骨量减少或骨质疏松发生率分别为 21% 和 16%,两组间无明显统计学差异。3~4 级肌肉或关节疼痛两组相似[6 年组有 7 例(占 9%),3 年组有 72 例(占 9%),3~4 级骨量减少或骨质疏松分别为 12 例(占 2%)和 7 例(占 1%)]。在心血管事件方面两组间无差异。

【结论】

目前并不推荐对所有绝经后激素受体阳性乳腺癌患者在5年序贯内分泌治疗后继续延长阿那曲唑治疗，但是对于淋巴结阳性、肿块较大等具有较高复发风险或激素受体双阳性的患者而言，延长芳香化酶抑制剂治疗可能带来更大获益。长期内分泌治疗并不会带来更多的严重不良反应。

二、专家解读一

激素受体(hormone receptor，HR)在乳腺癌的发生发展中具有关键性作用约70%的乳腺癌表现为HR阳性，内分泌治疗为此类乳腺癌的标准治疗方案。辅助内分泌治疗的应用显著降低乳腺癌患者复发风险，延长患者的生存期，改善患者预后。

多年以来，5年的他莫昔芬(tamoxifen，TAM)治疗是HR阳性早期乳腺癌患者标准内分泌治疗方案。在绝经后患者中，ATAC试验和BIG 1-98试验证实芳香化酶抑制剂(aromatase inhibitor，AI)在无病生存期(disease-free survival，DFS)、无复发生存期(recurrence-free survival，RFS)及总生存期(overall survival，OS)上相较于TAM的优越性。紧接着数项研究探索TAM与AI序贯治疗相比于TAM或AI单药治疗的疗效。EBCTCG于2015年开展一项研究对绝经后早期乳腺癌患者的3种辅助内分泌治疗策略(TAM单药、AI单药、TAM序贯AI)进行Meta分析。研究结果显示，包含AI的治疗策略(无论序贯还是单药)较TAM单药而言，均能够显著降低乳腺癌复发率及死亡率，进一步确认AI在绝经后早期乳腺癌患者中的优势地位。

有研究表明HR阳性乳腺癌有延迟复发的风险，可能存在术后2～3年和7～8年两个复发高峰。那么在5年的标准内分泌治疗基础上延长辅助内分泌治疗时间，是否能进一步降低患者远期复发的风险呢？

近年来，延长内分泌治疗成为乳腺癌领域关注的热点。延长内分泌治疗的第1种策略即为延长TAM治疗时间。ATLAS试验对比早期乳腺癌辅助TAM内分泌治疗10年和5年患者的复发和死亡情况。结果显示，10年的TAM治疗可以显著降低乳腺癌复发风险($P=0.002$)、乳腺癌相关死亡风险($P=0.01$)及总死亡风险($P=0.01$)。此外，复发风险和乳腺癌特异死亡风险的降低具有时间依赖性，获益在10年后更为显著。类似的aTTom研究同样证实10年TAM相较于5年TAM能够显著降低乳腺癌的复发风险和乳腺癌相关死亡风险。

延长内分泌治疗的第2种策略为延长AI的治疗时间(包括在TAM后序贯AI治疗)。国际多中心、随机、对照、Ⅲ期临床试验——MA17临床研究结果证实在5年TAM治疗后继续接受5年来曲唑治疗能显著延长绝经后早期乳腺癌患者的5年DFS($HR\ 0.52，P<0.001$)、无远处转移生存($HR\ 0.51，P<0.001$)和OS($HR\ 0.61，P<0.001$)。NSABP B-33研究和ABSCG 6a研究同样证实在接受5年TAM治疗后继续AI治疗的优越性。

基于以上研究证据，ASCO和ESMO指南推荐绝经后HR阳性早期乳腺癌患者辅助内分泌治疗选择包括AI治疗、TAM序贯AI治疗共5年，或TAM治疗5年后继续内分泌治疗5年。然而，序贯AI治疗超过5年能否带来进一步临床获益呢？

DATA研究是一项前瞻性、随机、开放性Ⅲ期研究，旨在评估绝经后早期乳腺癌患者在TAM辅助内分泌治疗2～3年后继续阿那曲唑治疗不同时长的疗效与安全性。该研究在荷兰73家医院入组已接受过他莫昔芬治疗2～3年且未复发转移的绝经后HR阳性早期乳腺癌。入组患者按照1:1随机继续接受阿那曲唑治疗3年或6年。分层因素为淋巴结、激素受体和HER2状态、TAM持续治疗时间。主要研究终点为调整的DFS(adapted DFS，ADFS)。

自2006年6月28日至2009年8月10日，1860例患者符合条件入组(3年组929例，6年组931

例)。两组基线特征较均衡,随机时 6 年组和 3 年组中位年龄分别为 57.7 岁和 57.6 岁,淋巴结转移者占 66.7%,ER 且 PR 阳性者占 76%。两组他莫昔芬中位治疗时间均为 2.3 年。

经过中位随访 4.2 年,6 年组较 3 年组未能显著延长患者 5 年 ADFS,两组 ADFS 分别为 83.1% 和 79.4%(HR 0.79,95% CI 62%~102%,$P=0.066$)。亚组分析结果显示,6 年阿那曲唑可显著延长淋巴结阳性(HR 0.75,$P=0.047$)、ER 且 PR 阳性(HR 0.70,$P=0.011$)患者的 ADFS。探索性分析结果显示,无论患者既往是否接受化疗,在 PR 及 ER 均阳性且淋巴结阳性的患者中,6 年组的 5 年 ADFS 为 84.4%,显著优于 3 年组的 76.2%(HR 0.64,95%CI 46%~89%,$P=0.007\ 5$);倘若患者同时具有大肿块(≥T_2 期),则这一优势更加显著(82.7% vs. 69.2%,HR 0.53,95%CI 53%~82%,$P=0.003\ 1$)。经调整的 5 年生存率在 6 年组和 3 年组分别为 90.8% 与 90.4%(HR 0.91,$P=0.60$)。

安全性方面,6 年组较 3 年组不良事件发生率略有增加。包括关节痛/肌痛(58%vs.53%)、骨质减少/骨质疏松(21% vs.16%)。两组 3~4 级不良事件的发生率类似,关节痛/肌痛(9% vs.9%)、骨质减少/骨质疏松(2% vs. 1%)、心血管事件(6% vs. 4%)。此外,患者的依从性随着治疗时间延长逐渐降低。

该研究仍存在一些不足:由于该研究未设盲,可能会影响研究结果。此外,该研究随访时间较短,难以全面地反映延长治疗的疗效。

总而言之,DATA 研究显示在 TAM 序贯 AI 治疗满 5 年方案后延长 AI 的治疗时间不能提高绝经后早期乳腺癌患者的 DFS 及 OS。虽然该研究整体结果为阴性,但是在特殊亚组如 ER 及 PR 均阳性、HER2 阴性、大肿瘤负荷和既往化疗等人群中延长 AI 治疗仍有获益。一项类似的研究(NCT01064635)探索在 2~3 年 TAM 治疗后接受来曲唑治疗 2~3 年对比 5 年的疗效与安全性,目前该研究正在进行当中。

与 DATA 研究类似的另外两项研究(IDEAL 研究与 NSABP B-42 研究)同样未能证实延长 AI 治疗的优势。IDEAL 研究探索 5 年辅助内分泌治疗(包括 TAM 单药、AI 单药或 TAM-AI 序贯治疗)后延长来曲唑治疗的最佳持续时间(2.5 年 vs. 5 年)。经过中位 6.5 年的随访,结果显示 2.5 年组和 5 年组的 DFS(88.4% vs. 87.9%,$P=0.70$)和 OS(93.5% vs. 92.6%,$P=0.59$)均无显著差异。NSABP B-42 研究探索在接受 5 年含 AI 内分泌治疗(AI 单药或 TAM 序贯 AI)后,继续来曲唑治疗 5 年对比安慰剂治疗的疗效。研究结果显示,延长来曲唑治疗 5 年未能带来 DFS 的提高(84.7% vs. 81.3%,$P=0.048$;该研究中 P 值未达到预设值 0.041 8)。两组 OS 也无显著差异(91.8% vs. 92.3%,$P=0.22$)。但是,次要研究结果显示,继续来曲唑治疗能显著降低患者远处复发率(3.9% vs. 5.8%,$P=0.03$)、延长无乳腺癌间期(BCFI 事件发生率,6.7% vs. 10%,$P=0.003$)。

MA17R 试验将既往接受 5 年 AI 治疗的 1918 例患者随机分为继续 5 年来曲唑治疗组和安慰剂组,允许先前接受过 TAM 治疗。结果显示,延长来曲唑治疗至 10 年组相比安慰剂组,可以进一步显著改善患者 5 年 DFS(95% vs. 91%,$P=0.01$),降低对侧乳腺癌发病率(0.21% vs. 0.49%,$P=0.007$)。安全性方面,延长治疗组骨折发生率更高(14% vs. 9%,$P=0.001$)。两组 5 年 OS 无显著差异。然而,在淋巴结阳性患者中,延长来曲唑治疗可以带来 OS 的显著获益(HR 0.61,$P=0.04$)。

B-33 试验结果也显示延长治疗的获益在肿瘤直径>2 cm(HR 0.49,95% CI 24%~98%)、淋巴结阳性(HR 0.50,95% CI 30%~86%)、接受过化疗(HR 0.58,95% CI 34%~101%)的患者亚组中更明显。虽然 DATA 研究总体为阴性结果,但探索性分析也显示在 PR 及 ER 均阳性且淋巴结阳性的患者中,延长内分泌治疗可以显著提高患者的 5 年 ADFS(HR 0.64,$P=0.007\ 5$);倘若患者同时具有大肿块,则这一优势更加显著(HR 0.53,$P=0.003\ 1$)。以上研究亚组分析结果均提示复发风险高的患者也许能从延长 AI 治疗中获益更多。

为了更好地探索这一问题，近期发表在 *Cancer Treatment Reviews* 杂志上的一篇 Meta 分析纳入了以上 7 项研究（ABCSG 6a、MA17、NSABP B-33、DATA、IDAEAL、NSABP B-42、MA17R）中的 16 349 例患者的数据，综合分析了延长 AI 治疗在早期乳腺癌不同亚组中的价值。该研究结果显示淋巴结阳性（*HR* 0.72 vs. *HR* 0.83）、大肿瘤（>2cm，*HR* 0.77 vs. *HR* 0.88）、ER 及 PR 均阳性患者（*HR* 0.68 vs. *HR* 1.01）能从延长内分泌治疗中得到更多获益。

安全性是影响治疗决策的另一重要因素。因此，另一项 Meta 分析在以上 7 项研究中探索延长 AI 治疗对于安全性的影响。研究结果显示，延长 AI 治疗相较于对照组心血管事件风险增加（*OR* 1.18，*P*=0.05），骨折风险增加（*OR* 1.34，*P*<0.001），患者因无不良事件而停止治疗风险增加（*OR* 1.45，*P*<0.001）。

综上所述，辅助内分泌延长治疗是一种具有前景的治疗策略，可以进一步降低高危患者的复发风险和死亡风险。但尚需要临床医师在已有循证医学证据的支持下，结合患者意愿、远期复发风险、不良反应与患者治疗依从性，权衡利弊，从而做出个体化、精准的治疗决策。

三、专家解读二

临床研究包括我们团队的研究数据表明激素受体阳性乳腺癌存在两个复发高峰，术后 5 年以后还有第 2 个复发高峰存在。对于激素受体阳性的乳腺癌，其第 2 个高峰甚至要高于三阴性乳腺癌及 HER2 阳性的乳腺癌患者，因此对于激素受体阳性乳腺癌可能并不能满足于 5 年内分泌治疗，延长内分泌治疗可以进一步降低乳腺癌复发风险。我们也有了越来越多的证据，ATLAS 研究和 aTToms 研究结果显示 5 年他莫昔芬延长至 10 年可显著降低复发风险和死亡风险。而另一种延长策略即 5 年他莫昔芬后继续 5 年芳香化酶抑制剂治疗也能进一步改善无病生存。那么，2~3 年他莫昔芬后序贯阿那曲唑治疗满 5 年后，是否需要进一步延长阿那曲唑的治疗呢？DATA 临床试验回答了这一问题。

DATA 研究是一项全球多中心、前瞻性、随机对照的开放性Ⅲ期临床试验，首次结果在 2016 年 SABCS 大会上报道，而在 2017 年 10 月在线发表了结果。结果显示，并不推荐所有绝经后激素受体阳性乳腺癌女性接受他莫昔芬序贯阿那曲唑满 5 年后继续延长阿那曲唑内分泌辅助治疗，对于淋巴结阳性、激素受体双阳性、HER2 阳性、大肿瘤和接受过化疗的患者，延长阿那曲唑治疗可能获益。

研究结果中的亮点在于研究的首要终点定义为修订的无病生存期（aDFS），定义为从随机分组 3 年后的无病生存期，而不是从随机时开始计算，也就是说排除了前面 3 年阿那曲唑治疗出现事件的人数差异。

同类研究有以下一些试验：IDEAL 研究是在完成 5 年内分泌治疗后随机分为 5 年或 2.5 年的来曲唑治疗。结果显示，延长 5 年与延长 2.5 年来曲唑组的 5 年无病生存率无明显差异（87.9% vs. 88.4%，*HR* 0.96），总生存率也相近（92.6% vs. 93.5%）。

NSABP B-42 研究是将 5 年芳香化酶抑制剂或 5 年他莫昔芬序贯芳香化酶抑制剂治疗后随机分为 5 年来曲唑组或安慰剂组，结果显示 7 年的 DFS 为 84.7% vs. 81.3%，*HR* 为 0.85，*P*=0.048。虽然并未达到预设的统计学 *P* 值要求（*P*=0.041 8），但可以看出，延长 5 年来曲唑治疗具有显著优势，相信随着随访时间的延长会得到阳性结果。同时在次要研究终点上，延长 5 年来曲唑组较安慰剂组显著降低 29% 的无乳腺癌间期（BCFI）（*P*=0.003）。

MA17R 研究是比较 10 年来曲唑和 5 年来曲唑的疗效差异，结果显示来曲唑 10 年治疗对比 5 年治疗显著提高激素受体阳性早期乳腺癌患者的无病生存，降低 34% 的复发风险。与 DATA 试验相似，MA17R 也显示对于可能具有较高复发风险的患者（如淋巴结阳性、接受过化疗）获益更大。

MA17R 和 NSABP B-42 研究对比 10 年和 5 年内分泌治疗的研究，DATA 研究比较的是延长

2～3 年 AI 与 5 年 AI 治疗的差异，IDEAL 研究比较 5 年 AI 与延长 2～3 年 AI 之间的差异，从结果可以看出似乎延长到 10 年与不延长是有区别的，而延长 2～3 年与不延长、延长 5 年与延长 2～3 年并未显示太大差异。这一结果完全符合临床统计研究规律，时间对于 AI 治疗的稀释作用，因此我们建议无论是 TAM 序贯 AI 方案 5 年还是初始 AI 方案 5 年后的患者，对具有高危复发风险的患者可以考虑再用 5 年的 AI 方案。

10 年内分泌治疗目前已被指南推荐用于激素受体阳性的早期乳腺癌的辅助内分泌治疗，随着越来越多的临床试验结果，对于延长芳香化酶抑制剂的使用也得到大多数专家的公认。无论是 TAM 序贯 AI 方案 5 年还是初始 AI 方案 5 年后的患者，都可以考虑再 5 年的 AI 方案。由 DATA 试验结果我们可以看到对于淋巴结阳性、肿块较大等具有较高复发风险或激素受体双阳性的患者而言，延长芳香化酶抑制剂治疗可能带来更大获益。

值得我们注意的是 DATA 研究在主要研究终点事件定义上，将第二原发乳腺癌（浸润性乳腺癌或非浸润性乳腺癌）均包括在内，而从数据上分析我们可以看到 6 年阿那曲唑组相比 3 年组具有降低第二原发乳腺癌发生的趋势（1.5% vs. 3.3%，HR 0.50，95% CI 23%～107%，$P=0.068$）。同样，我们在 MA17R 也观察到无病生存的获益主要来自芳香化酶抑制剂对第二原发肿瘤的预防作用，这可能并不能真正体现药物对疾病的治疗价值，因此采用无复发生存率（recurrence free survival，RFS）可能更为合适。

延长内分泌治疗策略可以进一步降低乳腺癌复发率，特别对于具有高复发风险的患者，但是目前我们尚缺乏更为精准的预测指标或基因检测方法帮助我们筛选可以从延长 AI 治疗中获益的人群。另外，随着更多新药的出现，辅助内分泌治疗的舞台势必更加丰富多彩。

（专家解读一：复旦大学附属肿瘤医院　龚成成　王碧芸；专家解读二：上海交通大学医学院附属仁济医院　林燕苹　殷文瑾　陆劲松）

参 考 文 献

[1] Gradishar WJ, Anderson BO, Balassanian R, et al. Invasive breast cancer version 1. 2016, NCCN ClinicalPractice Guidelines in Oncology. J Natl Compr Canc Netw, 2016, 14(3):324-354.

[2] Colleoni M, Sun Z, Price KN, et al. Annual hazard rates of recurrence for breast cancer during 24 years of follow-up: results from the international breast cancer study group trials I～V. J Clin Oncol, 2016, 34(9):927-935.

[3] Tjan-Heijnen VCG, Van Hellemond IEG, Peer PGM, et al. Extended adjuvant aromatase inhibition after sequential endocrine therapy (DATA): a randomised, phase 3 trial. Lancet Oncol, 2017, 18(11):1502-1511.

[4] Blok EJ, Kroep JR, Meershoek-Klein Kranenburg E, et al. Optimal duration of extended adjuvant endocrine therapy for early breast cancer: results of the IDEAL trial (BOOG 2006-05). J Natl Cancer Inst, 2018, 110(1):40-48.

[5] Mamounas EP, Bandos H, Lembersky BC, et al. A randomized, double-blinded, placebo-controlled clinical trial of extended adjuvant endocrine therapy (tx) with letrozole (L) in postmenopausal women with hormone-receptor (+) breast cancer (BC) who have completed previous adjuvant tx with an aromatase inhibitor (AI): Results from NRG Oncology/NSABP B-42.. San Antonio Breast Cancer Symposium. San Antonio. 2016.

[6] Goss PE, Ingle JN, Pritchard KI, et al. Extending aromatase-inhibitor adjuvant therapy to 10 years. N Engl J Med, 2016, 375(3):209-219.

[7] Goldvaser H, Algorashi I, Ribnikar D, et al. Efficacy of extended adjuvant therapy with aromatase inhibitors in early breast cancer among common clinicopathologically-defined subgroups: A systematic review and meta-analysis. Cancer Treat Rev, 2017, 60:53.

[8] Goldvaser H, Barnes TA, Seruga B, et al. Toxicity of extended adjuvant therapy with aromatase inhibitors in early breast cancer: A Systematic Re-

view and Meta-analysis. J Natl Cancer Inst,2018, 110(1):

[9] Mamounas EP,Bandos H,Lembersky BC,et al. Abstract S1-05:a randomized,double-blinded,placebo-controlled clinical trial of extended adjuvant endocrine therapy (tx) with letrozole (L) in postmenopausal women with hormone-receptor（＋）breast cancer（BC）who have completed previous adjuvant tx with an aromatase inhibitor（AI）:results from NRG Oncology/NSABP B-42. Cancer Res,2017,77(S1):S05.

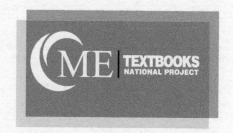

第七篇

乳腺癌系统性辅助化疗相关重大临床试验解读

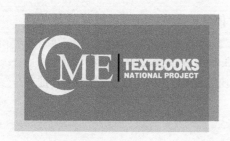

CALOR 临床试验终期分析：ER 阴性和 ER 阳性乳腺癌孤立局部区域复发灶切除后化疗疗效分析

第 37 章

一、概　述

【文献来源】

Wapnir IL，Price KN，Anderson SJ，et al. Efficacy of chemotherapy for ER-negative and ER-positive isolated locoregional recurrence of breast cancer：final analysis of the CALOR trial. J Clin Oncol，2018，36(11)：1073-1079.

【研究背景】

孤立局部区域复发(ILRR)的乳腺癌患者具有较高的远处转移及死亡风险。2014 年 *Lancet On-col* 上发表的 CALOR 临床试验 5 年的随访结果提示：对于孤立局部区域复发灶完全切除的乳腺癌患者，推荐术后进行化疗，尤其是激素受体阴性患者。本研究为该临床试验的长期随访结果，旨在进一步评估对于孤立局部区域复发灶完全切除的乳腺癌患者，术后化疗能否改善不同 ER 状态患者的预后。

【入组条件】

1. 年龄＞18 岁，女性。
2. 曾经接受乳房全切术或保乳术后切缘阴性的单侧乳腺癌，经组织学病理检查证实并完整切除的首发孤立局部区域复发灶。
3. 具有可评估的激素受体状态。
4. 能够耐受 3～6 个月的化疗。
5. 无转移性疾病。
6. 除乳腺癌外无其他恶性肿瘤(宫颈原位癌和非黑色素瘤皮肤癌除外)。

【试验设计】

1. 一项开放、随机、多中心临床试验。

2. 1:1 随机分配。

3. 分层因素:既往化疗情况、孤立局部区域复发灶的激素受体状态、孤立局部区域复发灶的部位。

4. 辅助内分泌治疗:孤立局部区域复发灶 ER 和(或)PR 阳性的患者接受辅助内分泌治疗。

5. 放疗:孤立局部区域复发灶镜下切缘阳性者行放疗,既往乳腺癌治疗中未接受过放疗者推荐放疗。

6. 抗 HER2 治疗可选。

7. 主要研究终点:无病生存期(disease free survival,DFS)。

8. 次要研究终点:总生存期(overall survival,OS)、无乳腺癌间期(breast cancer-free interval,BCFI)。

9. 局部复发是指乳腺癌术后同侧保留的乳房或胸壁,术后瘢痕和(或)皮肤再次出现肿瘤。区域复发是指同患侧腋窝淋巴结、同患侧腋窝的淋巴结外软组织和(或)同侧内乳淋巴结区域出现肿瘤,但不包括锁骨上淋巴结或对侧乳腺出现肿瘤。孤立性复发是指在发现局部-区域复发时,通过常规检查未发现合并其他部位的转移。

【试验流程】

CALOR 临床试验流程见图 37-1。

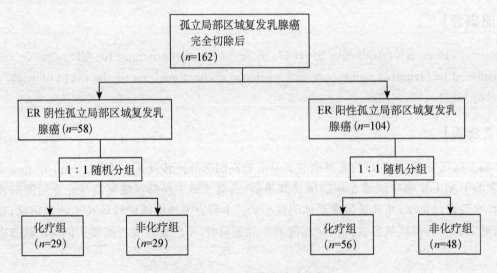

图 37-1　CALOR 临床试验流程

【结果】

2003 年 8 月至 2010 年 1 月,共计 162 例患者入组,其中 ER 阴性患者 58 例,ER 阳性患者 104 例。中位随访时间 9 年。

1. 10 年无病生存期(DFS)　ER 阴性的孤立局部区域复发患者中,化疗显著改善 10 年 DFS;化疗组与非化疗组的 10 年 DFS 分别为 70%和 34%(HR 0.29,95% CI 13%~67%)。而在 ER 阳性的孤立局部区域复发患者中,化疗并不改善 10 年 DFS;化疗组与非化疗组的 10 年 DFS 分别为 50%和 59%(HR 1.07,95% CI 57%~200%)。交互检验提示 DFS 和 ER 状态显著相关(P=0.013)。

2. 10 年无乳腺癌间期(BCFI)　ER 阴性的孤立局部区域复发患者中,化疗显著改善 10 年 BCFI;化疗组与非化疗组的 10 年 BCFI 分别为 70%和 34%(HR 0.29,95% CI 13%~67%)。而在

ER 阳性的孤立局部区域复发患者中，化疗并不改善 10 年 BCFI；化疗组与非化疗组的 10 年 BCFI 分别为 58% 和 62%（HR 0.94,95% CI 47%～185%）。交互检验提示 BCFI 和 ER 状态显著相关（P=0.034）。

3. 10 年总生存期（OS）　ER 阴性的孤立局部区域复发患者中，化疗并不改善 10 年 OS；化疗组与非化疗组的 10 年 OS 分别为 73% 和 53%（HR 0.48,95% CI 19%～120%）。ER 阳性的孤立局部区域复发患者中，化疗也不能改善 10 年 OS；化疗组与非化疗组的 10 年 OS 分别为 76% 和 66%（HR 0.70,95% CI 32%～155%）。交互检验提示 OS 和 ER 状态不相关（P=0.53）。

【结论】

对于孤立局部区域复发灶完全切除的乳腺癌患者，推荐术后进行化疗，其中复发灶是激素受体阴性的患者获益尤为显著。

二、专家解读一

孤立局部区域复发（ILRR）与乳腺癌远处转移及死亡风险相关，5 年生存率为 45%～80%，预后不良。ILRR 发生机制未明，发生率低，缺乏大规模临床研究，如何治疗 ILRR 仍然面临挑战。实践中，ILRR 治疗主要参考原发乳腺癌治疗经验，基于辅助化疗取得的获益，ILRR 在局部治疗后，往往接受化疗。伴随乳腺癌加减法精细化治疗进程，ILRR 术后化疗的有效性有待证实。Aebi 设计的 CALOR 研究，即试图探讨 ILRR 术后化疗的价值，为优化 ILRR 治疗提供高级别的循证医学证据。

CALOR 为一项开放的前瞻性随机临床试验，2003 年 8 月至 2010 年 1 月期间共纳入 162 例 ILRR 术后患者，随机分组，85 例患者接受化疗，77 例患者不接受化疗。激素受体阳性的 ILRR 患者接受辅助内分泌治疗。抗 HER2 治疗可选。中位随访时间 9 年。根据激素受体状态、既往是否曾接受过化疗和 ILRR 的部位进行分层分析。结果显示 ER 阴性的 ILRR 患者能够从术后化疗中获益，但不支持 ER 阳性的 ILRR 患者术后接受化疗。

小结 CALOR 研究的亮点：①化疗组不规定具体化疗方案，由临床医师根据患者既往曾接受的治疗决定。既往未接受化疗或接受 CMF 方案化疗的患者，推荐含蒽环类药物的化疗方案；既往接受过蒽环类药物化疗的患者，推荐含紫杉类药物的化疗方案；既往接受过含紫杉类药物化疗的患者，推荐含卡培他滨的化疗方案。此举务实，贴近临床实践，有利于临床试验被接受、被开展。化疗耐受性好，严重不良反应发生率仅为 14%（n=14）。个体化地制订化疗方案也更能支持探讨患者能否从 ILRR 术后化疗中获益。②入组率低，及时有效调整统计方法，使结果分析令人信服。原发乳腺癌有效全身治疗降低 ILRR 发生率，入组率低，至研究关闭，入组 162 例患者，未达预期入组人数。研究小组及时调整统计方法，将单一时间驱动分析替代中期分析，避免偏倚。结果分析显示，ER 阴性 ILRR 组人数虽仅 58 例，但化疗与不化疗 DFS 事件的危险比（HR）为 0.29（95% CI 13%～67%；10 年 DFS,70% vs. 34%,化疗 vs. 不化疗）；无乳腺癌间期 HRs 为 0.29（95% CI 13%～67%）；总生存期 HRs 为 0.48（95% CI 19%～120%），充分提示 ER-ILRR 患者能够从术后化疗中获益。CALOR 研究在入组人数少的情况下，合理选用统计方法，得出结论。③研究设计简洁，外延广泛。CALOR 方案设计直指研究目的，探讨 ILRR 术后化疗的有效性，同时也支持不同目的的独立分析。通过分析 ILRR 及原发瘤 ER 状态与化疗获益的相关性，提示 ILRR 激素受体状态能够更好地预测化疗的有效性，支持推荐对于复发转移病灶进行再次活检。针对 5 年内再次出现 ILRR 的患者进行分析，显示这部分患者无复发间期短（间隔时间平均为 1.6 年）、均为 PR 阴性、具有较高的远处转移与死亡风险。相信未来通过对 CALOR 研究进行更多回顾性分析，能够为 ILRR 的治疗提供更多有价值的参考。④随访时间长，以明确不同 ER 状态 ILRR 术后化疗有效性。ER 阳性乳腺癌治疗获益往往需要较长时间随访才能显现。CALOR 研究通过 9 年随访,明确 ER 阳性 ILRR 未能从术后化疗中获益,证实 CALOR 5 年随访结果。长时间维护一个临床试验,难能可贵。时间也会给予耐心的研究者更多的信息。

为改善预后,ILRR 术后进行全身治疗的考量由来已久。SAKK 23/82 临床试验入组 167 例患者,提示乳腺全切术后 ILRR,在手术联合放疗局部治疗基础上,HR 阳性患者接受他莫昔芬内分泌治疗能够改善 DFS(2.7 年延长至 6.5 年)。Olson 在 1977 年最早报道化疗在局部区域复发乳腺癌治疗中应用价值的随机临床试验结果,156 例胸壁与区域复发乳腺癌患者,放疗联合放线菌素 D 治疗较单独放疗组具有更好的局部控制。之后,其他如 EORTC、GBSG-6、PACS 03/0003 等探索化疗在这部分患者治疗中价值的临床研究都因入组困难未能完成。其中客观原因可能由于 ILRR 发生率较低,主观也可能因为在缺乏直接证据的情况下,临床医师更倾向于给予化疗以降低远处转移与死亡风险。CALOR 研究入组患者中仅 5% 的患者接受抗 HER2 治疗,这与认为 HER2 过表达的乳腺癌更具侵袭性,更倾向进行化疗的临床实际相符。在这样的传统认识下,CALOR 的临床意义凸显,契合"less is more"的治疗追求,支持对于预后良好、内分泌治疗有效的 ILRR 术后患者可考虑免除化疗。

新辅助治疗模式的运用,ILRR 的发生可能会增加。ILRR 术后化疗是否有效,CALOR 研究给出了高级别的循证医学证据,提示 ER 状态能够预测化疗能否获益。推荐 ER 阴性 ILRR 术后接受化疗,化疗方案可参考患者既往曾接受的治疗制订,不支持 ER 阳性 ILRR 术后化疗,推断选择敏感的内分泌治疗仍是 ER 阳性 ILRR 术后主要的治疗策略。但 CALOR 研究中 ER 阳性 ILRR 104 例,失访率 12%,无法评估 luminal-B 型乳腺癌,尤其那部分 ER 阳性、PR 阴性、预后不良 ILRR 能否从化疗中有显著获益。CALOR 也未能指导在内分泌治疗阶段出现 ER+ILRR,应当如何调整治疗方案。引入基因组学、表观调控研究,可能更好地理解 ILRR 异质性,预测 ILRR 术后化疗获益人群。通过比较 ILRR 与原发瘤的差异,更好地理解肿瘤复发转移机制,有助于制订有效的肿瘤防治策略。

三、专家解读二

孤立局部区域复发的乳腺癌患者具有较高的远处转移及死亡风险。SAKK 23/82 临床试验是一项始于 1982 年的Ⅲ期随机多中心临床试验,在 1994 年 *J Clin Oncol* 和 2003 年 *Ann Oncol* 上相继发表了其中位随访 6.3 年和 11.6 年的研究结果,在孤立局部区域复发的乳腺癌完全切除及放疗后,研究者对比他莫昔芬治疗组和对照组(仅观察)对患者生存的影响,其结果提示他莫昔芬能够改善激素受体阳性的局部区域复发患者的 DFS。在 2000 年 *Int J Radiat Oncol Biol Phys* 上发表的前瞻性非随机研究中,Haylock 等对比 120 例孤立局部区域复发的乳腺癌患者在手术切除后行化疗和非化疗对预后的影响,结果提示非化疗组患者的死亡风险是化疗组的 1.39 倍,但两者无统计学差异。对于孤立局部区域复发的乳腺癌患者,再次手术完全切除后是否需要应用术后化疗一直是临床备受争议的话题。在 2014 年 *Lancet Oncol* 上发表的 CALOR 临床试验 5 年的随访结果提示:对于孤立局部区域复发灶完全切除的乳腺癌患者,推荐术后进行化疗,特别是复发灶为激素受体阴性的患者。那么,该研究长期的随访结果如何? 随着时间的延长,复发灶是激素受体阳性的患者是否也能够从术后化疗中获益? 本研究拟对上述问题进一步探索。研究结果再次肯定了上述 5 年的结论。

CALOR 临床试验是目前唯一一个已经完成的评估孤立局部区域复发后手术完全切除的乳腺癌患者应用术后化疗对预后影响的前瞻性随机对照临床试验。本研究对孤立局部区域复发的乳腺癌患者再次手术完全切除后是否需要应用术后化疗这一临床难题提供了一个答案。研究发现,对于 ER 阴性的孤立局部区域复发的手术完全切除的乳腺癌患者,化疗显著提高其无病生存(化疗组的 10 年无病生存率为 70%,而非化疗组仅为 34%)。此外,虽然在统计学上未达到显著差异,化疗对该类患者的总生存也有明显的提高趋势(化疗组的 10 年总生存率为 73%,而非化疗组仅为 53%)。上述结果提示,对于孤立局部区域复发灶完全切除的乳腺癌患者,我们需要考虑术后进行全身化疗,尤其是复发灶为激素受体阴性的这一人群,其获益更为显著。

　　尽管结果喜人,但本研究仍存在一些不足。首先,本研究的样本量较小,总计样本 162 例,按 ER 状态分组后,ER 阴性患者 58 例,ER 阳性患者 104 例,两个亚组再按化疗与非化疗进行分组研究后单组包含的样本量更少。较小的样本量可能会引起较大的结果偏倚,研究结果是否会受到其他因素如放疗、内分泌治疗、靶向治疗等的影响值得考虑,有待进一步扩大样本量和进一步的亚组分析确定。其次,本研究不足以证明激素受体阳性的孤立局部区域复发的患者能否从化疗中获益,既然已有研究表明他莫昔芬能够改善激素受体阳性的局部复发患者的 DFS,那么是否需要他莫昔芬与化疗联用以进一步提高疗效,或者是否存在某一个特定的激素受体阳性亚群对化疗敏感尚未可知,需要进一步的临床研究证据。再者,本研究主要得出的结论是对于孤立局部区域复发灶完全切除的乳腺癌患者推荐术后进行化疗,那么具体采用什么化疗方案或者对于孤立远处转移灶完全切除的乳腺癌患者是否推荐术后化疗仍需更多的临床试验加以验证。

　　(专家解读一:复旦大学附属妇产科医院　王懋莉　吴克瑾;专家解读二:上海交通大学医学院附属仁济医院　袁陈伟　殷文瑾　陆劲松)

参 考 文 献

[1] Schrijver WAME, Suijkerbuijk KPM, van Gils CH, et al. Receptor conversion in distant breast cancer metastases: a systematic review and meta-analysis. J Natl Cancer Inst, 2018. doi: 10. 1093/jnci/djx273. [Epub ahead of print].

[2] Wapnir IL, Gelber S, Anderson SJ, et al. Poor prognosis after second locoregional recurrences in the CALOR trial. Ann Surg Oncol, 2017, 24 (2): 398-406. doi: 10. 1245/s10434-016-5571-y. Epub 2016 Sep 23.

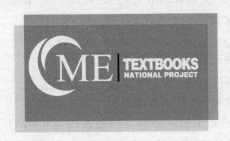

DBCG 07-READ 研究：在 *TOP2A* 基因表达正常的早期乳腺癌中比较 DC 和 EC-D 辅助化疗方案的临床试验

第 38 章

一、概　述

【文献来源】

Ejlertsen B, Tuxen MK, Jakobsen EH, et al. Adjuvant cyclophosphamide and docetaxel with or without epirubicin for early TOP2A-normal breast cancer: DBCG 07-READ, an open-label, phase Ⅲ, randomized trial. J Clin Oncol, 2017, 35(23):2639-2646.

【研究背景】

蒽环类及紫杉类是乳腺癌化疗常用药物。拓扑异构酶Ⅱα作为蒽环类药物的作用靶点，其编码基因 *TOP2A* 基因引起越来越多的关注。已有研究证实，*TOP2A* 基因表达异常的乳腺癌患者能从含蒽环类的辅助化疗中获益。本研究拟探索 *TOP2A* 表达正常的患者能否从蒽环类化疗中获益。

【入组条件】

1. 淋巴结阳性和高危淋巴结阴性患者[年龄＜39 岁，肿瘤＞20 mm，2 级或 3 级导管癌，雌激素受体(ER)阴性(阳性细胞＜10%)和(或)HER2 阳性]。

2. 浸润性乳腺癌术后。

3. *TOP2A* 基因表达正常(FISH 检测 TOP2A 信号与 17 号染色体着丝粒的比值为 0.8～1.9)。

【试验设计】

1. 多中心、开放的Ⅲ期临床试验。

2. 主要研究终点：无病生存期(DFS)。

3. 次要研究终点：总生存期(OS)、无远处转移生存期(DDFS)。

【试验流程】

DBCG 07-READ 研究试验流程见图 38-1。

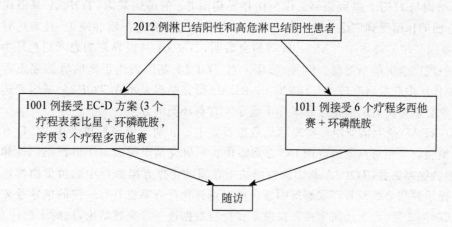

图 38-1　DBCG 07-READ 研究试验流程

【结果】

1. DFS　DFS 中位随访时间为 5 年 9 个月。两组 DFS 无明显差异（*HR* 1.00,95％*CI* 78％～ 128％,*P*＝1.00）。

2. OS　OS 中位随访时间 5 年 11 个月。EC-D 组死亡 68 人,DC 组死亡 78 人,两组 OS 无明显 差异（*HR* 1.15,95％*CI* 83％～159％, *P*＝0.41）。

3. 亚组分析　DFS 和 OS 的探索性 ITT 亚组分析显示,在组织学分型、淋巴结状态、肿瘤大小、 ER 表达、HER2 状态和 Ki67 表达不同亚组中,不同化疗方案的疗效相似,但在不同绝经状态和组织 学分级的患者中不同化疗方案的疗效存在差异。肿瘤分级 1～2 级患者 EC-D 组预后较好,3 级患者 DC 组预后较好（*HR* 0.70,95％*CI* 49％～99％ *P*＝0.02）；在绝经前患者中,DC 组的 DFS 较好（*HR* 0.77,95％*CI* 54％～111％,绝经后患者中 EC-D 组的 DFS 较好（*HR* 1.29,95％*CI* 91％～182％）, 绝经状态和化疗方案之间存在交互作用（*P*＝0.04）。对于 OS,绝经状态和化疗方案之间亦存在一 定趋势的交互作用（*P*＝0.07）。

4. 不良事件　化疗期间两组的 3～4 级不良事件差异明显,EC-D 组 3～4 级发热性中性粒细胞 减少较为多见（*P*＝0.01）。两组间的非血液毒性也差异显著,EC-D 组的口腔炎、肌肉痛或关节痛、 呕吐、恶心和乏力更为多见（*P*＜0.001）,而 DC 组周围性水肿则更多见。与 DC 组相比,EC-D 组的 外周神经病变更常见且更严重（*P*＝0.001）,而皮肤异常和指甲变化两组比例相似。EC-D 组 8％的 患者月经规律,12％的患者月经失调,80％的患者停经；DC 组 9％的患者月经规律,10％的患者月经 失调,81％的患者停经。

【结论】

对于 TOP2A 基因表达正常的早期乳腺癌患者,辅助化疗中加用蒽环类药物并未见显著生存 获益。

二、专家解读

TOP2A 基因与 HER2 基因相邻。作为拓扑异构酶Ⅱα的编码基因，TOP2A 基因在预测蒽环类药物疗效方面的作用受到广泛关注。TOP2A 基因异常主要分为扩增和缺失，且表达异常更易发生在 HER2 基因扩增的样本中。Almeida 等研究表明，TOP2A 基因异常的患者对蒽环类新辅助化疗更加敏感，病理完全缓解率更高。但是，临床上对 TOP2A 基因表达正常的乳腺癌患者能否从含蒽环类的辅助化疗中获益研究较少。DBCG 07-READ 研究结果显示在 TOP2A 基因表达正常的乳腺癌患者中，含有蒽环类的辅助化疗方案并不优于不含蒽环类的方案。

DBCG 07-READ 研究的亚组分析提示低危患者如Ⅰ～Ⅱ期或绝经后患者中 EC-D 方案略显优势，而Ⅲ期或绝经前等相对高危患者则 DC 方案略优。本研究结果提示对于淋巴结阳性和高危淋巴结阴性的早期乳腺癌患者，TOP2A 基因的检测结果在辅助化疗方案选择中的价值值得进一步积累材料，再一次提示肿瘤分级及月经状态等因素可能对选择化疗方案也具有一定的指导意义。

目前随访时间 5 年，尚无远期生存获益及不良反应数据进一步完善结论，同时未统计 PR 表达情况，PR 对 TOP2A 基因表达正常的乳腺癌患者疗效及预后的影响有待进一步研究。

（上海交通大学医学院附属仁济医院　王浩峰　殷文瑾　陆劲松）

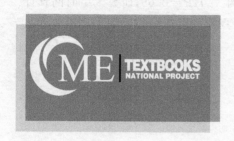

FINXX 临床试验:在早期乳腺癌患者辅助化疗中使用卡培他滨联合多西他赛、表柔比星和环磷酰胺

第39章

一、概 述

【文献来源】

Joensuu H, et al. Adjuvant capecitabine in combination with docetaxel, epirubicin, and cyclophosphamide for early breast cancer: the randomized clinical FinXX trial. JAMA Oncol, 2017, 3 (6):793-800.

【研究背景】

卡培他滨作为氟尿嘧啶的前体药物被广泛应用于侵袭性乳腺癌的解救治疗中,但并未被纳入早期乳腺癌患者的标准辅助治疗方案中。之前关于卡培他滨应用于早期乳腺癌化疗方案或新辅助化疗方案的研究结果常为不确定或阴性。该研究旨在探索将卡培他滨应用于早期乳腺癌辅助化疗方案中是否可以改善患者的长期生存,尤其是在乳腺癌各类分子亚型中的疗效。

【入组条件】

1. 病理检查确诊为浸润性乳腺癌伴区域淋巴结阳性或浸润性乳腺癌伴淋巴结阴性但肿瘤直径≥20mm,并且 PR 阴性(免疫组化提示肿瘤细胞核染色<10%)。

2. WHO 体力状况评分(PS)<2 分。

3. 年龄 18~65 岁。

4. 手术和接受随机分组时间间隔≤12 周。

【试验设计】

1. 一项随机、Ⅲ期、开放、多中心临床试验。

2. 该研究的主要研究终点是无复发生存。

3. 次要研究终点为治疗的安全性、总生存期、乳腺癌专病生存期。

4. 中位随访时间 10.3 年。

5. 统计要点：假设 RFS 会由 83％升至 88.5％，中位随访 5 年后 $HR=0.65$，研究入组时间预计 3.5 年，若要达到双侧检验 $\alpha=0.028$ 及 80％的检验效能，同时考虑每年有 3％的脱落率，则需要入组 1500 例患者和 210 个事件数。

【试验流程】

FINXX 临床试验流程见图 39-1。

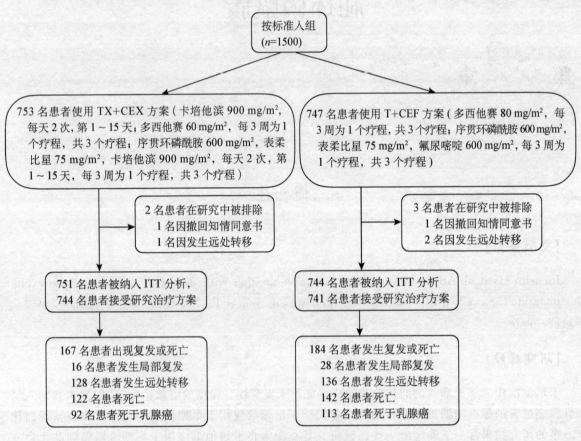

图 39-1 FINXX 临床试验流程

【结果】

1. 10 年无复发生存 卡培他滨组（TX＋CEX）10 年无复发生存与对照组（T＋CEF）相比无明显统计学差异（HR 0.88, 95％ CI 71％～108％, $P=0.23$）。

2. 总生存 卡培他滨组总生存率与对照组相比无明显统计学差异（HR 0.84, 95％ CI 66％～107％, $P=0.15$）。

3. 乳腺癌专病死亡 卡培他滨组乳腺癌专病死亡与对照组相比无明显统计学差异（HR 0.79, 95％ CI 60％～104％, $P=0.10$）。

4. 亚组分析

（1）10 年无复发生存：三阴性乳腺癌（TNBC）组中接受 TX＋CEX 治疗的患者 10 年生存率得到提高（HR 0.53, 95％ CI 31％～92％, $P=0.02$），而其余三组（ER＋/PR＋/HER2－、ER＋/PR＋/HER2＋、ER－/PR－/HER2＋）中 TX＋CEX 组较对照组患者 10 年生存率无明显统计学差异。

（2）总生存：TNBC 组中接受 TX＋CEX 治疗的患者获得更长的 OS（HR 0.55, 95％ CI 31％～

96%；$P=0.03$),而其余三组中 TX+CEX 组较对照组患者总生存率无明显统计学差异。

【结论】

在早期乳腺癌中,TX+CEX 治疗组并不能比 T+CEF 组延长肿瘤患者的无复发生存和总生存,但是三阴性乳腺癌患者可以从 TX+CEX 治疗方案中获益。

二、专家解读一

尽管 EBCTCG 研究证实辅助化疗可降低早期乳腺癌复发风险,然而,仍然有 30%~50% 的患者在接受术后辅助化疗后复发转移。如何筛选高危乳腺癌患者术后给予强化的辅助治疗已成为临床实践中亟待解决的问题。三阴性乳腺癌是乳腺癌特殊分子亚型,具有侵袭力强、复发高、预后差的特点,目前辅助化疗仍然是以蒽环类和紫杉类为主,如何在现有标准方案基础上对三阴性乳腺癌术后强化治疗已成为临床实践新的需求。

最新发表的 FINXX 研究是关于乳腺癌辅助化疗如何强化治疗的新的探索。研究入组芬兰和瑞典 20 个中心 1500 例 Ⅰ~Ⅲ期早期乳腺癌患者,术后随机接受 TX+CEX 或 T+CEF 方案各 6 个疗程的化疗。10.3 年随访结果显示,在标准的蒽环、紫杉类药物治疗的基础上增加卡培他滨对比标准辅助化疗并未延长总体患者的 DFS;但在探索性分析显示,三阴性乳腺癌亚组无论是 DFS 还是 OS,均显示生存获益。这是目前随访时间最长的研究结果,尽管没有达到主要终点,但是亚组分析的结果将对临床实践产生重大影响。

卡培他滨加入乳腺癌辅助化疗的临床研究历史悠久,无论是新辅助化疗,还是辅助化疗,多数研究均未达到主要终点。然而,在众多阴性的研究结果中学者们却一致发现卡培他滨在辅助化疗的强化治疗中获益的患者是三阴性乳腺癌亚组。CREATE-X 研究入组了 HER2 阴性新辅助化疗后有残存病灶的乳腺癌患者,术后辅助治疗加用卡培他滨 8 个疗程对比不治疗显著延长患者的无病生存和总生存。然而,亚组分析显示,真正获益的是三阴性乳腺癌亚组。同样,Us oncology 研究是在标准的 AC-T 的研究基础上在多西他赛序贯后加入卡培他滨(AC-TX),主要终点并未达到,但三阴性乳腺癌亚组生存显著获益。最新复旦大学肿瘤医院邵志敏团队应用 FINXX 研究同样的方案专门针对三阴性乳腺癌的辅助治疗进行强化研究,30 个月的中位随访显示:在标准的蒽环和紫杉类药物治疗的基础上加用卡培他滨延长三阴性乳腺癌患者的 RFS。卡培他滨在早期三阴性乳腺癌治疗有效的机制目前并不清楚。目前推测的机制可能是以下几个方面:首先,从药理机制方面,紫杉、蒽环类药物及环磷酰胺增加肿瘤组织 TP 酶的活性,因此,在标准蒽环和紫杉类药物治疗的基础上加用卡培他滨,增加肿瘤组织的氟尿嘧啶浓度;其次,从方案选择方面,卡培他滨的加入不仅增加辅助化疗的剂量强度,而且卡培他滨的节拍化疗有利于抑制肿瘤的新生血管生成;最后,三阴性乳腺癌由于存在 DNA 损伤修复机制的异常,可能增强氟尿嘧啶的敏感性。

尽管 FINXX 研究显示三阴性乳腺癌对卡培他滨的治疗更加有效,但仍然是探索性亚组分析结果,尚需要前瞻性研究结果加以证实。由于历史年代的原因,在这个研究中三阴性乳腺癌的界定仍沿用三阴性乳腺癌的老标准,即 ER 和 PR<10%,多西他赛的剂量为 $60mg/m^2$,远低于标准剂量,该研究选择的化疗方案 T+CEF 并非乳腺癌辅助化疗的优选方案。由于三阴性乳腺癌是异质性疾病,因此,未来在探讨卡培他滨在三阴性乳腺癌的强化治疗,不仅应入组临床高危患者,更应该从基因层面对三阴性乳腺癌进行分类,通过分子标记物的研究筛选复发风险高且化疗获益大的患者,使卡培他滨在三阴性乳腺癌辅助化疗的研究更加精准化。

<h1 style="text-align:center">三、专家解读二</h1>

目前卡培他滨并不是早期乳腺癌患者辅助化疗方案的常规用药,卡培他滨可以在含胸苷磷酸化酶的癌细胞中被转化成氟尿嘧啶发挥细胞毒作用,而一些标准化疗方案中的药物如紫杉醇、多西他赛和环磷酰胺等可以提高肿瘤内的胸苷磷酸化酶的浓度。对于在标准化疗方案中加入卡培他滨是否可以使患者获益这一问题,有解救治疗临床研究发现,对于之前接受过蒽环类药物治疗的浸润性乳腺癌患者,紫杉醇联合卡培他滨较单用紫杉醇的患者疾病无进展时间延长、总生存得到明显改善。

基于此,有学者设想将卡培他滨应用于早期乳腺癌的辅助化疗中或可提高患者的长期生存。于是两个临床研究 USON 01062 试验和 FINXX 试验应运而生。USON 01062 研究 5 年随访发现,多柔比星联合环磷酰胺序贯卡培他滨联合多西他赛的治疗方案(AC＋XT)后相比于对照组多柔比星联合环磷酰胺序贯多西他赛(AC＋T),患者的总生存获得明显提高(HR 0.68,95％CI51％～92％,P＝0.011),但是 5 年无病生存无明显统计学差异(HR 0.84,95％CI 67％～105％)。但是,FINXX 试验的 5 年随访结果发现,卡培他滨与环磷酰胺、多西他赛联用(TX＋CEX)较对照组(T＋CEF)总生存(HR 0.73,95％CI52％～104％,P＝0.08)和 5 年无复发生存(HR 0.79,95％CI 60％～104％;P＝0.087)均无统计学差异。进行亚组分析发现,在三阴性乳腺癌亚组中卡培他滨组无复发生存较对照组获得改善(HR 0.48,95％CI26％～88％,P＝0.018)。

为此,我们团队针对这两个研究进行 Meta 分析发现,在蒽环类药物联合紫杉类药物的化疗方案基础上加入卡培他滨较对照组,总体患者的 5 年无病生存(HR 0.83,95％CI71％～98％,P＝0.027)、总生存(HR 0.71,95％CI57％～88％,P＝0.002)、远处复发(HR 0.79,95％CI66％～94％,P＝0.008)、乳腺癌专病死亡(HR 0.65,95％CI51％～83％,P＝0.001)均得到改善。进行亚组分析发现,卡培他滨组较对照组的 5 年无病复发率在三阴性乳腺癌亚组中(HR 0.71,95％CI53％～96％,P＝0.028)、激素受体阴性亚组中(HR 0.73,95％CI56％～94％,P＝0.017)和 HER2阴性亚组中(HR 0.81,95％CI67％～98％,P＝0.034)也均获得显著提高。

本研究为 FINXX 试验的 10 年随访结果,在总体患者中将卡培他滨与环磷酰胺、多西他赛联用仍未能提高总体患者的无复发生存和总生存,但在三阴性乳腺癌亚组的卡培他滨组的疗效优势得到长期保持、患者的无病生存和总生存得到改善。这一结果提示三阴性乳腺癌患者或许可以在联合应用卡培他滨的辅助化疗方案中获益,这为改善三阴性乳腺癌患者的预后提供了新的思路。

另外,相似的临床试验还有① CREATE-X 研究:该试验在新辅助化疗后手术病理未达到病理完全缓解的患者中对比术后常规治疗加或不加 6～8 疗程的卡培他滨患者的 DFS 和 OS,结果显示,使用卡培他滨患者的 DFS 和 OS 较未使用的患者有显著提高,且在三阴性乳腺癌患者中获益尤为显著;②WP/XT 疗效对比试验:该研究纳入的是病理检查确诊为Ⅰ～Ⅲc 期、具有高危复发风险的乳腺癌患者,对比每周紫杉醇(WP)序贯 FEC 和多西他赛＋卡培他滨(XT)序贯 FEC 两种化疗方案的治疗效果。中位随访 50 个月后,发现其无病生存和总生存均无明显统计学差异,而且 XT 组反而会增加化疗的不良反应。其结果与 FINXX 研究结果不同的原因可能是该研究卡培他滨使用时间较短、卡培他滨的整合方式与 FINXX 研究不同以及对照组设计也不相同。

随着新研发药物及新分子机制的发现,目前对于现有标准化疗方案的改良也是临床研究的重点,该试验提示是否可以通过联合在药理作用上有相加或协同作用的药物以改善现有常规辅助化疗方案的疗效,从而提高患者的无病生存和总生存,尤其是对于三阴性乳腺癌等预后较差且目前缺乏有效作用靶点的乳腺癌患者。

(专家解读一:中国医科大学附属第一医院　滕月娥;专家解读二:上海交通大学医学院附属仁济医院　张　姗　陆劲松　殷文瑾)

参 考 文 献

[1]　Masuda N，Lee SJ，Ohtani S，et al. Adjuvant capecitabine for breast cancer after preoperative chemotherapy. N Engl J Med，2017，376（22）：2147-2159.

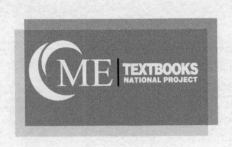

tAnGo 研究：早期乳腺癌紫杉醇、表柔比星、环磷酰胺辅助化疗方案添加吉西他滨的随机对照Ⅲ期临床试验 10 年随访结果

第 40 章

一、概　述

【文献来源】

Earl HM, Hiller L, Howard HC, et al. Addition of gemcitabine to paclitaxel, epirubicin, and cyclophosphamide adjuvant chemotherapy for women with early-stage breast cancer (tAnGo): final 10-year follow-up of an open-label, randomised, phase 3 trial. The Lancet Oncology, 2017, 18(6): 755-769.

【研究背景】

吉西他滨在晚期乳腺癌中显示具有较好的疗效，特别是与紫杉醇联用。本试验旨在判断在早期乳腺癌中含有紫杉蒽环类辅助化疗方案中添加吉西他滨的有效性与安全性。

【入组条件】

1. ≥18 岁、肿瘤完整切除、任意激素受体状态、任意淋巴结状态的有明确化疗指征的患者（有化疗指征定义：任意淋巴结状态的激素受体阴性、弱阳性，组织学分级Ⅲ级患者；腋窝淋巴结阳性的激素受体强阳性或组织学分级Ⅰ、Ⅱ级患者）。

2. 足够的骨髓功能、肝功能、肾功能。

3. ECOG 0～1 分。

4. 既往没有接受过化疗、放疗。

5. 既往没有其他恶性肿瘤，没有其他伴随恶性肿瘤。

6. 术后 8 周内接受化疗。

【试验设计】

1. 一项开放、Ⅲ期，多中心，随机，对照，优效临床试验。

2. 主要研究终点是 5 年无病生存（DFS）。定义为自随机分组至局部区域复发、远处转移（不包括导管原位癌)或因乳腺癌死亡的时间。

3. 次要研究终点是 10 年无病生存(DFS)，5 年和 10 年总生存(OS)，安全性。总生存(OS,定义为自随机分组至任何原因死亡的时间)和安全性。

4. 采用意向性(ITT)分析。

【试验流程】

tAnGo 研究试验流程见图 40-1。

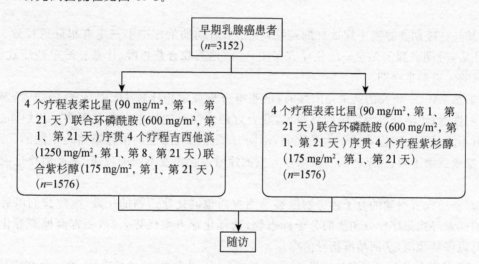

图 40-1 tAnGo 研究试验流程

【结果】

1. DFS:两组之间无统计学差异，中位无病生存没有达到 (log-rank $P=0.63$,HR 0.97,95% CI 86%～110%,adjusted $P=0.64$)。

2 年、5 年、10 年吉西他滨组和对照组的无病生存类似 [2 年,95% CI 88%（87%～90%）vs. 87%（85%～88%）；5 年,95% CI 75%（73%～77%）vs. 74%（72%～76%）；10 年,95% CI 65%（63%～68%）vs. 65%（62%～67%）]。

2. OS:两组之间无统计学差异，中位总生存没有达到(log-rank $P=0.85$,HR 1.02,95% CI 89%～116%,adjusted $P=0.81$)。

2 年、5 年、10 年吉西他滨组和对照组的总生存类似（2 年,95% CI 93%（92%～94%）vs. 94%（92%～95%）；5 年,95% CI 82%（80%～83%）vs. 82%（80%～84%）；10 年,95% CI 70%（68%～73%）vs. 71%（69%～73%）]。

3. 3～4 级不良反应在两组之间都是在预期范围内，常见的不良反应包括中性粒细胞减少(吉西他滨组 34% vs. 对照组 26%)、肌肉痛和关节痛(吉西他滨组 13% vs. 对照组 12%)、疲劳(吉西他滨组 13% vs. 对照组 10%)、感染(吉西他滨组 13% vs. 对照组 9%)、呕吐(吉西他滨组 9% vs. 对照组 7%)和恶心（吉西他滨组 8% vs. 对照组 7%）。

【结论】

含紫杉、蒽环类化疗药物辅助化疗方案中添加吉西他滨对于早期乳腺癌未体现出无病生存的获益，但增加毒性。因此，并不建议在任何亚组的早期乳腺癌辅助化疗中添加吉西他滨。

二、专家解读一

该临床试验是一项国际多中心、开放性、随机对照的Ⅲ期优效性研究,旨在早期乳腺癌患者中,探索以蒽环类和紫杉类药物为基础的辅助治疗方案,联合吉西他滨,是否可以更加有效。这是一项大规模高质量的Ⅲ期临床研究,在研究执行过程中也没有任何问题,中位随访10年也是足够长,得出的无病生存率(DFS)结果,应该是非常可信的。虽然该研究结果为阴性结果,但仍然给我们很多启示。

首先,某些在晚期乳腺癌中疗效好的药物,用在术后辅助治疗中不一定有很好的疗效。JHQG临床研究证实,晚期乳腺癌姑息一线化疗方案中,吉西他滨联合紫杉醇,比紫杉醇单药疗效好,可显著延长患者的无进展生存期。

其次,虽然 tAnGo 研究的结果是阴性的,但亚组分析显示相比较 HER2 阴性的患者,对 ER 阴性、HER2 阳性、组织学分级为Ⅲ级的乳腺癌,联合吉西他滨可能使患者获益更多。我们知道,乳腺癌是一类由不同分子亚型组成的一大类疾病,不同分子亚型乳腺癌的治疗策略是不同的。因此,我们认为,乳腺癌亚型不同,对某些药物或治疗方案的疗效也会出现不同的反应,那么治疗也应该是不同的。

再次,目前还没有明确的分子标志物能够预测吉西他滨化疗药物的疗效,因此我们以后还需要通过积极的探索寻找化疗疗效预测的分子标志物,选择化疗方案优势人群,使吉西他滨等化疗药物的疗效也可以得到预测,从而精准指导治疗。

最后,该研究设计良好并且随访结果长达10年之久,说服力强,虽然是阴性,但这种高质量性研究结果对临床肿瘤科医师具有重要意义,对临床试验的设计、实施以及结果分析做出了有意义的指导。

三、专家解读二

本研究拟解决在早期乳腺癌辅助治疗中含紫杉、蒽环类化疗药物辅助化疗方案中添加吉西他滨患者是否能进一步获益这个重要的临床问题,但是结果却不令人满意。在辅助治疗中添加吉西他滨在早期乳腺癌中并没有看到无病生存以及总生存的获益,并且在任何亚组均未发现其优势,同时增加患者的不良反应。在辅助阶段探索吉西他滨获益的另一项研究是 NSABP B-38 研究,这是一个开放、Ⅲ期、多中心、随机对照研究,对于淋巴结阳性可手术的早期乳腺癌中,患者被随机分为3个组,分别是接受6个疗程的多西他赛、多柔比星方案,4个疗程剂量密集多柔比星+环磷酰胺序贯4个疗程剂量密集紫杉醇方案,4个疗程剂量密集多柔比星+环磷酰胺序贯4个疗程剂量密集紫杉醇联合吉西他滨方案。无论在无病生存(ddAC PG vs. ddAC P,80.6% vs. 82.2%;HR 1.07;$P=0.41$)还是总生存方面(ddAC PG vs. ddAC P,90.8% vs. 89.1%;HR 0.85;$P=0.13$),在剂量密集多柔比星环磷酰胺序贯剂量密集紫杉醇方案中添加吉西他滨均未发现显著优势。同时在新辅助治疗 NeoAtG0 临床试验中,在接受含有蒽环紫杉类新辅助化疗方案的患者中加入吉西他滨新辅助治疗,并没有发现病理缓解率的提高(未添加吉西他滨组 17% vs. 添加吉西他滨组 17%),同时对于接受新辅助化疗的人群,添加吉西他滨同样也没有发现无病生存(校正 HR 1.14,95%CI 88%～147%,$P=0.32$)以及总生存的获益(校正 HR 1.02,95%CI 75%～138%,$P=0.90$)。因此,在 tAnGo、Neo-tAnGo、NSABP-B38 临床试验中添加吉西他滨均未发现获益,但却增加患者的不良反应。由此可见,在辅助治疗阶段以及新辅助治疗阶段吉西他滨的作用,尚需要进一步的研究。

(专家解读一:同济大学附属东方医院　董春燕;专家解读二:上海交通大学医学院附属仁济医院　王耀辉　陆劲松　殷文瑾)

参 考 文 献

[1]　Earl HM,Hiller L,Howard HC,et al. Addition of
gemcitabine to paclitaxel, epirubicin, and cyclo-
phosphamide adjuvant chemotherapy for women
with early-stage breast cancer (tAnGo): final 10-
year follow-up of an open-label, randomised, phase
3 trial. The Lancet Oncology, 2017, 18 (6): 755-
769.

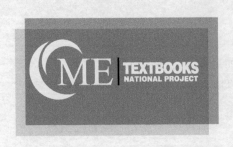

UK TACT2 研究：对比蒽环类剂量密集化疗与标准化疗对乳腺癌术后辅助化疗疗效评估，以及卡培他滨对比 CMF 方案非劣效性比较

第41章

一、概　述

【文献来源】

David Cameron,James P Morden,Peter Canney,et al. Accelerated versus standard epirubicin followed by cyclophosphamide,methotrexate,and fluorouracil or capecitabine asadjuvant therapy for breast cancer in the randomised UK TACT2 trial (CRUK/05/19):a multicentre,phase 3,open-label,randomised,controlled trial. Lancet Oncol,2017, 18:929-945.

【研究背景】

UK TACT2 试验使用了 2×2 的析因设计来验证两种假说：使用表柔比星密集化疗能否改善肿瘤的至复发时间(TTR)，同时使用口服的卡培他滨在疗效上是否不劣于 CMF 方案。

【入组条件】

1. 年龄>18 岁，首诊乳腺癌，分期($T_{0~3}$,$N_{0~2}$,M_0)。

2. 肿瘤已完全切除，术后 8 周内开始首次化疗。

3. 肝功能、肾功能骨髓功能完好，可以接受化疗。

4. 排除条件：前 10 年有恶性肿瘤病史，术后病理检查切缘阳性，有严重的心脏病病史或肾脏病史。

【试验设计】

1. 一项多中心、开放、随机、对照、Ⅲ期临床试验。

2. 主要研究终点是至肿瘤复发时间(time to tumor recurrence,TTR)，定义为随机分组至首次复发转移或乳腺癌相关死亡的时间。

3. 次要研究终点是总生存(OS)，定义为随机分组至任何原因死亡时间；无浸润性疾病生存时间(iDFS)，定义为随机分组至浸润性病灶出现时间；远处转移时间(TTDR)，定义为随机分组至首次出现肿瘤远处转移时间；耐受性，根据依从性、急性严重不良事件发生情况判定；化疗期间绝经情况等。

4. 样本量计算：预计标准对照组（表柔比星＋CMF）5 年无 TTR 事件比例为 80％，剂量密集组（为 84％）优于对照组（$HR\ 0.78$），采用 5％双边检验，应招募 3876 人；预计卡培他滨组非劣效性检验 80％的可能性不低于 90％CI，应招募 4400 人。

【试验流程】

UK TACT2 研究试验流程见图 41-1。

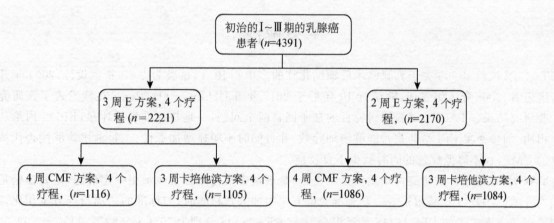

图 41-1　UK TACT2 研究试验流程

- 标准表柔比星：4 个疗程 3 周 E 方案（$100mg/m^2$，第 1 天）。
- 表柔比星剂量密集：4 个疗程 2 周 E 方案［$100mg/m^2$，第 1 天；6mg 非格司亭（pegfilgrastim），第 2 天］。
- 4 个疗程 4 周 CMF 方案（CTX $600mg/m^2$，静脉滴注，第 1、第 8 天；或 $100mg/m^2$，口服，第 1～14 天。MTX $40mg/m^2$，静脉滴注，第 1、第 8 天。氟尿嘧啶 $600mg/m^2$，静脉滴注，第 1、第 8 天）
- 4 个疗程 3 周卡培他滨方案（$1250mg/m^2$，每天 2 次，口服，第 1～14 天）

【结果】

1. TTR：标准表柔比星（复发人数比例 377/2221＝17％）与表柔比星剂量密集组（复发人数比例 347/2170＝16％）TTR 无差异，$P＝0.42$；CMF（复发人数比例 362/2178＝17％）与卡培他滨组（复发人数比例 354/2180＝16％）TTR 无差异，优效性分析 $P＝0.81$，非劣效性分析 $P＝0.000\ 92$。

2. 随访 3 年、5 年时，各组 TTR 事件均无明显差异。

3. 5 年 OS：标准表柔比星组为 90.7％，表柔比星剂量密集组为 89.7％；CMF 组为 90.2％，卡培他滨组为 90.1％；各组之间均无明显差异。

4. 绝经情况：1399 名未绝经患者中，出现化疗期间停经的比例，标准表柔比星组为 76％（停经人数比例 556/728），表柔比星剂量密集组为 83％（停经人数比例 558/672），$P＝0.002$，表柔比星剂量密集组更易出现化疗期间闭经；CMF 组为 86％（592/687），卡培他滨组为 73％（520/712），$P＜0.000\ 1$，CMF 组更易出现化疗期间闭经。计算化疗后永久停经的比例，卡培他滨组（停经人数比例 294/695＝42％）比例显著低于 CMF 组（停经人数比例 499/667＝75％），标准表柔比星组（停经人数比例 345/710＝49％）与表柔比星剂量密集组（停经人数比例 305/651＝47％）无差异。

5. 化疗不良事件：标准表柔比星组更易发生粒细胞下降；表柔比星剂量密集组更易发生贫血、关节痛、背痛、麻木、手足酸软；表柔比星剂量密集组上报了更多的不良反应；CMF 组更易发生贫血、感染、粒细胞下降、血小板减少、乏力、恶心、血栓、黏膜炎等；卡培他滨组更易发生手足综合征、腹泻；CMF 组上报了更多的不良反应，且持续时间长于 24 个月。

【结论】

术后辅助化疗时，增加蒽环类化疗的剂量密度并不能提高 TTR 及 OS 等，反而增加不良事件。完成表柔比星化疗后可以序贯卡培他滨取代 CMF 方案，其疗效无明显差异，并能改善整体生活质量，降低不良反应发生率，减少化疗期间闭经发生。

二、专家解读一

TACT2 试验是一项关于乳腺癌术后辅助化疗的多中心 RCT，试验为 2×2 析因设计，2004 年开始入组患者，2008 年入组完成，随访近 10 年后于 2017 年 6 月 *Lancet Oncology* 在线发表了该研究的主要研究结果。TACT2 试验的研究目的在于回答两个问题：一是与标准表柔比星（EPI）3 周给药模式相比，剂量密集 EPI 给药是否能够增加疗效，并且同时不明显增加毒性；二是卡培他滨能否代替经典的 CMF，在不降低疗效的同时减少不良反应。

TACT2 试验设计的研究背景主要是两点：一是剂量密集化疗方案显示出一定优势，主要证据是 2003 年 CALGB9741 试验报道——在标准 AC 方案中加入紫杉醇时，与标准的 3 周给药方案相比，2 周剂量密集方案患者的 DFS 与 OS 显著提高，4 年 DFS 与 OS 分别为 75% vs. 82%、90% vs. 92%，复发率和死亡率分别下降 26% 与 31%，而 3 周同时给药方案与序贯给药方案的 DFS 及 OS 无显著差异，主要结论是含紫杉醇的 2 周剂量密集方案无病生存[危险比（RR）为 0.74，P=0.0072]和总生存（RR 为 0.69，P=0.0014）均要明显优于传统的 3 周方案。二是如同论文中所述，2010 年前英国乳腺癌辅助化疗以蒽环类序贯 CMF 为主，但毒性较大，2391 例患者中出现治疗相关死亡 20 例（蒽环序贯 CMF6 例，CMF 方案 14 例），故需要继续寻找与 CMF 等效但毒性更低的方案。而在晚期乳腺癌中的研究发现卡培他滨与 CMF 等效但毒性更低，但卡培他滨在辅助治疗中的作用还没有评估。

该研究最重要的亮点在于首次证实卡培他滨在乳腺癌术后辅助化疗中的作用，能够作为一种替换 CMF 策略来改善患者的生存质量，并不降低疗效。其次，显示剂量密集型 EPI 给药虽然不明显增加毒性，但并不能显著增加疗效。

比较著名的同类研究还有 PANTHER 研究（泛欧洲定制化疗方案Ⅲ期研究），该研究由瑞典、德国及奥地利的 86 个乳腺癌研究中心联合开展，自 2007 年至 2011 年入组 2017 例患者，中位年龄为 51 岁，所有患者均是由组织学证实的可切除的浸润性原发乳腺癌、腋窝淋巴结阳性或高危淋巴结阴性患者[年龄≤35 岁、肿瘤>2 cm，组织学分级为 3 级和（或）无远处转移的患者]。患者被随机分为试验组及对照组，即调整剂量密集化疗组（4 个疗程调整剂量的密集表柔比星联合环磷酰胺，每 2 周为 1 个疗程；后续 4 个疗程调整剂量的密集多西他赛，每 2 周为 1 个疗程）或标准化疗对照组（3 个疗程氟尿嘧啶、表柔比星联合环磷酰胺，每 3 周为 1 个疗程；后续 3 个疗程多西他赛，每 3 周为 1 个周期）。中位随访为 5.3 年时，乳腺癌无复发生存率在特定的剂量密集化疗组及标准化疗组分别为 88.7% 和 85.0%（HR 0.79，P=0.06）。两组间 5 年总生存无显著性差异（分别是 92.1% 和 90.2%，P=0.09）。5 年无病生存及无远处转移生存亦无显著性差异（89.4% vs. 86.7%，P=0.17）。而试验组 527 例（52.6%）患者出现 3 级或 4 级非血液学毒性，包括疲劳、肌肉关节疼痛及中性粒细胞减少性感染，对照组只有 366 例（36.6%）。这项研究的阴性结果同样并不推荐包含表柔比星的密集化疗。

相比 ECOG1199 比较 AC 方案序贯单周或 3 周紫杉醇和单周或 3 周多西他赛的疗效，确认紫杉醇单周方案优于紫杉醇 3 周方案，以及 GIM-2 研究显示对于淋巴结阳性的早期乳腺癌，紫杉醇剂量

密集型方案可以改善 DFS 及 OS，均支持 CALGB9741 的结论，即紫杉醇的剂量密集方案好于常规 3
周方案，但多西他赛反而是 3 周疗效更好。而 TACT2 试验与 PANTHER 研究结果均显示剂量密
集 EPI 比较常规 EPI 给药不能明显改善 5 年 OS 及 DFS。所以，目前的乳腺癌辅助化疗临床实践
中，可以使用紫杉醇的剂量密集方案，不推荐表柔比星的剂量密集方案。在低危人群，可以考虑采用
卡培他滨单药替代 CMF 方案以获得更好的生活质量。

毫无疑问，乳腺癌的辅助治疗已明显改善早期乳腺癌患者的生存。但采用标准化疗药物，可能
已经达到或接近获益的极限。乳腺癌辅助治疗中在未来需要更新的治疗手段，包括免疫调节策略及
靶向治疗药物，即增加新的治疗策略。而研究在提高或保持疗效的同时降低治疗的不良反应也是同
等重要。因此，对于研究者而言，需要设计更多有关辅助治疗的"加法和减法"研究来帮助医师实现
对乳腺癌患者治疗的最佳决策。

三、专家解读二

本试验研究蒽环类药物化疗的剂量密度对辅助化疗疗效的影响。各文献报道对此尚有一定争
议。目前，大部分临床试验的密集剂量化疗同时包含蒽环及紫杉类药物，CALGB9741 临床试验，研
究多柔比星（A）、紫杉醇（T）、环磷酰胺（C）标准方案化疗和剂量密集化疗对早期乳腺癌辅助治疗对
无病生存（DFS）和总生存（OS）的影响。该试验入组 2005 名早期淋巴结阳性原发性乳腺癌患者，使
用 2×2 设计，分为 A×4-T×4-C×4 每 3 周 1 个疗程方案、A×4-T×4-C×4 每 2 周 1 个疗程方案
（使用非格司亭增加白细胞计数）、AC×4-T×4 每 3 周 1 个疗程方案、AC×4-T×4 每 2 周 1 个疗程
方案（使用非格司亭增加白细胞计数）4 组。中位随访 36 个月，计算 4 年 DFS 发现，密集化疗组为
82%，标准组为 75%，$P=0.01$；结论得出密集化疗提高 DFS 和 OS，目前紫杉醇密集化疗可提高疗
效已成为国际公认。但蒽环类密集化疗是否也能提高疗效尚无定论。MIGI 临床试验入组早期乳腺
癌腋窝淋巴结阳性和具有高危因素的淋巴结阴性患者，随机分组进行 FEC 方案 3 周及 2 周密集化
疗。中位随访 6.5 年后，两组比较总生存期无明显差异，但在 50 岁以下患者中总生存率提高。

本试验的亮点在于仅使用表柔比星剂量密集方案化疗，除外紫杉醇密集化疗的影响，便可探究
单用蒽环类密集剂量化疗对于辅助化疗的影响。

综上所述，目前针对接受蒽环类辅助化疗的患者，建议谨慎使用剂量密集化疗；高剂量密度的化
疗并不适用于所有化疗方案，应参考更多临床试验，谨慎选择是否进行 3 周、2 周或单周方案。对于
含紫杉类的化疗方案，参考其他临床试验，可选择剂量密集型。此外，对于监测时间长的临床试验，
应重视化疗后长期的不良事件以及患者主诉汇报。

然而，本试验与之前的蒽环加紫杉类临床试验相比，入组标准包括淋巴结阴性患者，但未能对淋
巴结进行分层分析；而且，仅纳入一部分患者分析不良事件，样本量偏差可能造成影响。因此，仍需
结合其他临床试验的结果共同分析。

（专家解读一：上海市第一人民医院　王红霞；专家解读二：上海交通大学医学院附属仁济医院
卢静璐　陆劲松）

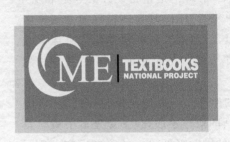

AGO 研究:高危乳腺癌强化剂量密集型化疗对比常规化疗方案的随机对照Ⅲ期临床试验10年随访结果

第42章

一、概 述

【文献来源】

Moebus V, Jackish C, Lueck HJ, et al. Ten-year results of intense dose-dense chemotherapy show superior survival compared to a conventional schedule in high-risk primary breast cancer: final results of AGO phase Ⅲ iddEPC trial. Ann Oncol, 2018, 29(1): 178-185.

【研究背景】

淋巴结转移是乳腺癌预后不良的主要因素。对于≥4枚淋巴结转移的高危患者,通过改变化疗药物、给药剂量强度或能提高这类患者预后。AGO这一Ⅲ期临床试验对比了强化剂量密集型化疗和常规化疗方案在高危乳腺癌患者中的疗效,其前期报道的5年随访结果显示强化剂量密集组(idd-EPC组)的无事件生存时间明显优于常规化疗组(EC-P组),事件发生风险下降28%(*HR* 0.75, 95%*CI* 59%~87%, *P*<0.001),同时idd-EPC组的5年总生存期亦明显优于 EC-P组(82% vs. 77%, *HR* 0.76; 95%*CI* 59%~97%; *P*=0.029)。本研究报道该试验的10年随访结果。

【入组条件】

1. ≥18, ≤65岁者。

2. 组织学确诊为原发性乳腺癌者。

3. Ⅱ~Ⅲ_a 期, ≥4个淋巴结。

4. 无远处转移。

5. R0切除(腋窝清扫至少10个以上的淋巴结)。

6. ECOG评分0~1分。

7. 合格的心、肝、肾功能储备。

8. 严重心脏疾病、既往接受恶性肿瘤的系统治疗、同时性双侧乳腺癌或其他恶性肿瘤(除外皮肤基底细胞癌)的患者除外。

【试验设计】

1. 该研究是一个多中心、前瞻性、随机、Ⅲ期临床试验。
2. 分层因素包括:中心、阳性淋巴结数(4～9 vs. ≥10)、月经状态。
3. 首要研究终点是无事件生存时间(event-free survival,EFS)。事件的定义为:局部复发或远处转移、发生对侧浸润性乳腺癌、第二原发肿瘤、任何原因引起的死亡。
4. 次要研究终点是总生存期(OS)、不良反应和生活质量。

【试验流程】

AGO 研究试验流程见图 42-1。

表柔比星(E)　　　紫杉醇(P)　　　　环磷酰胺(C)
150 mg/m²　　　　225 mg/m²　　　　2500 mg/m²
每 2 周为 1 次,共 3 次

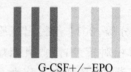

　　　　　　　　　　　　　　　・　E 每 2 周 1 次 → P 每 2 周 1 次 → C 每 2 周 1 次

G-CSF+/−EPO

EC90/600 mg/m²　　　紫杉醇 175 mg/m²
每 3 周 1 次,共 4 次　　每 3 周 1 次,共 4 次

　　　　　　　　　　　　　　　・　EC 每 3 周 1 次 → P 每 3 周 1 次

图 42-1　AGO 研究试验流程

【结果】

1. 从 1998 年 11 月到 2003 年 4 月,共有来自德国 165 个中心的 1284 例合格的患者被随机分配到强化剂量密集组(iddEPC,$n=658$)和常规化疗组(EC-P,$n=626$)。两组中分别有 641 例和 611 例患者进入主要研究终点分析。

2. 10 年随访结果显示,经过 122 个月的中位随访后,iddEPC 组、EC-P 组的 10 年 EFS 分别为 56%(95%CI 52%～60%)和 47%(95%CI 43%～52%),两组差异有统计学意义(HR 0.74,95% CI 63%～87%,单侧 $P=0.000\,14$)。两组的 10 年 OS 数据分别为 69% 和 59%(HR 0.72;95%CI 60%～87%,双侧 $P=0.000\,7$)。

3. 在亚组分析中,不管激素受体状态、HER2 状态、月经状态,iddEPC 组均优于 EC-P 组;在淋巴结状态上,>10 枚淋巴结阳性亚组中,iddEPC 的优势更明显。在总生存上,>10 枚淋巴结阳性亚组,iddEPC 和 EC-P 两组的 10 年 OS 分别为 62% 和 48%(HR 0.66,$P=0.001\,6$)。4～9 枚淋巴结阳性亚组中,iddEPC 与 EC-P 两组的 10 年 OS 分别为 74% 和 66%(HR 0.77,$P=0.061$)。

4. 在安全性方面,不管血液学或非血液学毒性,iddEPC 组均较 EC-P 组有更高的发生率,但是 3～4 级毒性发生率较低,总体可以接受。另外,共有 46 例患者出现继发恶性肿瘤(iddEPC 27 例,EC-P 19 例),有 11 名患者出现急性粒细胞白血病(AML)或骨髓增生异常综合征(iddEPC 9 例,EC-P 2 例,$P=0.065$)。

【结论】

在高危乳腺癌辅助化疗中,剂量密集、强化剂量密集或个体化剂量密集方案较同时期的标准方案均体现出优势,这种优势得到长期随访数据的支持。随着对乳腺癌分型治疗的认识和深入,未来我们需要更精准预测肿瘤治疗疗效的敏感指标,以制订更有效的辅助治疗方案,进一步提高高危乳腺癌患者的生存率。

二、专家解读一

自 20 世纪 70 年代以来,循证医学越来越深刻地影响着乳腺癌诊治的临床实践。大量临床研究证实乳腺癌术后辅助化疗可以改善患者的 DFS 和 OS,从而使乳腺癌辅助化疗成为早期乳腺癌标准治疗的一个重要组成部分。自 CMF 方案首次应用于乳腺癌辅助治疗到 20 世纪 80 年代蒽环类药物的问世,再到 90 年代紫杉类药物的出现,乳腺癌化疗有了很大突破。为追求更好的疗效,化疗方案的优化和药物剂量的探索成为研究的热点。

2007 年,《St. Gallen 国际乳腺癌治疗专家共识》提出乳腺癌危险度分级,2011 年提出乳腺癌生物学亚型,开辟了乳腺癌治疗的新思路。淋巴结阳性的早期乳腺癌预后相对较差,高危乳腺癌患者采取何种治疗策略,如何优化使用化疗药物及剂量以期获得最佳的临床获益,是肿瘤工作者亟待解决的问题。

2017 年 11 月,Moebus V 等在 *Annuals of Oncology* 公布了 AGO idd-EPC Ⅲ期临床试验 10 年随访数据,结果显示在广泛腋窝淋巴结转移的高危乳腺癌患者中,接受强化剂量密集辅助化疗的 10 年生存数据优于标准方案。该研究是一项对比强化剂量密集方案(EPI 每 3 周 1 次×3 周期序贯 PTX 每 3 周 1 次×3 周期序贯 CTX 每 2 周 1 次×3 周期,idd-ETC)与传统 EC→P 方案(EC 每 2 周 1 次×4 周期序贯 PTX 每 2 周 1 次×4 周期)在≥4 枚腋窝淋巴结转移的高危乳腺癌患者术后辅助化疗中的疗效及安全性的Ⅲ期临床试验。该试验入组时间为 1998 年 12 月至 2003 年 4 月,共入组 1284 名患者,这些患者均为≥4 个腋窝淋巴结转移。其中 658 名进入 idd-EPC 组治疗,626 名患者进入 EC→P 组治疗,idd-EPC 组每个周期的第 3～10 天应用非格司亭支持。首要研究终点为 EFS(无事件生存),事件定义为局部复发或远处转移、发生对侧乳腺癌、第二原发肿瘤、全因死亡。次要研究终点包括 OS、生活质量、不良反应等,中位随访时间为 122 个月。

该临床试验的 5 年随访结果于 2010 年在 *JCO* 上发表。在中位随访 62 个月后,总体人群共发生 408 例事件和 253 例死亡。idd-EPC 组的 5 年 EFS 明显优于 EC→T 组(5 年 EFS,70% vs. 62%),事件发生风险下降 28%(HR 0.72,95% CI 59%～87%,P＜0.001)。idd-EPC 组和 EC→T 组的 5 年 OS 分别为 82% vs. 77%(HR 0.76,95% CI 59%～97%,P＝0.028 5),idd-EPC 组死亡风险下降 24%。安全性方面,无论是血液学毒性或非血液学毒性,idd-EPC 组均有一定程度上升,但总体上 3～4 级的毒性反应均较低,临床可耐受。粒细胞减少性发热发生率为 7% vs. 2%(P＜0.001),两组均没有治疗相关死亡事件发生。

令人欣喜的是,10 年随访数据更加验证了上述结果,且 OS 获益更加显著。idd-EPC 组与 EC→T 组的 10 年 EFS 分别为 56%(95% CI 52%～60%)和 47%(95% CI 43%～52%),事件发生风险下降 26%(HR 0.74,95% CI 63%～87%,单侧 P＝0.000 14)。两组的 10 年 OS 数据进一步拉开,分别为 69% 和 59%(HR 0.72;95% CI 60%～87%,双侧 P＝0.000 7),idd-EPC 组死亡风险下降 28%。安全性方面,通过 10 年随访,没有发现 3、4 级心功能不全。idd-EPC 组与 EC→T 组的 1 级神经毒性分别为 0.7% 和 0.2%,没有持续存在的 2～3 级神经毒性。总共有 46 个患者出现第二原发肿瘤(idd-EPC 组 27 人,EC→T 组 19 人),11 位患者出现急性粒细胞白血病或骨髓增生异常综合征

(idd-EPC 组 9 vs. EC→T 组 2,$P=0.065$)。

根据肿瘤细胞生长动力学的研究,Norton 教授等提出 Norton-Simon 剂量密集假说。他通过对人类乳腺癌细胞 Gompertzian 模型的研究发现,肿瘤生长的初始阶段癌细胞增殖较快,但肿瘤增长到一定体积时癌细胞增殖就会减慢;药物杀伤癌细胞的速度与癌细胞增殖速度成正比;肿瘤体积缩小的速度与癌细胞再增殖的速度成正比。化疗后肿瘤组织体积的衰减与肿瘤细胞的生长速度成正比,如果细胞未被完全消灭,则肿瘤组织生长至原来大小的速度也越快。通过缩短给药间隔,能够有效控制癌细胞的再生长,杀伤更多癌细胞。根据这一理论基础,很多研究尝试采用提高每周期药物剂量、缩短治疗周期间隔时间、序贯用药等方法来提高疗效。

基于上述理论设计的 CALGB 9741 临床试验的结果表明,含蒽环、紫杉类的每 2 周 1 次剂量密集化疗较每 3 周 1 次的标准化疗能够显著改善患者的 DFS(HR 0.78,95％CI 65％～94％,$P=0.004$)和 OS(HR 0.66,95％ CI 51％～85％,$P=0.001$),而每 3 周同时给药与序贯给药方案相比较,患者的 DFS 和 OS 无显著差异,显示了在非格司亭支持下每 14 天 1 个周期的剂量密集方案能显著提高疗效,且未增加不良反应。该试验具有里程碑式的临床意义,依据以上循证医学证据,自 2005 年至今,NCCN 乳腺癌临床实践指南和中国乳腺癌治疗指南一直将含蒽环、紫杉类药物的剂量密集化疗方案作为乳腺癌新辅助化疗或辅助化疗方案的优选推荐之一。

意大利的 GIM-2 研究采用 2×2 析因分析设计,该研究比较了每 3 周 1 次 FEC-每 3 周 1 次 P、每 3 周 1 次 EC-每 3 周 1 次 P、每 2 周 1 次 FEC-每 2 周 1 次 P、每 2 周 1 次 EC-每 2 周 1 次 P 这 4 种方案的疗效,共入组 2091 例早期淋巴结阳性的乳腺癌患者。中位随访 7 年的结果显示,每 2 周方案与每 3 周方案的 5 年 DFS 分别为(81％ vs. 76％,HR 0.77, 95％CI 65％～92％,$P=0.004$);FEC-P 方案与 EC-P 方案的 DFS 分别为(78％ vs. 79％,HR 1.06,95％CI 89％～125％,$P=0.561$);每 2 周方案与每 3 周方案的 5 年 OS 分别为(94％ vs. 89％,HR 0.65,95％CI 51％～84％,$P=0.001$)。研究提示淋巴结阳性的早期乳腺癌,对于剂量密集方案可以明显改善无病生存和总生存,且在 EC-P 方案中增加氟尿嘧啶并不能提高 DFS 和 OS。

ECOG1199 是一项具有重要临床意义的临床研究,它也采用类似的分析设计,基于剂量密集化疗假说,比较 AC 方案序贯两个给药间歇时间(周疗对 3 周疗法)的紫杉醇对多西他赛方案治疗早期乳腺癌的疗效和安全性。该研究共纳入 4950 例腋窝淋巴结阳性或高危的淋巴结阴性早期乳腺癌患者。该试验设计相当于在单周紫杉醇组,将其 3 周总剂量提高至 $240mg/m^2$,先前已经报道单周紫杉醇($80mg/m^2$)较 3 周紫杉醇($175mg/m^2$)在 DFS(OR 1.27,95％ CI 103％～157％,$P=0.006$)和 OS(OR 1.32,95％ CI 102％～172％,$P=0.01$)上的优势,但 10 年随访结果这两组的 OS 已无统计学差异(HR 0.87,95％ CI 75％～102％,$P=0.09$)。亚组分析发现,在 TNBC 患者中,紫杉醇单周化疗组 10 年 OS 显著增高(HR 0.69,95％ CI 52％～90％,$P=0.019$)。综合该项临床研究 10 年随访结果,提示单周紫杉醇和 3 周多西他赛的治疗优势,其中单周紫杉醇在三阴性乳腺癌患者中更具有优势。这一结果并不适用多西他赛,3 周多西他赛较单周多西他赛并无明显生存获益,提示剂量密集化疗药物选择及剂量优化方面仍值得我们探索。

但是,基于上述假说设计的临床试验也有不一样的研究结果。NSABP B-38 和 UK TACT2 并没有证实剂量密集型化疗的优势。而旨在比较 FEC 2 周方案和 3 周方案疗效及安全性的 GONO-MIG 临床试验也因获益甚微被提前关闭。回顾分析这些临床试验入组人群,我们发现这些试验入组患者大多为低危或中危风险,中位淋巴结阳性数仅为 1～2 个,在 UK TACT2 中 N_0 和 N_1 的患者占 87.3％。而 CALGB 9741、GIM-2、AGO-EPC 中,入组患者的阳性腋窝淋巴结中位数分别为 3 个、5 个、8 个,在 AGO-EPC 中无 N_0、N_1 的患者。这也可以证实对于广泛腋窝淋巴结转移的高危患者,剂量密集化疗更具优势。

除了临床试验,越来越多的 Meta 分析也在系统评估剂量密度化疗的疗效。2017 年 12 月的圣安东尼奥乳腺癌大会上,公布了EBCTCG关于剂量密集方案Meta分析的最新数据。其中涉及含蒽环紫、杉类化疗的相同剂量密集(2周)对比标准(3周)方案的7项临床试验的10 004例患者。结果显示剂量密集(2周)方案能够降低患者的任意复发率(24% vs. 28.3%,RR 0.83,95%CI 76%~91%,P=0.000 04),10年获益率为4.3%,并降低患者乳腺癌死亡率(16.8% vs. 19.6%,RR 0.86,95%CI 77%~95%,P=0.004),10年获益率为2.8%。再一次证实蒽环、紫杉类剂量密集方案疗效确切。

AGO idd-EPC是第一个长达10年临床随访的强化剂量密集化疗疗效及安全性的Ⅲ期临床试验,方案中E、P、C的剂量分别为150mg/m²、225mg/m²、2500mg/m²,在非格司亭的支持下,idd-EPC组按计划完成治疗的患者占84%,耐受力良好。Idd-EPC在5年随访及10年随访期均取得EFS、OS的获益,降低26%的复发风险和28%的死亡风险,这一数据令人鼓舞。单因素及多因素分析均提示肿瘤分期、阳性淋巴结数目、肿瘤分级、激素受体状态是EFS的独立预后因素。具有不良病理学特征,如≥10个腋窝淋巴结受累的患者更能从强化剂量密集化疗中获益,且不受HER2状态和激素受体状态的影响。其临床意义主要表现在:5年随访,OS的绝对获益为5%,10年随访OS的绝对获益为10%;idd-EPC组中≥10个腋窝淋巴结受累的患者占42%,该组10年总生存率可达69%;更重要的是,该试验中生存的获益并无AI药物、双膦酸盐和曲妥珠单抗的加入,是独立于绝经状态、激素水平、HER2状态的。其他试验并未能达到这样理想的结果,分析可能与药物剂量、药物序贯次序或入组人群特征有关,剂量强化和广泛淋巴结受累可能是该试验取得成功的关键。

然而,该试验仍然具有一定的局限性,依据ECOG1199试验结果,常规化疗组紫杉醇(175mg/m²)每3周给药1次,已经不被目前的指南及共识所推荐,因此,该试验设计可能高估了idd-EPC的疗效。此外,目前分子分型背景指导下的乳腺癌精准治疗是患者制定治疗策略的出发点,该临床试验并未考虑患者的分子生物学特征,在临床应用中应系统性评估、综合考虑。再者,随着新辅助治疗的应用,在临床实践中,手术可能并不是很多临床Ⅱ期或Ⅲ期患者治疗的初始选择,该临床试验中idd-EPC组的疗效可能被放大。

总的来说,广泛淋巴结受累的高危乳腺癌患者预后较差,辅助化疗是其重要的治疗手段之一。AGO idd-EPC临床试验10年随访生存数据体现了强化剂量密集化疗较常规化疗有生存优势,且与患者的激素水平和HER2状态无关,不良反应可耐受,各组均未见治疗相关死亡。该方案对于高危乳腺癌患者来说是一个重要的选择。未来,肿瘤工作者应在精准医学、循证医学的指导下,优化化疗方案、次序、剂量,积极寻找疗效预测及预后因素,进一步提高乳腺癌患者的诊断、治疗水平。

三、专家解读二

剂量密集化疗的理论来自于Norton-Simon假说,该假说认为通过缩短化疗间期,增加给药频率,可以增强肿瘤细胞再增殖的打击作用,从而更大强度地杀伤肿瘤细胞。根据这一理论,目前已有多项临床研究证实剂量密集化疗方案对比常规化疗方案显著提高无病生存期和总生存期,目前剂量密集型化疗方案已经成为高危乳腺癌的标准治疗方案之一。AGO这项试验的10年随访结果一方面再次支持Norton-Simon假说,另一方面也肯定了剂量密集方案在高危乳腺癌辅助治疗中的地位。

前期报道的5年随访结果显示iddEPC组的EFS明显优于EC-P组(70% vs. 62%,HR 0.75,95%CI 59%~87%,P<0.001),两组的5年OS分别为82% vs. 77%(HR 0.76,95%CI 59%~97%,P=0.029)。这次报道的10年随访结果显示iddEPC组的EFS获益持续存在,明显优于EC-P组(56% vs. 47%,HR 0.74,95%CI 63%~87%,P=0.000 14)。两组的10年OS数据进一步拉开,分别为69%和59%(HR 0.72,95%CI 60%~87%,P=0.000 7)。随着随访时间的延长,生存获益持续存在,说明强化剂量密集方案具有很好的延续效应。

最早的剂量密集研究——CALGB 9741 试验，对比标准 AC 序贯紫杉醇化疗中，每 2 周给药方案的 DFS 和 OS 显著优于每 3 周给药方案，从而奠定了剂量密集化疗方案的临床应用基础。随后有越来越多的数据支持剂量密集方案的疗效。两项 Meta 分析结果同样也显示剂量密集型化疗优于标准化疗。值得注意的是，并非所有药物的剂量密集方案均能得到阳性结果。E1199 试验对比 AC 序贯紫杉醇周疗（P1 组）或 3 周疗法（P3 组），对比 AC 序贯多西他赛周疗（D1 组）或 3 周疗法（D3 组）。12.1 年的中位随访结果显示，以当时标准的紫杉醇 3 周疗法为对照，DFS 改善和 OS 的临界改善仅见于 P1 组和 D3 组；亚组分析结果显示，每周紫杉醇疗法仅在三阴性乳腺癌亚组中显示出优势，而对于 ER＋/HER2－亚型优势并不存在。由此可见，并非所有药物都适合采用剂量密集方案，同时并非所有亚型的肿瘤都适合剂量密集方案。

AGO 试验结果显示强化剂量密集方案经受了时间的考验，再次证实其对高危乳腺癌的重要地位，随着对肿瘤分子分型的认识和药物基因组学的研究深入，将有更多的标记物能用于预测疗效和不良反应，最大限度地提高肿瘤的治疗效果。

（专家解读一：安徽省立医院　潘跃银；专家解读二：上海交通大学医学院附属仁济医院　林燕苹　王耀辉　陆劲松　殷文瑾）

参 考 文 献

[1] Moebus V, Jackisch C, Lueck HJ, et al. Ten-year results of intense dose-dense chemotherapy show superior survival compared with a conventional schedule in high-risk primary breast cancer: final results of AGO phase Ⅲ iddEPC trial. Annuals of oncology, 2018, 29(1): 178-185. doi: 10. 1093/annonc/mdx690.

[2] 中国抗癌协会乳腺癌专业委员会. 中国抗癌协会乳腺癌诊治指南与规范（2017 年版）. 中国癌症杂志, 2017, 27(9): 695-760.

[3] Gray et al. Increasing the dose intensity of chemotherapy may lower the risk of breast cancer recurrence and death. SABCS, 2017, (Abstract GS1-01).

[4] Foukakis T, et al. Effect of tailored dose-dense chemotherapy vs standard 3-weekly adjuvant chemotherapy on recurrence-free survival among women with high-risk early breast cancer: A Randomized Clinical Trial. Jama, 2016, 316(18): 1888-1896.

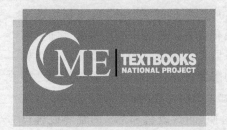

NSABP B-30 试验亚研究：乳腺癌辅助化疗后远期周围神经损害

第43章

一、概 述

【文献来源】

Bandos H, Melnikow J, Rivera DR, et al. Long-term peripheral neuropathy in breast cancer patients treated with adjuvant chemotherapy: NRG Oncology/NSABP B-30. J Natl Cancer Inst, 2018,110(2).

【研究背景】

蒽环类及紫杉类药物是早期乳腺癌术后化疗最重要、疗效最确切的药物选择，针对这两种药物的方案设计是乳腺癌临床研究曾经最重要的课题之一。同样，在这两者之上尝试增加的第3种药物也非常多，环磷酰胺就是其中之一。明确环磷酰胺在蒽环-紫杉方案中的作用是 NSABP B-30 试验的主要研究目的。试验的结果和结论也早已广为乳腺癌临床工作者所知：AC-T 方案优于 ACT 方案及 AT 方案。另一方面，远期周围神经毒性是紫杉类药物的主要不良反应之一，借助 B-30 试验的数据，该项亚研究对上述 3 种方案的这一不良反应做了明确的量化。

【入组条件】

1. 入组标准

(1)18 岁以上女性。

(2)$cT_{1\sim3}$、$N_{0\sim1}$、M_0 患者。

(3)腋窝淋巴结清扫术后至少 1 枚淋巴结阳性。

(4)HR＋患者需在化疗后 3～12 周开始三苯氧胺治疗，绝经后患者根据医师意见调整内分泌治疗方案。

2. 排除标准

(1)双侧乳腺癌患者。

(2)心功能不全，难以耐受紫杉类或蒽环类药物者。

【试验设计】

1. 原始试验设计

(1)多中心、随机、开放、Ⅲ期临床试验。

(2)首要研究终点:总生存(OS)、无病生存(DFS)。

(3)次要研究终点:毒性、生活质量、绝经前女性化疗后的月经状态。

2. 该亚研究试验设计

(1)依托原试验的回顾性分析。

(2)主要研究对象:远期周围神经毒性、远期生活质量(long-term quality of life,QOL)。

【试验流程】

NSABP B-30 原试验流程见图 43-1。

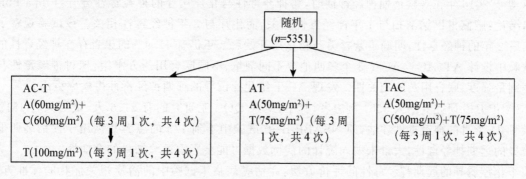

图 43-1　NSABP B-30 试验流程

【结果】

1. NSABP B-30 原试验结果　见表 43-1。

表 43-1　NSABP B-30 原试验结果

DFS	
4×AC-4×T vs. 4×AT	$HR=0.83,P=0.006$
4×AC-4×T vs. 4×TAC	$HR=0.80,P=0.001$
4×AT vs. 4×TAC	$HR=0.96,P=0.58$
OS	
4×AC-4×T vs. 4×AT	$HR=0.86,P=0.086$
4×AC-4×T vs. 4×TAC	$HR=0.83,P=0.034$
4×AT vs. 4×TAC	$HR=0.96,P=0.67$

2. 该亚研究结果

(1)化疗开始 2 年后 41.9% 的患者出现周围神经损害。

(2)AC-T 的严重远期周围神经损害更多。AT vs. AC-T,$OR=0.45(0.35\sim0.58)$;TAC vs. AC-T,$OR=0.59(0.46\sim0.75)$。

(3)影响远期周围神经损害的因素包括既往已存在周围神经损害、高龄、肥胖、全乳切除及较多的阳性淋巴结。

(4)24 个月时出现较严重的周围神经症状与较差的生活质量相关。

【结论】

1. 多西他赛的剂量及使用顺序与远期周围神经损害相关。

2. 化疗前已存在周围神经损害者应尽量避免远期周围神经损害可能大的方案(比如 AC-T 方案)。

二、专家解读一

纵观目前评估紫杉类化疗药物诱导的远期神经毒性的临床试验,发现紫杉类药物与化疗诱导的神经毒性的发病密切相关,试验观察随访时间为 1～3 年。其中 Eckhoff L 等于 2014 年及 Filipa Fontes 等于 2016 年在观察远期神经毒性时,将神经毒性与化疗诱导的神经毒性分开,Filipa Fontes 等得出结论:腋窝淋巴结清扫与 1 年神经毒性相关,而化疗与 3 年神经毒性相关。该试验观察了化疗开始后 2 年的神经毒性,明确了紫杉类药物化疗开始后 2 年仍有 41.9% 的患者存在神经毒性的主诉。试验中设计 AT、ACT、AC-T 3 个多西他赛不同剂量、不同联合用药方案组,探讨神经毒性与多西他赛剂量强度、联合用药的相关性。发现 AC-T 组化疗诱导的远期神经毒性患病率更高。

NSABP B30 研究共纳入 5351 例患者,其中,纳入 QOL 亚研究的有 2156 人,最终只有 1512 例患者做了 24 个月的神经毒性评估,即 NSABP B-30 试验中不到 1/3 的患者数据用于评估多西他赛化疗诱导的远期神经毒性,大量未纳入统计的病例数据可能会影响试验结果的全面性。

关于化疗诱导的远期神经毒性的评价方法:评估癌症临床试验中的治疗相关症状的标准方法,是使用美国国立癌症研究所的 CTCAE,应用该方法评估会造成医师低估患者的症状及严重程度;2014 年 Basch E 等开发 CTCAE 的 PRO 版(PRO-CTCAE)作为 CTCAE 的补充,弥补了这一缺陷。本研究采用乳腺癌预防试验[breast cancer prevention trial (BCPT) (P-1)]中的症状清单量表对神经毒性症状进行评估,该症状清单量表是用以评估预防乳腺癌的抗雌激素治疗的不良反应;同时大多数神经系统并发症只有临床诊断,这限制了这些疾病诊断的准确性。Dawn L 等采用癌症治疗 GOG 神经毒性的功能评估方法(FACT/GOG Ntx)和非侵袭性定量神经感觉测验(QST)评估紫杉醇化疗诱导的远期神经毒性,发现其发病率和严重程度与 QST 分数相关;应用 QST 测量的神经毒性需要花费大量劳动力、时间和资源,且需要患者的配合,但相对较客观。对于神经损伤这一主观意识因素影响明显的毒性反应,我们需要更多的客观测验方法和测验数据,准确地描述神经毒性的有无和轻重程度,保障研究的客观、公正。

小结:该试验明确了多西他赛化疗结束后 2 年的神经毒性的存在,并且 AC-T 方案会导致远期神经毒性的患病率更高,对于那些治疗前就存在神经病变危险因素的患者,首先考虑选择 AT 或 ACT 这些多西他赛剂量低的化疗方案。研究中神经毒性的评估观察了 2 年时间,下一步我们需要观察 3 年及更远期神经毒性。最后,目前能够保护神经或减少神经毒性的药物有待开发,以保证早期乳腺癌术后辅助化疗的有效进行,提高患者生活质量,延长患者生存期。

三、专家解读二

周围神经损害是紫杉类药物的主要不良反应之一,在部分患者中,这一症状即使在化疗结束后也不会消失,并可能存续相当长的时间。NSABP B-30 试验是乳腺癌辅助化疗中具有一定临床意义的试验,提供了 4×AC-4×T 方案优于 4×TAC 方案及 4×TA 方案的证据。借由 B-30 试验不同亚组之间紫杉类药物的剂量及给药方式的差异，该亚组研究比较完整地回顾性分析了紫杉类药物的远期周围神经毒性。结果如上所述，4×AC-4×T 方案的严重远期周围神经损害较 4×TAC 及 4×AT 方案更多。

得益于 B-30 严谨的试验设计，在基线水平时各种数据都收集得较为翔实，故该亚研究虽然是回顾性分析，却得以对紫杉类药物的远期周围神经毒性的影响因素进行分析。结果显示既往已存在周围神经损害、高龄、肥胖、接受全乳切除手术及较多的阳性淋巴结的患者在接受紫杉类药物治疗时更易出现远期周围神经毒性。对特定人群（如化疗前已有周围神经损害的患者）的化疗方案选择仍具有一定的指导意义。

我们看待药物的不良反应不可只看其消极面，有时不良反应可以作为提示预后的因素。比如拉帕替尼引起的皮疹：ALLTO 试验的结果——早期出现皮疹的患者总生存更长（$HR = 0.63, P <$ 0.001）。对比阿那曲唑及他莫昔芬的 ATAC 研究的一项亚研究也有类似发现，内分泌治疗后 3 个月内出现的血管扩张症状（如潮热、夜间出汗等）及关节症状可以作为判断预后的因素。出现上述症状的患者相比没有出现症状的患者，复发风险较小（$HR = 0.84, P = 0.04$）。反观 B-30 试验，4×AC-4×T 方案的 DFS 和 OS 都显著优于 4×AT 方案及 4×TAC 方案，同时远期周围神经症状也比较明显。提示紫杉类药物引起的远期周围神经症状可能也可以作为提示预后的因素。但重新审视试验设计可以看出，4×AC-4×T 组的用药剂量是高于另外两组的，因此，4×AC-4×T 组有更优的疗效及更强烈的不良反应，而剂量差异在这其中扮演的角色也不能忽视。更好疗效和更强的不良反应是存在内在相关性，还是两者都由更高的紫杉药物累积剂量所致，还有待于前瞻性试验的解答。

另外，BCIRG 005 的结果提示 6 个周期的 TAC 方案与 4×AC-4×T 方案疗效相似，神经毒性仍低于 4×AC-4×T 方案（27.5% vs. 42.8%），但远期神经毒性尚未见数据，有待于 BCIRG 005 的后续亚研究报道。

[专家解读一：海军军医大学第三附属医院（东方肝胆外科医院）　郭玲玲　仇金荣；专家解读二：上海交通大学医学院附属仁济医院　杨　凡　殷文瑾　陆劲松]

参 考 文 献

[1] Sonnenblick A, de Azambuja E, Agbor-Tarh D, et al. Lapatinib-related rash and breast cancer outcome in the ALLTO phase Ⅲ randomized trial. J Natl Cancer Inst, 2016, 108(8).

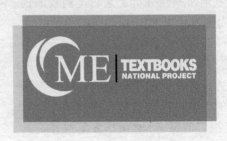

TBCRC 005 前瞻性生物标志物研究：血清 DNA 甲基化监测是转移性乳腺癌疗效和预后的早期独立标志物

第 44 章

一、概 述

【文献来源】

Monitoring of serum DNA methylation as an early independent marker of response and survival in metastatic breast cancer：TBCRC 005 prospective biomarker study. J Clin Oncol，2017，35(7)：751-758.

【研究背景】

监测血液中表观遗传改变可能有助于指导乳腺癌治疗。多中心前瞻性研究 TBCRC 005 应用一种新型多重定量检测技术（cell-free DNA methylation assay，cMeth assay 技术），验证一组新的血清无细胞游离 DNA（cell-free DNA，cfDNA）甲基化标志物预测转移性乳腺癌（metastatic breast cancer，MBC）预后的能力。

【入组条件】

1. 入组标准

(1)女性，≥18 岁。

(2)组织学确诊为转移性乳腺癌且有可测量病灶。

(3)ECOG 评分 0~2 分。

(4)开始一个新的系统治疗。

2. 排除标准 5 年内有第二原发癌[除外皮肤基底细胞癌或鳞状细胞癌和(或)原位宫颈癌]。

【试验设计】

1. 一项多中心、前瞻性专门设计的生物标志物研究。

2. 前瞻性评估血液中 DNA 甲基化对乳腺癌患者的疾病进展与生存的预测作用。

3. 根据 10 个检测基因中的 6 个计算累积甲基化指数（cumulative methylation index，CMI）。选

择甲基化适当截点使 Log-rank 统计量最大化，交叉验证法获得无偏点估计量。

【试验流程】

TBCRC 005 前瞻性生物标志物研究试验流程见图 44-1。

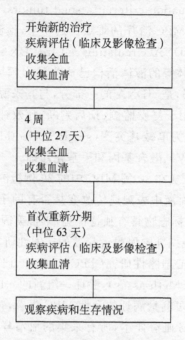

图 44-1　TBCRC 005 前瞻性生物标志物研究试验流程

【结果】

1. 该研究纳入 182 例女性 MBC 患者，最终纳入分析的为 141 例患者。每例患者在治疗基线、治疗第 4 周及首次重新分期时均采集双份血清样本，所有采集的血清样本均检测 10 个基因的甲基化含量。中位随访时间 19.5 个月。

2. 高 CMI 患者中位 PFS 和 OS（PFS 为 2.1 个月，OS 为 12.3 个月）比低 CMI 患者（PFS 为 5.8 个月，OS 为 21.7 个月）显著缩短。

3. 多因素分析显示，MBC 患者治疗第 4 周的 CMI（高 vs. 低）与更差的 PFS（RR 1.79，95% CI 123%～260%，$P=0.002$）和 OS（RR 1.75，95% CI 121%～254%，$P=0.003$）独立相关。

4. 从治疗基线到第 4 周 CMI 的增高与更差的 PFS（$P<0.001$）和首次重新分期时疾病进展（$P<0.001$）显著相关。将循环肿瘤细胞变量纳入多变量模型时，治疗第 4 周的 CMI 仍是 PFS 的强预测因子（$P=0.004$）。

【结论】

血清基因甲基化是预测 MBC 患者预后的独立预测因子，有可能作为临床上进行 MBC 危险分层和疾病监测的有用指标。

二、专家解读

晚期转移性乳腺癌（metastatic breast cancer，MBC）是不可治愈性疾病，以解剖学肿瘤大小的变化为依据的疗效评估（response evaluation criteria in solid tumors，RECIST）存在一定的滞后性，如何早期判断化疗疗效及患者预后是 MBC 治疗的难点。近年来，检测血液中的循环肿瘤细胞（circulating tumor cells，CTC）、循环游离 DNA（circulating cell-free DNA，cfDNA）、循环肿瘤 DNA（circulating tumor DNA，ctDNA）或外泌体等的液体活检已成为肿瘤领域新的诊疗热点，其中 ctDNA 主要来源于肿瘤细胞凋亡、坏死或分泌，是 cfDNA 的一部分，与其来源的肿瘤具有相似的基因缺陷，可以实时动态反映肿瘤变化，被广泛用于复发监测、预后判断、疗效评估、早期诊断和克隆演化推断等方面。对于 ctDNA 的分析，可以分为单碱基突变（single nucleotide polymorphisms，SNP）、拷贝数变异（copy number aberrations，CNV）、融合基因和甲基化修饰。

早在 2013 年英国学者即撰文证实在 30 例 MBC 中的 29 例检测到 ctDNA，且 19 例中 10 例 ctDNA 可以预测治疗反应。至于监测血液中表观遗传改变是否有助于指导乳腺癌治疗尚未见报道，且甲基化 DNA 更为稳定，其作为肿瘤标志物具有独特优势，来自美国约翰霍普金斯大学的学者进行了应用血清 cfDNA 甲基化含量预测晚期乳腺癌患者疗效的探索性研究，其研究成果发表于 2017 年美国临床肿瘤学杂志。这是一项多中心前瞻性研究（TBCRC 005），研究者应用新型多重定量检测技术（cell-free DNA methylation assay，cMeth assay），验证一组新的 cfDNA 甲基化标志物预测 MBC 预后的能力。研究共纳入 141 例具有可测量病灶的女性 MBC 患者，每例患者在治疗基线、治疗第 3～4 周及首次重新分期时平行采集双份血清样本，所有采集的血清样本均检测 10 个基因的甲基化含量。根据 10 个检测基因中的 6 个（*AKR1B1*、*HOXB4*、*RASGRF2*、*RASSF1*、*HIST1H3C* 和 *TM6SF1*）计算累积甲基化指数（cumulative methylation index，CMI）。使用 Logistic 回归或 Cox 比例风险模型分析 CMI 与无进展生存期（progression-free survival，PFS）、总生存期（overall survival，OS）和首次重新分期时疾病状态的相关性，以评估 CMI 增高在预测生存结局中所起的作用，并与循环肿瘤细胞含量（采用 CellSearch 技术检测）进行比较。

结果显示，高 CMI 患者中位 PFS 和 OS 比低 CMI 患者显著缩短。多因素分析显示，MBC 患者治疗第 4 周的 CMI 与更差的 PFS 和 OS 独立相关。从治疗基线到第 4 周 CMI 的增高与更差的 PFS 和首次重新分期时疾病进展显著相关。此外，即使将 CTC 变量纳入多变量模型时，治疗第 4 周的 CMI 也是 PFS 的强效预测因子。而在同一时间点的 CTC 的变化与肿瘤的结局无关，提示 CMI 较 CTC 更加敏感。提示血清基因甲基化是预测 MBC 患者预后和疗效的独立预测因子，有可能作为临床上进行危险分层和初期治疗疗效监测的有用指标。

这一较大样本的研究进一步验证了液体活检临床应用的有效性和实用性，且具有重要的临床意义，毕竟目前大多数的关于晚期肿瘤 ctDNA 的研究还缺乏足够的临床试验数据，ctDNA 的结果与肿瘤组织样本检测结果并非完全一致，所以这一研究是 2018 年 6 月发表于临床肿瘤学杂志的美国临床肿瘤学会和病理学会关于肿瘤患者 ctDNA 的联合综述中纳入的少数的被肯定为具有确定的临床价值的研究之一；当然，我们需要注意是 cfDNA 不仅包括 ctDNA，也可能来源于正常细胞，所以这一技术临床应用的第一个难点在于选择适当的检测技术、方法和平台，恰当地判断选定的游离 DNA 的组合为疾病特异性及其比例；2017 年发表于《自然》杂志子刊的来自哈佛的学者研究，采集了 520 例转移性前列腺癌和乳腺癌患者的 1439 个血液标本，仅 34% 的患者的肿瘤来源的 cfDNA 在总 cfDNA 中占比＞10%，足以进行全外显子测序分析，而只有 41 例患者 cfDNA 与肿瘤组织活检确定的基因改变具有很好的一致性。其次，就是严格的质量控制，目前液体检测的市场较为混乱，缺乏统一的指控标准，2017 年年底发表于 *JAMA* 肿瘤学的文章提示同一组晚期前列腺癌患者在美国两家得到认证的不同公司进行的同一组基因检测提供的结果存在很大的差异，再次证明质量控制的重要性。本研究中研究者只选择了 10 个检测的靶基因的 6 个用于计算 CMI，排除了变异系数（*Coefficient of Variations*，*CVs*）＞20％的 4 个基因，使纳入分析标志物符合统计分析和研究设计。关于 ctDNA 在早期诊断、新辅助治疗疗效判断和早期癌症治疗后残留病灶监控研究正在进行中（如 NCT03145961 和 NCT03260192），2018 年 ASCO 会议，以"乳腺癌和肿瘤标志物"进行检索，可得到 170 研究成果，鉴于该领域技术和研究的快速发展，相信越来越多的高水平的证据和研究将快速更新。

（上海交通大学医学院附属仁济医院　徐迎春；上海交通大学医学院附属苏州九龙医院　张凤春）

参 考 文 献

[1] Visvanathan K，Fackler MS，Zhang Z，et al. Monitoring of Serum DNA methylation as an early independent marker of response and survival in metastatic breast cancer：TBCRC 005 prospective biomarker study. Journal of clinical oncology：official journal of the American Society of Clinical Oncology，2017，35(7)：751-758.

[2] Merker JD，Oxnard GR，Compton C，et al. Circulating tumor DNA analysis in patients with cancer：American Society of Clinical Oncology and College of American Pathologists Joint Review. Journal of clinical oncology：official journal of the American Society of Clinical Oncology，2018，36 (16)：1631-1641.

[3] Adalsteinsson VA，Ha G，Freeman SS，et al. Scalable whole-exome sequencing of cell-free DNA reveals high concordance with metastatic tumors. Nature communications，2017，8(1)：1324.

[4] Torga G，Pienta KJ. Patient-paired sample congruence between 2 commercial liquid biopsy tests. JAMA oncology，2018，4(6)：868-870.

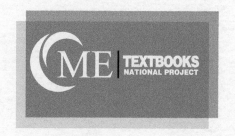

第八篇

乳腺癌系统性辅助靶向及其他相关重大临床试验解读

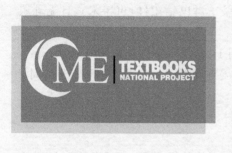

第45章

NSABP Protocol B-31/NRG Oncology 随机试验的淋巴结转移阴性 HER2 过表达的乳腺癌患者,心功能和生活质量的长期随访结果:多柔比星和环磷酰胺序贯紫杉醇对比多柔比星和环磷酰胺序贯紫杉醇和曲妥珠单抗

一、概 述

【文献来源】

Ganz PA,Romond EH,Cecchini RS,et al. Long-term follow-Up of cardiac function and quality of life for patients in NSABP Protocol B-31/NRG Oncology:A randomized trial comparing the safety and efficacy of doxorubicin and cyclophosphamide(AC) followed by paclitaxel with AC followed by paclitaxel and trastuzumab in patients with node-positive breast cancer with tumors overexpressing human epidermal growth factor receptor 2. Clin Oncol,2017,35(35):3942-3948.

【研究背景】

NSABP B-31 临床试验是研究在淋巴结阳性且 HER2 阳性乳腺癌中应用多柔比星和环磷酰胺(AC)序贯紫杉醇(P)方案中加入曲妥珠单抗是否提高乳腺癌患者的 OS 和 DFS。NSABP B-31 和 NCCTG(north central cancer treatment group)N9831 试验的联合分析显示:AC 序贯 PH,比 AC 序贯 P 方案显著提高疗效(10 年 OS 达 84%,*HR* 0.63)。7 年随访时发现,加用曲妥珠单抗的患者,累计的严重心脏事件发生率有所增加(4.0% vs. 1.3%)。但严重心脏疾病更多表现为早期事件,曲妥珠单抗使用 2 年后才发生充血性心力衰竭者仅 2 例。目前对于长期存活者的心功能和生活质量还知之甚少。

由于 NSABP B-31 试验患者信息更加完善,提供评估患者长期心脏情况的机会,本研究对无乳腺癌的存活者进行长期随访,评估其心功能,并对患者进行健康相关生活质量(HR-QoL)问卷调查。

【入组条件】

1. 入组标准

（1）入组 NSABP B-31 试验的乳腺癌患者（HER2 过表达，腋下淋巴结阳性，可手术），且无乳腺癌复发和（或）无第二原发癌的受试者。

（2）两组均接受多柔比星/环磷酰胺（60/600 mg/m²，每 3 周 1 次×4），序贯紫杉醇（175 mg/m²，每 3 周 1 次×4，或 80 mg/m² 每周 1 次×12）化疗。试验组曲妥珠单抗 4 mg/kg 负荷量＋每周 2 mg/kg 维持量×51 周。ER 阳性者化疗后开始内分泌治疗。

（3）有随机化入组后 18 个月时的左室射血分数（LVEF）资料。

（4）有患者书面的长期随访的知情同意书。

2. 排除标准　既往史或现病史有心绞痛、心律失常、严重的心脏传导异常、严重的心脏瓣膜病变、心脏扩大、未控制的高血压、心肌梗死、充血性心力衰竭（CHF）、心肌病。

【试验设计】

1. 一项开放、随机、Ⅲ期临床试验。

2. 主要研究目标：曲妥珠单抗对 LVEF 的 5～10 年的长期影响，接受化疗＋曲妥珠单抗后出现 LVEF 显著下降（LVEF 从基线降低 10%～50%）的患者的比例。

3. 次要研究目标：比较两组间在随访 18 个月时 LVEF 仍然＞50%，但在长期随访时＜40% 的患者的比例的差别。调查无病存活者的两组间健康相关生活质量、心功能和共发病的差异情况。

4. 随机分组后第 3、第 6、第 9 和第 18 个月，检测 LVEF 了解心功能情况。之后每 6 个月检查一次心脏情况，共 5 年。随后每年了解迟发性心脏疾病发生率。该方案在 2010 年做了修正，对没有复发的患者，在随机化后的 5～10 年仍然检测 LVEF。

5. PRO 问卷调查由 4 部分组成。

（1）第一项是疗效研究短量表（medical outcomes study short-form questionnaire，MOS-SF36）：含有 8 个子量表，共 36 个问题。从普通人群获得正常数值。该量表包括分别测量生理功能（PCS）和心理情况（MCS）的两部分，以 T 值作为评分方法，正常值为 50±10。

（2）第二项是杜克活动状态指数（duke activity status index，DASI）：广泛用于评估心脏疾病患者的心功能，由 12 个自我报告的问题组成。DASI 评分和运动测试时的心功能和耗氧量有关，提供该运动量下的代谢当量。分值为 0～58.2 分，分值越高提示心功能越好。

（3）第三项是慢性共患病情况问卷：每种病情给出是否有相关病情、治疗情况和病情是否限制活动这 3 个方面结果。评分值在 0～60 分，分值越高代表发病越严重。

（4）第四项是询问患者心脏疾病相关的一般症状（包括胸痛、窒息感、呼吸困难、气短、手足肿胀、眩晕和虚弱），严重程度分为如下等级：0，无症状；1，轻微症状；2，中度症状；3，严重症状。

同时也记录 NSABP B-31 试验期间的心脏疾病的发生情况，并调查患者在末次随访后，是否为了下述情况采取药物治疗：高血压，心绞痛，心肌梗死，充血性心力衰竭，心肌病，心房颤动，房性心律失常，室性心律失常，糖尿病，血脂异常升高，吸烟情况。

【试验流程】

NSABP B-31 试验流程见图 45-1。

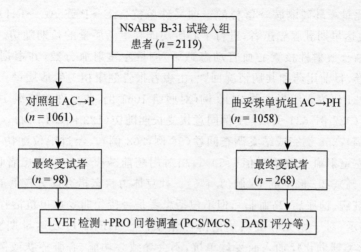

图 45-1　NSABP B-31 试验流程

【结果】

1. LVEF 中位随访年限为 8.8 年(5.6～13.8 年);从随机化到问卷调查的中位时间为 8.7 年
(5.5～14 年)。

2. LVEF 下降 10%～50% 的比例:对照组 18 个月时为 2.7%,长期随访时为 4.5%。曲妥珠单
抗组 18 个月时为 7.7%,长期随访时为 3.4%。

3. LVEF 在 18 个月时>50%,长期随访时<40%病例数:对照组 1 例,曲妥珠单抗组 2 例。

4. LVEF 从基线下降的幅度:对照组 18 个月时为 3.2%,LTF 时为 3.9%。曲妥珠单抗组 18
个月时为 3.9%,LTF 时为 2.8%。

5. 杜克活动状态指数评分:评分<43 分和≥43 分的患者所占比例数,对照组分别为 32.5% 和
67.5%,曲妥珠单抗组分别为 25% 和 75%,$P=0.013$,二者差别不显著。多因素 Logistic 回归分析
发现,治疗方案中是否加用曲妥珠单抗,对长期随访时 DASI 评分<43 分(更差的心功能)无预测价
值,$P=0.07$。

6. 长期随访需抗高血压治疗患者比例:对照组为 31.8%,曲妥珠单抗组为 33.3%。

【结论】

治疗前无心脏疾病的乳腺癌患者,在 AC-P 化疗方案的基础上使用曲妥珠单抗,在中位随访 8.8
年时,没有导致心功能、心脏症状和健康相关生活质量的恶化。

二、专家解读一

既往研究发现,对于淋巴结阳性且 HER2 过表达早期乳腺癌患者,术后辅助化疗＋曲妥珠单抗
与单用辅助化疗相比,10 年总生存率为 84% vs. 75%,死亡风险约减少 37%,但是不良反应之一为
治疗早期发生的心脏毒性,严重心脏事件 7 年累计发生率为 4.0% vs. 1.3%,其中绝大多数发生于
曲妥珠单抗首次用药 2 年内,仅 2 例充血性心力衰竭发生于曲妥珠单抗首次用药 2 年后。早期心脏
毒性是与辅助化疗＋曲妥珠单抗相关的风险。然而,对于辅助治疗完成之后长期随访无复发转移的
患者,缺乏心脏功能和健康相关生活质量的客观数据。

美国临床肿瘤学会 2017 年 10 月"临床肿瘤学杂志"发表的 NSABP/NRG-B31 随机对照研究报

告,对术后接受多柔比星＋环磷酰胺→紫杉醇±曲妥珠单抗(AC→P 或 AC→PH)辅助治疗的淋巴结阳性且 HER2 过表达早期乳腺癌患者,进行了心脏功能和生活质量的长期随访。通过多导联捕获扫描(多导联心电图结合放射性核素心血管动态造影)测量左室射血分数,并根据杜克体力状态指数、医疗结局研究问卷、目前用药和共病情况回顾,由患者报告健康相关生活质量。

NSABP/NRG-B31 研究入组患者共 2110 例(对照组 1061 例,曲妥珠单抗组 1058 例),其中 963 例乳腺癌长期未复发(332 例,631 例),441 例同意接受长期随访(128 例,313 例),407 例测量左室射血分数(110 例,297 例),366 例完成结案调查问卷(98 例,268 例)。经过中位随访 8.8 年,对照组与曲妥珠单抗组相比,左室射血分数绝对值＜50％,相对用药前减少≥10％的患者比例相似,分别为 110 例中的 5 例(4.5％)、297 例中的 10 例(3.4％)。杜克体力状态指数评分较低的相关因素包括年龄、用药(高血压、心脏病、糖尿病、高血脂),但不包括患者是否接受曲妥珠单抗治疗。

这一研究结果提示,对于原无心脏疾病的淋巴结阳性且 HER2 过表达早期乳腺癌患者,蒽环类＋氮芥类序贯紫杉类辅助化疗加入曲妥珠单抗,不会导致心功能、心脏症状或健康相关生活质量的长期恶化。虽然早期心脏毒性风险与加曲妥珠单抗的化疗相关,但后续随访中并没有造成更严重的心脏健康和生活质量的进一步恶化。这是本研究得到的最有价值的结果,为曲妥珠单抗联合化疗的安全性应用提供了有力的证据。同时,杜克体力状态指数问卷可能提供简单有效的工具,用于监测患者报告的变化,以反映心功能。

在评估 HER2 靶向治疗的临床试验中,心脏毒性一直是主要的考虑因素。虽然这些研究已经认真记录了严重和不太严重的心功能不全的累积发生率,但长期评估 LVEF、HR QOL 和心脏症状的预报告未被确认。

基于人群的、回顾性的和观察性的研究已经提出了在常规试验中曲妥珠单抗相关的心脏毒性可能比临床试验中更大的担忧,尤其是在不使用蒽环类药物的老年妇女中。在无复发的患者中,关于长期心脏结果或 HR QOL 测量的信息,强调了参加试验的女性长期心脏随访的重要性。研究还表明,在 B-31 LTF 参与者中,曲妥珠单抗＋AC＋紫杉醇化疗对 LVEF 无不良影响。LTF 参与者和非参与者之间基线和 18 个月 LVEF 没有差异,LTF 参与者在 LVEF 没有晚期下降。这些结果与先前的观察结果一致,曲妥珠单抗的心脏效应一般是可逆的,并且与蒽环类药物引起的心肌病的性质不同。

总之,这项研究报告提供了来自 NSABP B-31 研究的数据,并指出,在没有预先存在的心脏病病史的乳腺癌幸存者中,曲妥珠单抗在辅助蒽环类药物基础上的添加不会导致心功能、心脏症状或 HR 的长期恶化。这是使用蒽环类药物治疗的患者的心脏预后的最大的长期研究之一,令人欣慰和鼓舞。

三、专家解读二

曲妥珠单抗治疗是 HER2 阳性浸润性乳腺癌患者需要的标准靶向治疗药物之一,这是目前国际临床指南一致推荐的,已经成为乳腺癌临床的治疗规范。曲妥珠单抗有部分心脏毒性,尤其和蒽环类化疗药物联合使用时可能表现明显一些。故曲妥珠单抗和蒽环类药物多推荐序贯用药,在部分心脏毒性严重的患者只能停用靶向治疗。随着 HER2 阳性乳腺癌的曲妥珠单抗靶向治疗的使用和治疗效果的不断提高,长期存活患者的数量和比例都有增加趋势,曲妥珠单抗的远期心脏不良反应成为重要的临床课题,本研究的目的就是为了解决这个问题。

NSABP B-31 试验是研究曲妥珠单抗应用于 HER2 阳性乳腺癌的著名临床试验,是目前各临床指南的主要循证依据之一。10 余年来持续更新的报道及亚组分析,充分挖掘该试验的临床内涵。在心脏安全方面也不断有一些研究报道。2005 年第一次心脏安全报道发现,3 年累计心脏事件发生率为 4.1%,对照组曲妥珠单抗为 0.8%,$RR=5.9$(95%CI 2.3~15.3,$P=0.000\,1$),可见两组有一定的差异。但同时发现 31 例有心脏事件的患者中,27 例随访 6 个月以上,其中 26 例最终无症状;31 例有心脏事件的患者,仅 3 例发生在用药 1 年后,其余都是 1 年内即发生。这都预示心脏事件主要是近期的心脏毒性。2012 年报道的随访结果显示,加用曲妥珠单抗后,累计的严重心脏事件发生率有所增加(4.0% vs. 1.3%)。但也发现严重心脏疾病更多表现为早期事件,使用曲妥珠单抗 2 年后,新发生充血性心力衰竭者仅 2 例。本次报道是最新的随访结果,关注的就是曲妥珠单抗的远期心脏安全性。

NSABP B-31 试验的乳腺癌患者中,无乳腺癌复发和(或)无第二原发癌,且有随机化入组后 18 个月时的 LVEF 资料的受试者入组该研究,研究终止时中位随访时间 8.8 年,LVEF 检测发现,两组的 LVEF 值比 18 个月时的结果没有明显下降,在曲妥珠单抗组还略有回升,两组间差别不显著。广泛用于评估心脏疾病患者心功能的杜克活动状态指数评分的结论相似。最终结论是治疗前无心脏疾病的乳腺癌患者,在 AC-P 化疗方案的基础上使用曲妥珠单抗,在中位随访 8.8 年时,没有导致心功能、心脏症状和健康相关生活质量的恶化。显示曲妥珠单抗的远期心脏毒性并不明显,但这是随访 8.8 年的结果,估计还会有后续更长时间的随访报道。

该研究是目前曲妥珠单抗远期心脏毒不良反应研究随访时间最长的报道,其临床指导价值很大,但依然有些不足处:①NSABP B-31 试验在的研究规模是两组均为千例左右,本研究随访时还处于无肿瘤复发阶段,且同意入组的患者数,对照组仅 98 例,试验组 268 例,大幅减少,致使在统计分析时某些指标的 OR 值比较大,但 P 值没有显著意义。②本研究的入组条件中,既往史或现病史有心绞痛、心律失常、严重的心脏传导异常和严重的瓣膜病变等心脏病史者都被排除在外,因此,本文结论的适用人群也只能是心脏无严重疾病的使用曲妥珠单抗的乳腺癌患者群。根据主流的临床指南,目前曲妥珠单抗使用的相对禁忌证只有治疗前 LVEF<50%,以及同期正在进行蒽环类药物化疗。可见有心脏疾病但 LVEF≥50% 的患者依然可以使用曲妥珠单抗治疗,这一部分患者无法从本研究中得到有参考价值的远期心脏安全信息。未来期待有这方面的研究报道。目前曲妥珠单抗远期的心脏毒性的临床研究的报道很少见,2017 年的 ASCO 会议文摘里有中位随访 10.9 年的研究,初步结论是没有充血性心力衰竭的新发病例,和本研究的结论一致。样本数也比较小,仅 70 例,期待其完整结果的正式报道。

另外,随着 HER2 靶向治疗药物种类的增多,有关帕妥珠单抗、T-DM1 和拉帕替尼的心脏毒性的研究也开始见诸报道。随着临床应用的持续开展,其长期心脏毒性同样会引起关注,需要进一步的跟踪研究。

目前,乳腺癌临床很注重患者的长期管理,更加注重不良反应对患者的长期管理有重要影响。本研究为 AC 续贯 PH 治疗患者的长期管理提供了重要的信息,也启发我们对一些新的药物的长期安全性一定要长期关注。

(专家解读一:复旦大学附属华山医院　汪　洁;专家解读二:上海交通大学医学院附属仁济医院　孙　建　陆劲松)

参 考 文 献

[1] Mark DB,Anstrom KJ,Sheng S,et al. Quality-of-life outcomes with anatomic versus functional diagnostic testing strategies in symptomatic patients with suspected coronary artery disease:Results from the PROMISE randomized trial. Circulation,2016,133:1995-2007.

[2] Thavendiranathan P,Abdel-Qadir H,Fischer HD,et al. Breast cancer therapy-related cardiac dysfunc-tion in adult women treated in routine clinical practice:A population-based cohort study. J Clin Oncol,2016,34:2239-2246.

[3] Wang R,Yu A,Steingart R,et al. Longer follow-

up on cardiac safety and distant disease free survival of dosedense doxorubicin and cyclophosphamide followed by paclitaxel and trastuzumab in patients with early-stage HER2-positive breast cancer. Journal of clinical oncology Conference：2017 annual meeting of the american society of clinical oncology，ASCO United states 2017.

［4］ Egle D，Brunner C，Czech T，et al. Neoadjuvant treatment of HER2 positive breast cancer with concomitant nonpegylated liposomal doxorubicin （NPLD），docetaxel and dual blockade with trastuzumab and pertuzumab：a retrospective analysis of pCR and cardiac safety. Journal of clinical oncology Conference：2017 annual meeting of the american society of clinical oncology，ASCO United states 2017.

［5］ Azambuja E，Bradbury I，Ewer M，et al. Cardiac biomarkers for early detection and prediction of trastuzumab and/or lapatinib-induced cardiotoxicity in patients with HER2 positive early breast cancer （BIG 1-06）. Cancer research Conference：39th annual CTRC-AACR san antonio breast cancer symposium United states 2017.

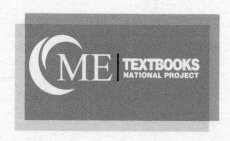

ExteNET 研究：人类表皮生长因子受体 2 阳性乳腺癌辅助曲妥珠单抗治疗后的来那替尼治疗

第 46 章

一、概　述

【文献来源】

Miguel Martin，Frankie A Holmes，Bent Ejlertsen，et al. Neratinib after trastuzumab-based adjuvant therapy in HER2-positive breast cancer（ExteNET）：5-year analysis of a randomised，double-blind，placebo-controlled，phase 3 trial. Lancet Oncol，2017，18（12）：1688-1700. doi：10.1016/S1470-2045(17)30717-9.

【研究背景】

术后 1 年的曲妥珠单抗治疗显著降低早期人类表皮生长因子受体 2（HER2）阳性乳腺癌患者的复发及死亡，但仍有 15%～24% 的患者出现复发。NCCTG N9831 及 NSABP B-31 联合分析提示复发高峰为曲妥珠单抗治疗结束后的 1 年内。

来那替尼是小分子酪氨酸激酶不可逆抑制药，可广泛抑制 HER1、HER2 及 HER4 的功能。ExteNET 研究拟验证在标准术后 1 年的曲妥珠单抗治疗后补充 1 年的来那替尼治疗是否可以进一步改善早期 HER2 阳性乳腺癌患者的预后。

【入组条件】

1. 入组标准

（1）18 岁及以上（日本为 20 岁及以上）人群。

（2）组织学确认的 Ⅱ～Ⅲc 期（初始为 Ⅰ～Ⅲc 期，2010 年 2 月起调整为 Ⅱ～Ⅲc 期）。

（3）临床分期 $N_{1\sim3}$ 或 N_0 时 T_{1c} 以上者。

（4）HER2 阳性（经中心 FISH 检测确认）者。

（5）可手术的乳腺癌患者。

（6）影像学检查证实无远处转移者。

（7）完成 1 年曲妥珠单抗治疗（包括新辅助治疗及辅助治疗）者。

（8）ECOG 评分 0 分或 1 分者。

（9）曲妥珠单抗治疗结束后 1 或 2 年内（试验进程中根据 NCCTG N9831 及 NSABP B-31 联合分析结果调整）无事件。

2. 排除标准

（1）临床上存在明显的心脏、胃肠道、精神疾病患者。

（2）无法服用口服药物者。

【试验设计】

1. 多中心、随机、双盲、安慰药对照、Ⅲ期临床试验。

2. 主要研究终点：无浸润性疾病生存（invasive disease-free survival，IDFS）。IDFS 事件定义：同侧浸润性复发、对侧浸润性癌、局部或区域浸润性复发、远处转移、死亡（任意原因）。

3. 次要研究终点：无病生存（DFS）、远处转移事件、无远处疾病生存（DDFS）、累计中枢神经转移、总生存、安全性。

4. 计划双边 α 5%，效力 90%，HR 0.7，计算需入组 3850 人。2 年后调整为双边 α＝5%，效力 88%，HR 0.667，计算需入组 2840 人。

5. 采用意向性分析。

【试验流程】

ExteNET 研究试验流程见图 46-1。

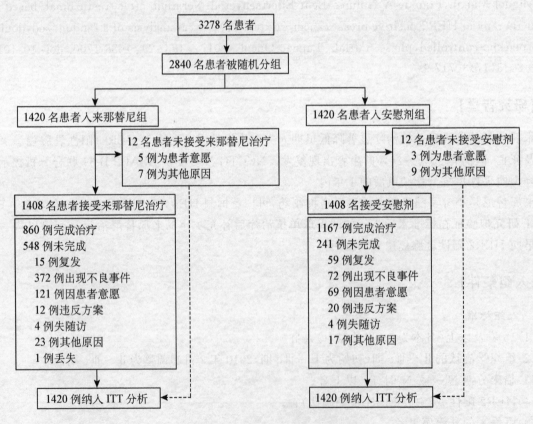

图 46-1　ExteNET 研究试验流程

【结果】

1. 中位随访时间为 5.2 年。

2. 来那替尼组的 IDFS 显著优于安慰剂组：事件数 116 vs. 163，5 年 IDFS 90.2% vs. 87.7%，HR 0.73（0.57～0.92），$P=0.008\ 3$。

3. 最常见的不良事件为腹泻：来那替尼组 3 度腹泻 561 例（占 40%），4 度腹泻 1 例（占 <1%）；安慰剂组 3 度腹泻 23 例（占 2%）。

4. 治疗相关严重不良事件：来那替尼组 103 例（占 7%），安慰剂组 85 例（占 6%）。

【结论】

术后辅助化疗联合 1 年曲妥珠单抗治疗后，增加 1 年的来那替尼治疗可降低乳腺癌复发。

二、专家解读一

乳腺癌是一种异质性极强的疾病，其中 HER2 阳性乳腺癌占所有乳腺癌患者的 20%～30%，其相对非 HER2 阳性型乳腺癌患者预后更差。但是，随着以曲妥珠单抗为基石的抗 HER2 药物的问世，HER2 阳性乳腺癌这个亚组患者的预后得到显著改善。HERA、NSABP-B31 和 BCIRG-006 试验证实术后曲妥珠单抗持续 1 年治疗显著优于 6 个月方案，所以术后辅助曲妥珠单抗 1 年治疗成为 HER2 阳性乳腺癌标准治疗方案。

HERA 研究截至 11 年随访数据显示，即使患者接受标准术后辅助曲妥珠单抗 1 年治疗，仍有 24% 的患者出现复发转移，尤其是复发率最高的人群正是曲妥珠单抗治疗结束 1 年内出现疾病复发或转移。这提示我们需要在部分 HER2 阳性患者中进行术后辅助强化治疗。强化治疗策略众多相关研究一直在尝试，其中包括曲妥珠单抗联合帕妥珠单抗或拉帕替尼的双靶策略和曲妥珠单抗 2 年的延长治疗策略等 3 项临床试验，但结果不同。HERA 试验是延长曲妥珠单抗辅助治疗至 2 年，8 年随访结果改善无疾病进展（DFS）与 1 年方案无显著性差异。ALTTO 试验在曲妥珠单抗基础上加入拉帕替尼，拉帕替尼强化方案分为与曲妥珠单抗同步强化 1 年和继曲妥珠单抗 3 个月后序贯 8.5 个月拉帕替尼，但在随访 4.5 年结果显示与标准曲妥珠单抗辅助 1 年标准治疗相比均未见 DFS 改善。第 3 项临床研究，截至在 ExteNET 试验前唯一强化辅助方案阳性结果的临床试验——APHINITY，即帕妥珠单抗在曲妥珠单抗基础上双靶术后辅助 1 年强化方案在随访 45.4 个月后，与术后曲妥珠单抗 1 年方案相比，帕妥珠单抗的加入进一步降低 19% 的 3 年 DFS 复发风险。帕妥珠单抗的强化辅助治疗策略在淋巴结阳性和激素受体阴性亚组获益更多，但帕妥珠单抗组和对照组预计 3 年 IDFS 分别为 94.1% 和 93.2%，绝对获益值不足 1%。此时，作为另一种来那替尼序贯延长策略的 ExteNET 研究成为大家关注的热点。

来那替尼是一种口服泛 ErbB 家族受体酪氨酸激酶抑制剂，通过不可逆地阻断 EGFR、HER2 和 HER4 的信号转导通路发挥抗肿瘤作用，已在晚期乳腺癌中显示出一定的疗效。ExteNET（Extended Adjuvant Treatment of Breast Cancer with NEraTinib）研究是一项全球多中心、随机、双盲、安慰剂对照的Ⅲ期临床试验，于 2009 年开始启动，旨在探讨曲妥珠单抗标准治疗 1 年之后，来那替尼能否进一步降低 HER2 阳性乳腺癌患者的复发风险。ExteNET 研究于 2009 年 7 月至 2011 年 10 月期间共入组 2840 例Ⅱ～Ⅲ期 HER2 阳性乳腺癌患者，入组标准为既往已接受术后辅助化疗联合 1 年的曲妥珠单抗治疗，随机分为两组：试验组在曲妥珠单抗治疗的基础上序贯口服 240 mg/d 来那替尼 1 年（$n=1420$），对照组则口服安慰剂 1 年（$n=1420$）。主要研究终点为无浸润性疾病生存时间（iDFS），次要研究终点为无疾病进展时间（DFS，含导管原位癌 DCIS）、至远处复发时间（DDFS）、总生存(OS)和安全性等。分层因素包括激素受体状态、淋巴结转移和曲妥珠单抗联合化疗方式(序贯或同步)。

ExteNET 研究的 2 年随访数据于 2016 年在 *Lancet Oncology* 发表,结果显示增加来那替尼治疗提高患者的 iDFS(HR 0.67,$P=0.009\ 1$)即显示阳性结果,来那替尼可显著提高患者远期生存率 2.3%(93.9% vs. 91.6%)。来那替尼组患者远端复发率为 3.7%,安慰剂组为 5.1%。中枢神经系统转移发生率分别为 0.9% vs. 1.1%。中心确认的 HER2 阳性组分别为 94.7% vs. 90.6%(HR 0.51,$P=0.002$)。包括 DCIS 的 2 年 DFS,来那替尼组 vs. 安慰剂组分别为 93.9% vs. 91.0%($HR=0.63$,95%CI 0.46~0.84,$P=0.002$)。总体来讲,95.4%的来那替尼组患者出现全部等级腹泻(其中 3/4 级 39.9%)。其他胃肠道相关不良反应包括恶心(43%)、乏力(27%)、呕吐(26.2%)及腹痛(24.1%)。安慰剂组 35.4%的患者出现全部等级的腹泻,但是 3/4 级腹泻发生率仅为 1.6%。其他特别值得关注的不良事件包括 QT 间期延长,但是来那替尼组发生率低于安慰剂组(3.5% vs. 6.6%)。LVEF 2 级及以上异常发生率方面,来那替尼组为 1.3%,安慰剂组为 1.1%。

基于此,来那替尼于 2017 年 7 月 17 日经美国 FDA 获批,适应证是用于 HER2 阳性早期乳腺癌患者的延长辅助治疗。研究者继续收集后 3 年的复发与生存的数据,在意向治疗(ITT)人群中分析患者的 5 年生存情况,其中 2787 例患者同意随访,而不同意随访的患者在最后一次体检后被列为删失。数据截止日期为 2017 年 3 月。ExteNET 研究中位随访时间 5.2 年,结果于 2017 年发表在 *Lancet Oncology* 上,结果显示在曲妥珠单抗治疗的基础上再接受为期 1 年的来那替尼治疗,能够进一步提高 HER2 阳性早期乳腺癌患者的 5 年 iDFS(90.2% vs. 87.7%,$P=0.008$)。亚组分析显示尤其是 HR 阳性患者获益更大(91.2% vs. 86.8%)。

以脑转移作为首发转移事件,来那替尼组 5 年累计中枢神经系统事件的发生率略低于对照组(1.3% vs. 1.8%)。现阶段 ExteNET 研究尚未能得到总生存数据,计划发生 248 例事件进行总生存分析,目前试验组和对照组发生事件仅 116 例和 163 例。HER2 阳性乳腺癌强化辅助治疗策略获益存在显著差异,ExteNET 研究值得我们关注的重点是重要亚组分析结果,将有助于指导临床实践中如何筛选出高危且能从来那替尼强化辅助策略获益的患者人群,并可能为后续研究提供一定的启发。

ExteNET 研究的患者中位年龄为 52 岁。约 23.8%的患者淋巴结阴性,46.6%的患者有 1~3 个阳性淋巴结,29.6%的患者阳性淋巴结≥4 个。大部分患者(77%)接受的是蒽环类为主的辅助化疗。94% HR 阳性的患者接受内分泌治疗。两组中均有将近 62%的患者接受的是曲妥珠单抗同步化疗的辅助治疗,38%的患者为序贯治疗。曲妥珠单抗治疗结束到试验入组的间隔时间约为 4.5 个月。在所有亚组患者中,来那替尼均表现出浸润性 DFS 获益。获益趋势更大的亚组为在 35 岁以下的患者($n=101$,HR 0.43,95%CI 0.14~1.17)及接受序贯辅助治疗的患者($n=1070$,HR 0.48,95%CI 0.28~0.81)。2 年 DFS 率方面,高风险患者中,为 92.9% vs. 89.8%(HR 0.66,$P=0.1$)。HR 阴性组($n=1209$)中,分别为 92% vs. 92.2%(HR 0.93,$P=0.735$)。关于激素受体状态对于抗 HER2 治疗的影响在众多临床试验结果的亚组分析中发现,在新辅助治疗(NeoALTTO,Neo-Sphere)、辅助治疗(APHINITY)和晚期治疗(CLEOPATRA,BOLERO-3)均显示出 HR 阴性亚组从强化治疗获益更多,而仅 ExteNET 延长策略从 HR 阳性亚组中获益。目前研究可能提示在需要强化辅助靶向治疗的高危患者中,可能激素受体阳性优选来那替尼序贯治疗,激素受体阴性优选帕妥珠单抗联合治疗,但仍需要大量的前瞻研究结果证实亚组结果,为临床高危患者的靶向强化治疗提供更多的依据。

ExteNET 研究序贯来那替尼是在结束曲妥珠单抗之后,其中 2297 例患者(81%)于曲妥珠单抗结束 1 年内序贯治疗,有 543 例超过 1 年(甚至其中 11 例患者超过 2 年)后使用来那替尼治疗。来那替尼 1 年内序贯治疗降低 30%的复发风险,而超过 1 年序贯治疗的亚组患者未能从来那替尼强化治疗中获益（*HR* 1.00，95％*CI* 0.51～1.94）。根据 NCCTG N9831/NSABP B31 研究分析结束曲妥珠单抗辅助治疗的第 1 年内复发率最高，因此，结合来那替尼强化获益的时间和 HER2 阳性复发模式，建议来那替尼序贯治疗尽量在结束曲妥珠单抗 1 年内进行，并需要其他的研究结果证实这一结论和猜想。

该研究存在一定顾虑之处在于来那替尼的不良反应，其相关腹泻发生率较高，严重影响患者的生活质量和依从性。试验中 3 级腹泻通常发生在治疗开始的 28 天内，大部分发生在治疗开始第 1 周内。不过，在一项 II 期 CONTROL 研究中，研究人员对未接受过预防性洛哌丁胺的患者给予洛哌丁胺预防来那替尼相关腹泻，结果 3 级腹泻发生率为 16％，降低了来那替尼相关腹泻的发生率和严重程度。其次，ExteNET 研究经过大量的修订，其中，入组病理分期曾于 2010 年 2 月由 I～IIIc 期修订为 II～IIIc 期，尽量入组更多高复发风险的患者。但敏感性分析显示在相应患者仍得到明显获益。

同时 2017 年 ESMO 会议上研究者提供了 ExteNET 研究中来那替尼对患者健康相关生活质量（HRQoL）的影响。入组患者在治疗开始时（基线）和第 1、第 3、第 6、第 9、第 12 个月分别完成 FACT-B 和 EQ-5D 问卷调查。ExteNET 研究中 ITT 患者 2840 例（来那替尼组和安慰剂组各 1420 例），最初 2 年内 53 例死亡。剩余 2787 例患者中，有 2117 例（67％）同意接受额外的随访（来那替尼组 1028 例；安慰剂组 1089 例）。以文献中报道的最小临床重要差异（MCID）为临界值，如果 HRQoL 评分的变化大于这一临界值，那么认为具有临床意义。生活质量问卷调查的依从性超过 85％，分析显示，来那替尼治疗初期的几个月与乳腺癌患者 HRQoL 下降有关，可能来自于来那替尼导致腹泻，后续治疗有所改善。

ExteNET 研究结果显示，在 1 年曲妥珠单抗标准治疗的基础上，序贯 1 年来那替尼治疗为进一步降低 HER2 阳性乳腺癌复发或转移风险增添了新的选择。但是，鉴于来那替尼的不良反应比较大，未来需要更精准地筛选获益患者并加强治疗安全性。

三、专家解读二

1 年的曲妥珠单抗治疗是目前 HER2 阳性乳腺癌患者术后辅助治疗的标准，可以显著改善 HER2 阳性乳腺癌人群的 DFS 和 OS，但仍有 15％～24％的患者出现复发。许多研究都在尝试在曲妥珠单抗的基础上进一步改善 HER2 阳性乳腺癌人群预后，APHINITY 临床试验的双抗体靶向治疗已经证实了有效性，ALTTO 试验中在曲妥珠单抗的基础上增加 TKI 药物拉帕替尼也已经得出可延长生存的趋势，遗憾的是未能得出统计学差异。ExteNET 临床试验的开展是 TKI 药物在乳腺癌辅助治疗领域的另一次尝试。

我团队早年的一篇研究即发现不同类型的乳腺癌的复发有着不同的规律，HER2 阳性乳腺癌的第一个复发高峰出现在术后的第 1～2 年。故在 HERA 研究之初就猜测可能得出阳性结果，但事与愿违，HERA 的最终结果提示第 2 年继续使用曲妥珠单抗并没有增加获益。但 ExteNET 临床试验结果的发表肯定了这个理论：来那替尼组的 IDFS 显著优于安慰剂组，标志着 TKI 药物在 HER2 阳性乳腺癌的辅助治疗中将开始占据一席之地，也提示 HER2 阳性乳腺癌术后 1 年之后继续治疗需要引起重视。

来那替尼过高的腹泻发生率，可能成为其难以提高临床应用依从性的阿喀琉斯之踵。即便后续跟进了 II 期的 CONTROL 研究证实加用洛哌丁胺可大幅度降低来那替尼导致的 3 度腹泻，但长达 1 年的治疗周期，仍需要临床医师充分考虑患者的耐受能力。

（专家解读一：中国医科大学肿瘤医院/辽宁省肿瘤医院　徐君南　孙　涛；专家解读二：上海交通大学附属仁济医院　杨　凡　殷　凯　陆劲松）

参 考 文 献

[1] Martin M, Holmes FA, Ejlertsen B, et al. Neratinib after trastuzumab-based adjuvant therapy in HER2-positive breast cancer (ExteNET): 5-year analysis of a randomised, double-blind, placebo-controlled, phase 3 trial. Lancet Oncol, 2017, 18 (12): 1688-1700.

[2] Chan A, Delaloge S, Holmes FA, et al. Neratinib after trastuzumab-based adjuvant therapy in patients with HER2-positive breast cancer (ExteNET): a multicentre, randomised, double-blind, placebo-controlled, phase 3 trial. Lancet Oncol, 2016, 17(3): 367-377.

[3] von Minckwitz G, Procter M, de Azambuja E, et al. Adjuvant Pertuzumab and Trastuzumab in Early HER2-Positive Breast Cancer. The New England journal of medicine, 2017, 377(2): 122-131.

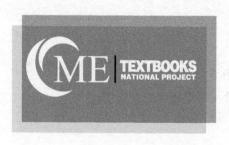

AZURE 研究:MAF 扩增判断早期乳腺癌患者辅助治疗唑来膦酸的疗效——国际、开放、随机、对照Ⅲ期临床研究二次分析

第47章

一、概　述

【文献来源】

1. Coleman R,Hall A,Albanell J,et al. Effect of MAF amplification on treatment outcomes with adjuvant zoledronic acid in early breast cancer:a secondary analysis of the international,open-label,randomised,controlled,phase 3 AZURE (BIG 01/04) trial. Lancet Oncol,2017,18(11):1543-1552.

2. Coleman R,Cameron D,Dodwell D,et al. Adjuvant zoledronic acid in patients with early breast cancer:final efficacy analysis of the AZURE (BIG 01/04) randomised open-label phase 3 trial. Lancet Oncol,2014,15(9):997-1006.

【研究背景】

辅助应用双膦酸盐能够降低早期乳腺癌患者的骨转移风险。但是这一疗效仅见于绝经后的妇女,其机制尚属未知。尽管在欧洲和北美的指南中推荐使用,由于临床在一些患者中对绝经后状态定义的复杂性,使双膦酸盐的应用受到一定限制。目前尚没有很好地与"双磷酸盐""转移""乳腺癌"相关的分子标记物。

有研究显示乳腺癌患者的骨转移可能与MAF(musculoaponeurotic fibrosarcoma sarcoma oncogene homologe,肌腱膜纤维肉瘤癌基因同源物)基因拷贝数异常有关。MAF家族蛋白是一群结构相似、具有典型的碱性结构域和b-Zip基序的转录因子;它通过控制一系列基因的表达,从而使乳腺癌细胞转移至骨。约14%的乳腺癌16q23拷贝数异常,与乳腺癌发生骨转移患者的比例相似(10%~20%)。Milica等的研究发现MAF可通过调控骨基质-肿瘤调节因子PTHrP(甲状旁腺激素相关蛋白)而使乳腺癌发生骨转移。

本研究旨在探寻并评价MAF是否可用于预测双膦酸盐辅助治疗乳腺癌患者疗效的指标。

【入组条件】

1. 入组标准

(1)≥18 岁的女性。

(2)组织学确诊的Ⅱ期或Ⅲ期或≥T_1 原发性浸润性乳腺癌患者。

(3)接受新辅助化疗的患者需肿块＞5cm(T_3)，或 T_4，活检证实淋巴结阳性(N_1)者。

(4)计划在新辅助治疗后 6 个月内行手术和(或)根治性放疗者。

(5)接受辅助治疗患者需原发肿瘤完全切除，且淋巴结阳性。

(6)KPS 评分≥80 分或 ECOG 0～1 分者。

(7)非妊娠哺乳期患者。

(8)肌酐清除率≤正常值上限的 1.5 倍者。

2. 排除标准

(1)临床或影像学检查提示有远处转移者。

(2)5 年内有癌症病史者。

(3)1 年内使用过双膦酸盐或存在骨相关疾病需要针对性治疗者。

【试验设计】

1. 一项国际、开放、随机、对照Ⅲ期临床试验。

2. 主要研究终点是无病生存率(DFS：定义为自治疗开始至远处转移、任何浸润性区域性复发除外保乳术后同侧可手术的复发、无复发的死亡)。

3. 次要研究终点是无浸润性疾病生存[IDFS：定义为自治疗开始至任何原因引起的死亡、浸润性同侧乳腺癌复发、局部或区域性浸润性复发、远处转移、浸润性对侧乳腺癌或第二原发癌(非乳腺癌但不包括皮肤基底细胞癌或鳞癌)]、总生存(OS：定义为自随机分组至任何原因死亡的时间)、首次骨浸润性疾病复发时间(定义为自治疗开始至骨转移作为首次复发的时间)和首次非骨相关浸润性疾病复发时间。

4. 二次分析的主要研究终点评估对照组中 MAF 与预后的相关性。

【试验流程】

AZURE 研究试验流程见图 47-1。

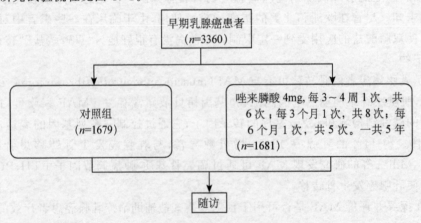

图 47-1　AZURE 研究试验流程

【结果】

1. 共 865 例患者进行 MAF 的 FISH 检测，184 例（21％）患者为阳性。

2. 中位随访 84.6 个月，在对照组中 MAF 状态不是 IDFS 的预测指标（阳性 vs. 阴性：HR 0.92，95％CI 0.59～1.41）。在唑来膦酸组中 MAF 状态可预测 IDFS（阳性 vs. 阴性：HR 0.52，95％CI 0.36～0.75）。

3. 在 MAF 阴性患者中，唑来磷酸组较对照组可获得更高的 IDFS（HR 0.74，95％CI 0.56～0.98），但未见于 MAF 阳性的患者。

4. 在 MAF 阳性的非绝经后患者中，唑来膦酸的使用与更低的 IDFS（HR 2.47，95％CI 1.23～4.97）和 OS（HR 2.27，95％CI 1.04～4.93）有关。

【结论】

MAF 状态或可预测哪些患者可以从辅助唑来膦酸治疗中获益。

二、专家解读

AZURE 试验是重要的唑来膦酸辅助治疗领域内应用的重要研究之一，其 10 年的随访结果显示在未绝经的患者中唑来膦酸的应用并不能改善患者的 DFS（HR 1.03，95％CI 0.89～1.19），而在＞5 年的绝经后患者中唑来膦酸组可以较对照组改善 DFS（HR 0.82，95％CI 0.47～1）。结合其他辅助研究的结果，目前临床指南中建议绝经后乳腺癌患者使用唑来膦酸作为辅助治疗，对于绝经后的定义需要包括自然绝经和卵巢切除或卵巢功能抑制导致的绝经，但不包括单化疗引起的停经。

为什么只有绝经后的患者可以从辅助唑来膦酸治疗中获益，一直都未能很好地解释这个问题。MAF 被认为是乳腺癌骨转移的独立预测指标，但与其他部位的转移无明显相关。因此，AZURE 研究通过Ⅲ期临床试验来评估及验证 MAF 状态对辅助唑来膦酸应用的预测作用。

从研究结果可以看出 MAF 阴性的肿瘤是应用唑来膦酸的获益者，并且对预后改善的作用不受月经状态或年龄的影响。但值得临床注意的是，如果患者在开始治疗时为非绝经后状态、MAF 阳性，那么接受唑来膦酸的治疗可能会增加非骨相关的复发及死亡风险。也就是说，MAF 的状态在不同月经状态的患者间起到的作用可能是相反的，在不清楚 MAF 的状态时，绝经前患者使用唑来膦酸需非常谨慎。

然而，由于此项研究的回顾性分析可能存在选择偏移的情况，例如，MAF 的阳性率在不同雌激素受体状态间存在显著的差异，在不同 HER2 状态的患者间也存在显著差异。判断其对预后的预测作用时采用多因素的 Cox 回归，将肿瘤分期、ER 等指标纳入分析将更具说服力。该研究的非绝经组是指在治疗开始时患者未绝经，如果是在治疗中达到绝经水平的患者是否后续该增加应用唑来膦酸也有待进一步验证。此外，MAF 阳性指标的判断犹如 HER2 的 FISH 检测一样，2.5 的界值同样有待商榷，值得进一步研究。

（上海交通大学医学院附属仁济医院　周力恒）

参 考 文 献

[1] Dhesy-Thind S, Fletcher GG, Blanchette PS, et al. Use of adjuvant bisphosphonates and other bone-modifying agents in breast cancer: A cancer care ontario and american society of clinical oncology clinical practice guideline. Journal of clinical oncology: official journal of the American Society of Clinical Oncology, 2017, 35(18): 2062-2081.

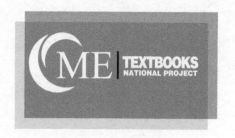

第九篇

乳腺癌晚期解救HER2靶向
治疗相关重大临床试验解读

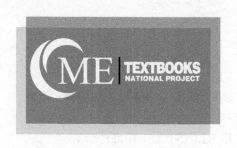

第48章

EORTC 75111-10114 Ⅱ期临床研究:曲妥珠单抗＋帕妥珠单抗±节拍化疗方案在老年HER2阳性转移性乳腺癌患者中的应用

一、概 述

【文献来源】

Wildiers H,Tryfonidis K,Dal Lago L et al. Pertuzumab and trastuzumab with or without metronomic chemotherapy for older patients with HER2-positive metastatic breast cancer (EORTC 75111-10114):an open-label,randomised,phase 2 trial from the Elderly Task Force/Breast Cancer Group. Lancet Oncol,2018,19(3):323-336.

【研究背景】

目前 HER2 阳性转移性乳腺癌的标准一线治疗方案为紫杉类化疗联合曲妥珠单抗＋帕妥珠单抗,紫杉类药物有较多的血液学相关毒性,老年患者对其耐受性相对较差。节拍化疗通过低剂量、频繁给药的方式,疗效肯定而且毒性较小。口服环磷酰胺属于节拍化疗,已证实在晚期乳腺癌中具有较好的疗效。

【入组条件】

1. 组织学确诊的 HER2 阳性转移性乳腺癌患者。

2. 年龄≥70 岁,≥60 岁但有器官功能限制的患者。

3. 既往未接受过解救化疗者。

4. 预期生存时间超过 12 周者。

5. PS 评分 0～3 分者。

6. 允许既往接受过一线的抗 HER2 治疗(曲妥珠单抗或拉帕替尼)联合内分泌治疗者。

7. 具有可评估病灶(根据 RECIST 1.1 评估)者。

8. LVEF＞50％者。

9. 正常的骨髓和肝功能、肾功能患者。

【试验设计】

1. 一项开放、随机、研究者发起的 Ⅱ 期临床研究。

2. 1∶1 随机分配。

3. 分层因素包括：HR 阳性或阴性，既往是否接受过抗 HER2 治疗（无 vs. 辅助 vs. 解救），基线采用 G8 老年评估筛查工具的评分（G8≤14 分 vs. >14 分）。

4. 主要研究终点：研究者评估的 6 个月的无进展生存率（采用 RECIST 1.1 标准评价）。

5. 次要研究终点：总生存率、乳腺癌特异生存率和客观缓解率。

【试验流程】

EORTC 75111-10114 Ⅱ 期临床研究试验流程见图 48-1。

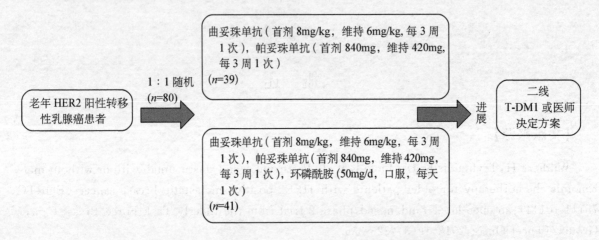

图 48-1　EORTC 75111-10114 Ⅱ 期临床研究试验流程

【结果】

1. 在意向性人群中，总的中位随访时间为 20.7 个月。6 个月的 PFS，曲妥珠单抗＋帕妥珠单抗组和曲妥珠单抗＋帕妥珠单抗＋口服环磷酰胺节拍化疗组分别为 46.2%（95%CI 30.2～60.7）vs. 73.4%（56.6～84.6），HR 0.65，95%CI 0.37～1.12，P=0.12。在曲妥珠单抗＋帕妥珠单抗的基础上加上节拍化疗可以额外增加 27.2% 的 6 个月 PFS，超过了研究假设要求的 10% 差异。两组的 PFS 没有显著统计学差异，但这一研究设计没有足够的效能进行疗效的直接比较。

2. 两组的 1 年生存率相似，曲妥珠单抗＋帕妥珠单抗＋口服环磷酰胺节拍化疗组和曲妥珠单抗＋帕妥珠单抗组分别为 83.8%（95%CI 67.3～92.4）vs. 67.3%（49.4～80.0），HR 0.92，95%CI 0.44～1.91，P=0.83。

3. 在有可测量病灶的患者中，曲妥珠单抗＋帕妥珠单抗组的 ORR 为 44%（16/36），曲妥珠单抗＋帕妥珠单抗＋口服环磷酰胺节拍化疗组的 ORR 为 53%（19/36）。

4. 安全性分析人群中，至少报道过 1 例 3～5 级不良事件的患者，曲妥珠单抗＋帕妥珠单抗组 21 例（54%）、曲妥珠单抗＋帕妥珠单抗＋口服环磷酰胺节拍化疗组 23 例（56%）。曲妥珠单抗＋帕妥珠单抗组对比曲妥珠单抗＋帕妥珠单抗＋口服环磷酰胺节拍化疗组最常见的 3～4 级不良事件分别为高血压（15% vs. 12%）、腹泻（10% vs. 12%）、气促（5% vs. 10%）、疲劳（8% vs. 5%）、疼痛（5% vs. 5%）和血栓事件（0 vs. 10%）。

【结论】

研究结果提示，对于老年 HER2 阳性转移性乳腺癌患者，双靶向抗 HER2 治疗联合节拍化疗优于单纯双靶向抗 HER2 治疗，且安全耐受，为 HER2 阳性老年患者提供了新的治疗选择。

二、专家解读一

随着人口老龄化，老年乳腺癌患者逐渐增加，但该类患者群因年龄和合并症等原因常被临床研究忽视。老年乳腺癌患者有其特点，如器官功能下降、免疫力减低、对化疗耐受性差等，需要寻找疗效与不良反应间的平衡。这类患者在临床上常会有特殊的诉求，例如，能不能不化疗；能不能不做静脉化疗；能不能用不良反应轻一点的治疗等。但真正关注到这些需要的大型临床研究非常少，有关老年乳腺癌研究的证据匮乏。

通过检索晚期 HER2 阳性老年乳腺癌的研究证据，我们发现Ⅲ期临床研究 CLEOPATRA 中＞65 岁的患者有 127 人，＞75 岁的患者有 19 人。其亚组分析证实标准的一线治疗方案为紫杉类化疗联合曲妥珠单抗＋帕妥珠单抗的治疗。但老年患者对紫杉类化疗的耐受性相对较差，治疗相关的不良事件较多，主要有中性粒细胞减少、外周神经病变和疲劳等，都会在一定程度上影响患者的生活质量。因此，需要探寻适用于老年患者的高效、低毒的个体化治疗方案。

EORTC 75111-10114 是一项开放、随机、研究者发起的Ⅱ期临床研究。试图回答临床上常关心的 3 个问题：老年患者能不能只用靶向治疗从而规避化疗；能不能不做静脉化疗；能不能用不良反应轻一些的化疗药。既往在转移性乳腺癌中，节拍化疗显示出较好的抗肿瘤疗效，且不良反应小，非常适用于老年患者。因此，该研究设立了双靶向治疗组和选取口服环磷酰胺节拍化疗＋双靶向的治疗组。本研究的主要意义有以下两个方面。

1. 老年人群的详细评估　本文最大的优点，在于对老年患者治疗的不良反应及身心健康状况的详细评估。本研究最常见的 3～4 级不良事件是高血压［曲妥珠单抗＋帕妥珠单抗组 39 例患者中有 6 例（占 15%）。曲妥珠单抗＋帕妥珠单抗联合口服环磷酰胺组 41 例患者中有 5 例（占 12%）］、呼吸困难［2 例（占 5%）vs. 4 例（占 10%）］和血栓栓塞［0 例 vs. 4 例（占 10%）］。由此可见，口服环磷酰胺的节拍化疗在显示出抗肿瘤活性的同时毒性极小，更适合老年患者。

根据老年筛查 G8 评分标准（≤14 分），80 名患者中 56 名（占 70%）具有潜在的虚弱状况，提示对于老年相对虚弱的这一类 HER2 阳性转移性乳腺癌患者，无论是双靶向抗 HER2 治疗联合节拍化疗还是单纯双靶向抗 HER2 治疗均安全耐受，为老年患者提供了新的治疗选择。研究也发现近1/3 的死亡患者不是因为乳腺癌因素死亡的，而是与老年人身体状态和基础疾病的并发症有关，从而说明本文假设的意义，即在部分老年患者中采用低毒的化疗方案或双靶向治疗具有重要的临床意义。

本研究详细评估的方法和方案，为今后老年乳腺癌临床研究树立了典范。

2. 给出了一种治疗的新次序　本研究提示我们在晚期乳腺癌的一线治疗中可以选择针对性强的但同时不良反应轻的治疗，提高患者的生活质量和依从性，也可能是提高患者 OS 的重要因素。我们在内分泌治疗中，也是类似的经验，氟维司群、CDK4/6 抑制剂、mTOR 抑制剂的用药顺序可能不是 PFS 最高的组合，但对患者的生活质量和 OS 具有潜在获益可能。在乳腺癌分子分型越来越重要的时代，激素受体阳性患者的内分泌治疗和 HER2 阳性患者的抗 HER2 靶向治疗也越来越重要，"强"抗 HER2 靶向治疗的同时，辅以"弱"化疗可以事半功倍。同时我们也不能忽视，一部分人群也可能从单纯的靶向治疗中获益，例如 EPHOS-B 研究。

本研究的不足与思考有以下几点。

1. 结论的效力 在曲妥珠单抗＋帕妥珠单抗的基础上加上节拍化疗可以额外增加 24.2％的 6 个月 PFS 率,超过既往的研究假设(10％的差异)。正是基于该假设,计算的样本量为每组各 40 例,但我们要注意到这种样本量计算不是常规的方法。我们也根据其参考文献看到其设计的依据。但两组的 PFS 没有显著统计学差异,因为这一研究设计时,没有足够效能进行两组的 PFS 对比。从而看来,本 Ⅱ 期研究似乎是在为以后的 Ⅲ 期研究铺路,为 Ⅲ 期研究中样本量计算提供更好的参数依据。除样本量较少的原因之外,患者选择也会有一定的偏移,近 50％的患者是初诊 Ⅳ 期的患者。90％以上的患者都有内脏转移,更为重要的是 90％以上的患者之前从未进行过抗 HER2 治疗。所以在文章的讨论中,笔者也指出,本研究的结论并不能为临床治疗决策提供强有力的证据,但可以为以后的老年乳腺癌的临床研究建立一个可行性的评估框架和方案。

2. "三阳"性乳腺癌患者的内分泌治疗选择 本文中两组"三阳"乳腺癌患者都接近 70％,但本文中没有提到内分泌治疗的方案和疗程。并且约有 70％的患者之前未进行过辅助内分泌治疗,近 90％的患者发现转移后未进行内分泌治疗。此类患者当到患者总数的大多数,内分泌治疗方案对研究的结论有一定的影响。ALTERNATIVE 研究评估了双 HER2 阻断加芳香酶抑制剂对于绝经后女性 HER2 阳性伴激素受体阳性转移性乳腺癌既往已经接受内分泌治疗和新辅助一线曲妥珠单抗＋化疗的有效性和安全性。对于 HER2 阳性伴激素受体阳性转移性乳腺癌患者,拉帕替尼＋芳香酶抑制剂±曲妥珠单抗的无进展生存获益,显著优于曲妥珠单抗＋芳香酶抑制剂。而在另一项 Ⅱ 期临床研究 NA-PHER2 研究中,采用四联方案,即曲妥珠单抗＋帕妥珠单抗＋CDK4/6 抑制剂＋氟维司群的治疗组合治疗效果更佳。两项研究都提示内分泌治疗联用的意义。

3. 药物选择可否进一步优化 目前临床上采用的双靶向治疗组合较多。NeoALLTO、Neo-Sphere、TRYPHAENA 及 KRISTINE 等研究,均显示新辅助双靶向治疗 HER2 阳性早期乳腺癌具有更高的病理缓解率。APHINITY 研究在辅助治疗阶段也取得了阳性的研究结果。曲妥珠单抗和帕妥珠单抗均是单克隆抗体,但两药作用靶点不同,曲妥珠单抗的作用靶点是 HER2,而帕妥珠单抗的作用靶点则是 HER2 和 HER3。和拉帕替尼相比,帕妥珠单抗的毒性更小。但在 ALTERNA-TIVE 研究中也发现拉帕替尼与芳香化酶抑制剂的疗效好于曲妥珠单抗＋芳香化酶抑制剂的疗效。此外,来那替尼和国内的吡咯替尼都是与曲妥珠单抗作用机制和位点不完全一样的抗 HER2 药物。节拍化疗也有不同的选择,比如卡培他滨。我们从 PHEREXA 研究中也可以看出卡培他滨也是非常好的选择。

4. 经济因素考量 治疗的成本效益分析显得越来越重要,成本效益是双靶治疗经济评估的重要组成部分。虽然本文为老年晚期乳腺癌研究开了一个好头,但双靶向治疗在欧洲也被认识不具治疗的成本效益,有学者担心一旦新治疗方案成为新的治疗标准方法时,许多患者可能会被过度治疗,目前开展 Ⅲ 期研究仍任重道远。但笔者认为该研究至少为我们指明了方向。目前国内拉帕替尼已进入国家医疗保险药品目录,国产抗 HER2 药物也将陆续上市,国内患者今后实施双靶治疗的可行性大增,站在抗乳腺癌之路的历史拐点上,我们有信心期待双靶治疗阔步走来。

所以,本文纵然有不足之处,但这种尝试非常值得推荐,从现有的证据去研究和确定经济、最优的治疗方案值得我们去进一步探索与挑战。

三、专家解读二

随着社会老龄化的发展,目前＞65 岁的乳腺癌患者占到总患病人群的 1/3。老年人群中癌症的发病率较高,同时癌症相关死亡率也较高,老龄化和癌症治疗的矛盾关系越来越引起重视。在现有的临床研究中,由于年龄和合并症的限制,较少人组老年乳腺癌患者,对这部分人群最佳治疗策略是什么,目前也缺少直接的证据。

HER2 阳性转移性乳腺癌患者往往病情进展迅速，随着靶向抗 HER2 治疗药物的发展，目前最佳治疗策略为紫杉类化疗＋曲妥珠单抗＋帕妥珠单抗的治疗。但是紫杉类化疗药物具有较高的血液学和非血液学相关毒性，在老年患者或基础功能较差患者的应用上受到限制。节拍化疗采用低剂量持续给药方式，降低了治疗药物的毒性，同时药物疗效肯定，非常适用于老年患者。那么对于 HER2 阳性转移性的老年乳腺癌患者，采用节拍化疗联合曲妥珠单抗＋帕妥珠单抗的疗效和安全性如何，本研究对此进行了解答。

研究结果显示，老年 HER2 阳性转移性乳腺癌患者，双靶向抗 HER2 治疗联合节拍化疗优于单纯双靶向抗 HER2 治疗。这一结果给我们以启示，对于 HER2 阳性转移性乳腺癌，化学药物的治疗非常重要，仅单靶或双靶治疗仍是不够的。

与这一研究设计相类似的是 ALTERNATIVE 研究，该研究评估了双重 HER2 阻断＋芳香酶抑制剂对于绝经后女性 HER2 阳性伴激素受体阳性转移性乳腺癌的有效性和安全性，结果显示拉帕替尼＋曲妥珠单抗＋芳香酶抑制剂的无进展生存获益，显著优于曲妥珠单抗＋芳香酶抑制剂。既往接受过内分泌治疗和曲妥珠单抗治疗患者接受双重 HER2 阻断联合芳香化酶抑制剂治疗可延长无进展生存期。对于 HER2 阳性、激素受体阳性的转移性乳腺癌患者，HER2 靶向治疗联合内分泌治疗较单独内分泌治疗可改善临床获益，ALTERNATIVE 研究证实了双重 HER2 阻断较单一 HER2 阻断临床获益更多。

从这两个临床试验我们可以看出，靶向治疗联合化疗或内分泌治疗均较单纯靶向治疗可以进一步提高疗效，那么对于三阳性乳腺癌（激素受体阳性且 HER2 阳性），靶向治疗联合内分泌治疗或联合化疗孰优孰劣仍需进一步研究。

这一临床研究结果显示，对于老年 HER2 阳性晚期乳腺癌患者给予双靶向抗 HER2 治疗联合节拍化疗优于单用双靶向抗 HER2 治疗，而且安全耐受，这个为老年 HER2 阳性晚期乳腺癌患者提供了新的治疗选择。

本研究中激素受体阳性比例有 70％，对于激素受体阳性和 HER2 阳性的老年乳腺癌患者，是否可以采用内分泌治疗联合双靶的治疗方案？另外，对于中国的患者来说，双靶抗 HER2 治疗临床上仍未可及，那么对于目前实际可获得的双节拍（卡培他滨＋环磷酰胺）联合曲妥珠单抗的效果如何，也仍需要进一步临床试验探索。

（专家解读一：海军军医大学附属长海医院　李恒宇；专家解读二：上海交通大学医学院附属仁济医院　林燕苹　严婷婷　陆劲松）

参 考 文 献

[1] Johnston SRD, Hegg R, Im SA, et al. Phase Ⅲ, randomized study of dual human epidermal growth factor receptor 2（HER2）blockade with lapatinib plus trastuzumab in combination with an aromatase inhibitor in postmenopausal women with HER2-positive, hormone receptor-positive metastatic breast cancer: ALTERNATIVE. Journal of clinical oncology: official journal of the American Society of Clinical Oncology, 2018, 36（8）: 741-748.

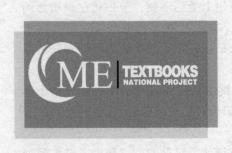

第49章

ALTERNATIVE 临床试验：在绝经后人类表皮生长因子受体 2 (HER2)阳性、激素受体(HR)阳性、转移性乳腺癌中使用拉帕替尼 + 曲妥珠单抗的 HER2 双靶向联合芳香化酶抑制剂的Ⅲ期随机化临床研究

一、概　述

【文献来源】

Johnston SRD, Hegg R, Im SA, et al. Phase Ⅲ, randomized study of dual human epidermal growth factor receptor 2 (HER2) blockade with lapatinib plus trastuzumab in combination with an aromatase inhibitor in postmenopausal women with HER2-positive, hormone receptor-positive metastatic breast cancer: ALTERNATIVE. Journal of clinical oncology: official journal of the American Society of Clinical Oncology, 2017, Jco2017747824.

【试验背景】

　　HER2 靶向治疗联合内分泌治疗比单纯内分泌治疗能提高临床获益。双 HER2 靶向治疗对比单 HER2 靶向治疗也能提高临床获益。此研究旨在评估在先前接受过内分泌治疗和新(辅助治疗)或一线曲妥珠单抗联合化疗的绝经后 HER2＋/HR＋转移性乳腺癌中双 HER2 靶向联合 AI 的疗效和安全性。

【入组条件】

　　1. 入组标准

　　(1)年龄≥18 岁者。

　　(2)免疫组化确认的 HR＋/HER2＋转移性乳腺癌患者。

　　(3)之前接受 ET 治疗,并且在曲妥珠单抗(TRAS)联合化疗进行(新)辅助治疗和(或)一线治疗过程中或治疗后疾病进展(最多只进行过一种方案的一线治疗)者。

　　(4)患者具有 RESICT 1.1 定义的可测量或不可测量疾病者。

　　(5) ECOG 评分≤1 分者。

(6)有足够的基线器官功能者。

(7)无活动性心脏疾病或病史者。

2. 排除标准 根据研究者判断,排除已计划进行化疗的患者。

【试验设计】

1. 前瞻性、多中心、随机Ⅲ期临床试验。

2. 首要研究目的:评价拉帕替尼(LAP)＋曲妥珠单抗(TRAS)＋AI 对于 TRAS＋AI 在无进展
生存期上的优效性。

3. 次要研究目标:TRAS＋AI vs. LAP＋AI 和 LAP＋TRAS＋AI vs. LAP＋AI 的无进展生存
期,限定亚组无进展生存期,总体缓解率(ORR)和临床获益率(CBR),缓解持续时间,总生存,安全性
和基线生活质量的改变。

【试验流程】

ALTERNATIVE 临床试验流程见图 49-1。

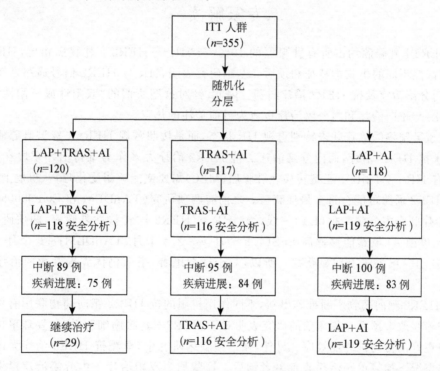

图 49-1 ALTERNATIVE 临床试验流程

【试验结果】

1. 中位无进展生存期 LAP＋TRAS＋AI 组优于 TRAS＋AI 组[11 个月 vs. 5.7 个月,HR
0.62 (0.45～0.88),$P=0.0064$],LAP＋AI 组优于 TRAS＋AI 组[8.3 个月 vs. 5.7 个月,HR
0.71 (0.51～0.98),$P=0.0361$]。

2. 总体缓解率 LAP＋TRAS＋AI 组为 31.7%,TRAS＋AI 组为 12.7%,LAP＋AI 组为
18.5%。

3. 中位缓解持续时间 LAP＋TRAS＋AI 组为 13.9 个月,TRAS＋AI 组为 8.3 个月,LAP＋

AI 组为 11.1 个月。

4. 临床获益率 LAP＋TRAS＋AI 组为 41％，TRAS＋AI 组为 31％，LAP＋AI 组为 33％。

5. 安全性

(1)所有不良事件：LAP＋TRAS＋AI 组为 92％，TRAS＋AI 组为 74％，LAP＋AI 组为 92％。

(2)3～4 级不良事件：LAP＋TRAS＋AI 组为 34％，TRAS＋AI 组为 26％，LAP＋AI 组为 38％，3 组相似。

(3)导致研究中断的不良事件：LAP＋TRAS＋AI 组为 3％，TRAS＋AI 组为 6％，LAP＋AI 组为 9％，LAP＋TRAS＋AI 组更低。

【结论】

在曾使用过 TRAS 和内分泌治疗的 HER2＋/HR＋转移性乳腺癌中，使用 LAP＋TRAS＋AI 的双 HER2 靶向治疗 vs. TRAS＋AI 治疗显示出更好的无进展生存获益。LAP＋TRAS＋AI 联合治疗能给予一种化疗之外有效而安全的可选治疗方案。

二、专家解读一

HR＋/HER2＋乳腺癌约占所有乳腺癌的 10％，与 HR－/HER2＋乳腺癌相比，HR＋/HER2＋乳腺癌具有截然不同的生物学特征和预后。基础研究表明，HR 与 HER2 信号通路之间存在互扰现象，可导致内分泌治疗及抗 HER2 治疗耐药。因此，针对这型所谓的"双阳性或三阳性"乳腺癌患者，如何权衡化疗、靶向治疗和内分泌治疗也成为目前关注的热点。

既往对这型乳腺癌的治疗并未特别重视 HR 状态，而是按照常规 HER2＋亚型乳腺癌的治疗原则，采用化疗＋抗 HER2 治疗，而内分泌治疗±抗 HER2 治疗大多作为维持治疗手段在临床应用。但是，并非所有 HR＋/HER2＋亚型转移性乳腺癌(MBC)需要或能够耐受化疗，从机制上来说，同时阻断 HR 和 HER2 通路可能会带来最佳获益。之前有两项研究(TAnDEM 和 EGF30008)比较了单靶向 HER2 治疗联合内分泌治疗(ET)一线治疗 HR＋/HER2＋转移性乳腺癌，两项研究均表明，单靶＋AI 对比单独 AI 虽然能够提高 PFS(4.8 个月 vs. 2.4 个月，TAnDEM；8.2 个月 vs. 3.0 个月，EGF30008)，但 OS 并未有明显获益。所以，对于这型患者，指南仍优先推荐靶向治疗＋化疗的模式。

目前，抗 HER2 靶向药物不断推陈出新，不同作用机制的抗 HER2 靶向药物联用有可能在单靶治疗基础上进一步改善预后。临床前的研究表明对于 HER2＋乳腺癌细胞系，曲妥珠单抗和拉帕替尼联用可获得更好的协同抗肿瘤效应。另外，在多项临床研究中，双靶抗 HER2 治疗无论在新辅助治疗还是转移情况下均较单靶治疗改善患者预后。这些均为双靶治疗＋内分泌治疗提供了理论及实践基础。

2016 年 SABCS 会议上报道的 PERTAIN Ⅱ期临床研究提示，与曲妥珠单抗＋AI 相比，曲妥珠单抗＋帕妥珠单抗＋AI 治疗使患者疾病进展或死亡风险降低 35％，提示部分患者可以避免化疗而采用双靶治疗＋内分泌的治疗方式。

2017 ASCO 会议上又报道了一项双靶治疗＋内分泌治疗的研究——ALTERNATIVE，该研究是一项Ⅲ期开放临床试验，旨在既往已接受内分泌治疗和(新)辅助治疗或晚期一线曲妥珠单抗＋化疗的 HR＋/HER2＋转移性乳腺癌患者中，评估拉帕替尼(LAP,L)＋曲妥珠单抗(TRAS,T)联合 AI 对比单靶 T＋AI 或 L＋AI 的有效性和安全性。2018 年 3 月 10 日，《临床肿瘤学杂志》在线发表了该研究的结果。研究共入组 355 例绝经后乳腺癌患者，1∶1∶1 随机分为 3 组，分别接受 T(8mg/kg→6mg/kg，静脉注射，每 3 周 1 次)＋L(1000mg/d)＋AI，或 T＋AI，或 L(1500mg/d)＋

AI治疗。主要研究终点是双靶对比单靶(L＋T vs. T vs. L)的PFS,次要研究终点包括单靶组间
PFS(L＋AI vs. T＋AI)、OS、ORR、CBR和安全性。AI的选择由研究者决定,可以是来曲唑
(2.5mg/d)、阿那曲唑(1mg/d)或依西美坦(25mg/d)。分组情况为T＋L＋AI(n=120)、T＋AI(n
=117)、L＋AI(n=118),各组基线特征相似。2/3的患者既往仅在新(辅助治疗)阶段接受TRAS
联合化疗,1/3的患者在转移情况下接受治疗(无论新辅助治疗或辅助治疗是否接受TRAS联合化
疗)。既往的内分泌治疗包括他莫昔芬(55%)、阿那曲唑(29%)、来曲唑(28%)和依西美坦(8%)。L
＋T＋AI,T＋AI和L＋AI组分别有68%、57%和65%的患者是一线治疗患者,32%、41%和35%
的患者是二线(或后线)治疗。依西美坦(47%)是最常用的AI,其次是来曲唑(42%)和阿那曲唑
(11%)。转移情况下接受的治疗包括氟维司群(n=2)、帕妥珠单抗(n=17)和T-DM1(n=1)。

结果显示,T＋L＋AI组的PFS显著优于T＋AI组(mPFS 11个月 vs. 5.7个月;HR 0.62,P
=0.006 4)。亚组分析证实L＋AI组也可提供获益,L＋AI和T＋AI组的mPFS分别为8.3个月
和5.7个月(HR 0.71,P=0.036 1)。PFS获益在预设的亚组结果一致,包括具有可测量疾病、既往
接受AI治疗(甾体类芳香化酶抑制剂或非甾体类芳香化酶抑制剂)和既往接受TRAS治疗(新辅
助/辅助/转移)的患者。T＋L＋AI、T＋AI和L＋AI组的ORR分别是31.7%、13.7%和18.6%,
中位缓解持续时间(DOR)分别为13.9个月、8.3个月和11.1个月,CBR为41%、31%和33%。OS
数据尚不成熟,但T＋L＋AI组具有更好的趋势(46.0个月 vs. 40.0个月,HR=0.60,95% CI
0.35~1.04),L＋AI和T＋AI组的mOS分别为45.1个月和40.0个月(HR=0.82)。

L＋T、T和L组最常见的不良事件为腹泻(69%、9%、51%)、皮疹(36%、2%、28%)、恶心
(22%、9%、22%)和甲沟炎(30%、0、15%)。大多数的不良事件均为1级或2级,除了3级腹泻(T＋
L＋AI 13%,L＋AI 6%),3级或4级的不良事件在3组均较低(≤5%),无4级腹泻。ALT/AST超
过正常上限3倍的肝功能异常发生率分别为4%、6%和16%。治疗相关的严重不良事件(SAEs)发
生率分别为5%、2%和4%,治疗相关死亡发生率分别为3%、4%和5%。L＋AI组有1例患者死于
心源性休克和器官衰竭,T＋AI组有1例死于心跳呼吸骤停,其余死亡患者死亡原因均为疾病进展。
心脏相关不良事件3组发生率分别为7%、3%和2%,LVEF的降低3组发生率分别为59%、65%和
65%。T＋L＋AI、T＋AI和L＋AI组分别有1例、3例和2例患者因LVEF降低或心源性休克停止
治疗。整体来说,因不良事件导致治疗中断的比例在3组均较低,T＋L＋AI组最低(3%;n=4)、T
＋AI组(6%;n=7)、L＋AI组(9%;n=11)。T＋L＋AI组和L＋AI组LAP剂量减低发生率分别
为20%和17%,主要减量原因是不良事件(71%和37%)和患者不耐受(25%和63%)。

ALTERNATIVE研究是首个在既往(新)辅助治疗和(或)转移一线接受过内分泌治疗和
TRAS＋化疗的HR＋/HER2＋转移性乳腺癌患者中,评估无化疗的双靶联合内分泌治疗方案的疗
效。研究结果表明,在HR＋/HER2＋转移性乳腺癌中,双重HER2抑制(T＋L＋AI)与单靶T＋AI
相比,可以为患者提供PFS获益(mPFS,11.0个月 vs. 5.7个月),可降低38%的疾病进展风险(HR
0.62),ORR(31.7% vs. 13.7%)和CBR(41% vs. 31%)在双靶治疗组也更优。尽管总生存数据
不太成熟,但双靶治疗的生存趋势较单靶治疗更好一些(46.0个月 vs. 40.0个月)。

尽管不同的临床研究因为具有不同的入组人群特征,不能用于直接比较,但ALTERNATIVE
研究中T＋L＋AI组的PFS与单靶联合化疗治疗既往接受过内分泌治疗和TRAS治疗的疗效相近
(包括HR＋患者和HR－患者)。目前,针对HR＋/HER2＋转移性乳腺癌设计的单靶治疗＋化疗
研究有限。尽管PERTAIN研究表明抗HER2双靶治疗联合内分泌治疗(PTZ＋TRAS＋ET)较单
靶TRAS＋ET可提高mPFS(18.9个月 vs. 15.8个月,HR 0.65),但PERTAIN研究是一线治疗,
77%的患者未使用过TRAS,55%的患者接受过化疗。

ALTERNATIVE研究还包括第3组患者,就是接受L＋AI治疗这组,这是EGF3000822后续
的研究设计。尽管ALTERNATIVE研究不能有效比较L＋AI和T＋AI的疗效,研究结果却表明

对于既往接受过 TRAS 和内分泌治疗的 HR＋/HER2＋ 转移性乳腺癌患者,L＋AI(mPFS 8.3 个月)优于 T＋AI(mPFS 5.7 个月)。

ALTERNATIVE 研究表明双靶治疗＋AI 具有较好的临床获益和耐受性,为那些不能耐受化疗或高选择性的 HR＋/HER2＋转移性乳腺癌患者提供了一个有效的、化疗联合曲妥珠单抗治疗以外的选择。关键在于如何筛选出这部分人群,从目前的临床实践中,某些经选择的患者(DFS 长、ER 或 PR 强阳性、肿瘤负荷小、化疗禁忌或抗拒化疗)或许可尝试双靶治疗＋内分泌治疗。临床应用过程中,应注意双靶治疗(L＋T 组)中与拉帕替尼相关的不良反应发生率有所增加,应用时应加强管理。另外,研究的次要终点分析提示 L＋AI 组较 T＋AI 组具有更好的 PFS 结果,这与既往大多数研究中 T 优于 L 的结果有所不同,提示在进展相对缓慢的 HR＋/HER2＋转移性乳腺癌患者中,拉帕替尼联合内分泌治疗也不失为理想选择。

当然,本研究仍存在不足之处,比如未设 T＋L＋AI 与 L＋AI 比较的统计学设计;比如,T＋L＋AI 治疗是否会优于单靶联合化疗,尤其是在 OS 方面;再比如,不同的双靶药物联合或联合不同的内分泌治疗药物是否会取得不同的疗效,这些都需要后续临床研究来进一步证实。

三、专家解读二

随着曲妥珠单抗广泛应用于临床及更多的 HER2 靶向新药的出现。大家期待在曲妥珠单抗的基础上增加另一个 HER2 靶向药物的治疗方案能在乳腺癌的新辅助治疗、辅助治疗及解救治疗中获得更好的疗效。目前,多个包含 HER2 双靶向治疗方案的临床试验取得了较好的结果。在先前的针对转移性 HER2 阳性乳腺癌一线治疗的 CLEOPATRA 临床试验中,研究者已经证明帕妥珠单抗(PTZ)＋曲妥珠单抗(TRS)的双 HER2 靶向治疗联合多西他赛治疗和曲妥珠单抗联合多西他赛治疗相比能提高中位无进展生存时间[PTZ＋TRAS＋T(18.7 个月) vs. 安慰剂＋TRAS＋T(12.4 个月),$P<0.001$]和中位总生存期[PTZ＋TRAS＋T(56.5 个月) vs. 安慰剂＋TRAS＋T(40.8 个月),$P<0.001$]。EGF104900 研究中,研究者在 HER2 阳性、TRAS 治疗后进展的转移性乳腺癌中,对比拉帕替尼(LAP)＋TRAS 联合治疗和 LAP 单药治疗的疗效。结果显示 LAP＋TRAS 联合治疗的无进展生存期优于 LAP 单药组(12 周 vs. 8.1 周,$P=0.008$),双靶向治疗组的临床获益率也优于 LAP 单药组(24.7％ vs. 12.4 ％,$P=0.03$),总生存上双靶向组也有改善趋势。但对于曾使用过 TRAS 和内分泌治疗的 HER2＋/HR＋转移性乳腺癌患者,能否使用抗 HER2 双靶向药物联合内分泌治疗获得比单靶向药物联合内分泌治疗更好的疗效还未有大型的前瞻性随机对照Ⅲ期临床研究来证实。

ALTERNATIVE 临床试验的结果证实了在这个患者群体中,完全采用不包含化疗的抗 HER2 双靶向药物联合内分泌治疗也能取得相当好的疗效,并且该方案的安全性也较高。该研究的首要研究目标为中位无进展生存期,结果显示 LAP＋TRAS＋AI 组 PFS 优于 TRAS＋AI 组[11 个月 vs. 5.7 个月,$HR\ 0.62\ (0.45\sim0.88)$,$P=0.0064$],LAP＋AI 组 PFS 优于 TRAS＋AI 组[8.3 个月 vs. 5.7 个月,$HR\ 0.71\ (0.51\sim0.98)$,$P=0.0361$]。次要研究目标结果显示总体缓解率、中位缓解持续时间和临床获益率上,双靶向联合内分泌治疗组均显示出对于任一单靶向联合内分泌治疗的优势。

本研究抗 HER2 双靶向联合内分泌治疗方案表现出较高的安全性。3 组所有不良事件发生率,LAP＋TRAS＋AI 组为 92％,TRAS＋AI 组为 74％,LAP＋AI 组为 92％。最多的不良事件为腹泻、皮疹和恶心,且大多数为 1～2 级不良反应。3～4 级不良事件发生率 LAP＋TRAS＋AI 组为 34％,TRAS＋AI 组为 26％,LAP＋AI 组为 38％,3 组相似。而导致研究中断的不良事件发生率 LAP＋TRAS＋AI 组为 3％,TRAS＋AI 组为 6％,LAP＋AI 组为 9％,LAP＋TRAS＋AI 组更低。

综合疗效结果，该临床试验证明了双 HER2 靶向联合 ET 治疗在一线、二线治疗中的可行性。对于
HER2＋/HR＋、已使用过曲妥珠单抗和内分泌治疗后进展，无法耐受化疗的患者，可以使用 LAP＋
TRAS＋ET 的治疗方案。

　　该临床试验的亮点在于 HER2＋/HR＋转移性乳腺癌中使用完全不含化疗的抗 HER2 双靶向
联合内分泌治疗方案也能获得较好的疗效。此外，还提供了少有的双 HER2 靶向药物联合内分泌治
疗转移性乳腺癌的前瞻性研究结果。最新 NCCN 指南推荐 LAP＋TRAS 及 LAP＋卡培他滨作为曾
经使用过 TRAS 的 HER2 阳性复发转移性乳腺癌的治疗方案。但由于缺乏足够的临床试验结果支
持，尚没有使用 LAP/TRAS＋ET 的治疗方案，随着 ALTERNATIVE 临床试验结果的发表，未来可
能以此为依据增加该治疗方案。

　　本临床试验的不足之处在于患者入组存在不平衡，TRAS 联合 AI 组内脏转移较多，因此在次要
研究目标中各个结果均偏向于 LAP 联合 AI 组。同时，笔者也提到 LAP＋AI 组与 TRAS＋AI 比较
的 PFS 结果虽有统计学差异，但首要研究目的中并未纳入，没有检验效能。无法回答已使用过
TRAS 的患者，LAP 是否更好。另外，研究者没有设计(LAP＋TRAS) vs. (LAP＋TRAS＋ET)，以
及双靶向联合化疗组的疗效。不能证明双 HER2 靶向联合 ET 的对于单纯双靶向以及双靶向联合
化疗的优效性。

　　综上所述，该研究结果为曾使用过 TRAS 和内分泌治疗的 HER2＋/HR＋转移性乳腺癌患者提
供了除化疗以外的抗 HER2 双靶向联合内分泌治疗的新的方案选择，可能为指南提供循证医学证
据，进而改变未来的临床实践。该临床试验也启发我们在转移性乳腺癌中，多种靶向药物为主的治
疗方案的临床研究可能是未来临床试验的一个方向。此外，除了双靶向联合方案，未来的临床研究
还可以尝试不同次序序贯使用靶向药物的临床试验，以获得最优化，为患者带来更多生存获益的治
疗方案。

（专家解读一：空军军医大学西京医院　　薛　妍；专家解读二：上海交通大学医学院附属仁济医
院　　殷　凯　陆劲松）

参 考 文 献

[1]　Schettini F，Buono G，Cardalesi C，et al. Hor-mone
receptor/human epidermal growth factor re-ceptor
2-positive breast cancer：Where we are now and
where we are going. Cancer Treat Rev，2016，46.
20-26.

[2]　Rimawi M，Ferrero JM，Haba-Rodriguez J，et al.
Primary analysis of PERTAIN：A randomized,
two-arm，open-label，multicenter phase Ⅱ trial as-
sessing the efficacy and safety of pertuzumab giv-
en in combination with trastuzumab plus an aro-
matase inhibitor in first-line patients with HER2-
positive and hormone receptor-positive metastatic

or locally advanced breast cancer. Presented at the
San Antonio Breast Cancer Symposium，San Anto-
nio，TX，December 6-10，2016.

[3]　Johnston SRD，Hegg R，Im SA，et al. Phase Ⅲ,
randomized study of dual human epidermal growth
factor receptor 2（HER2）blockade with lapatinib
plus trastuzumab in combination with an aro-
matase inhibitor in postmenopausal women with
HER2-positive，hormone receptor-positive meta-
static breast cancer：ALTERNATIVE. J Clin On-
col，2018，10；36(8)；741-748.

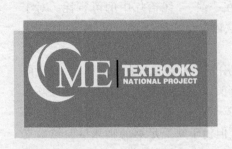

PHEREXA 研究：曲妥珠单抗+卡培他滨±帕妥珠单抗治疗曲妥珠单抗使用中或使用后进展的 HER2 阳性转移性乳腺癌的Ⅲ期临床试验

第50章

一、概　述

【文献来源】

Urruticoechea A, Rizwanullah M, Im SA, et al. Randomized phase Ⅲ trial of trastuzumab plus capecitabine with or without pertuzumab in patients with human epidermal growth factor receptor 2-positive metastatic breast cancer who experienced disease progression during or after trastuzumab-based therapy. J Clin Oncol, 2017, 35(26):3030-3038.

【研究背景】

在 HER2 阳性转移性乳腺癌患者中，使用含曲妥珠单抗的一线方案治疗过程中或治疗后出现进展，评估在曲妥珠单抗联合卡培他滨的二线治疗方案中加用帕妥珠单抗的疗效和安全性。

【入组条件】

1. 入组标准

(1)≥18 岁的女性转移性乳腺癌患者。

(2)HER2 免疫组化 3＋或 FISH 扩增。

(3)在使用含曲妥珠单抗的一线治疗中或治疗后出现病情进展。

(4)之前使用过含紫杉类的治疗方案。

(5)LVEF≥50％。

(6)ECOG＝0 分或 1 分。

2. 排除标准

(1)使用过卡培他滨或帕妥珠单抗。

(2)同时使用免疫治疗或内分泌治疗者。

(3)孕期或哺乳期乳腺癌患者。

(4)既往曲妥珠单抗使用中出现 LVEF 下降到 50％以下者。

(5)无法控制的中枢神经系统转移者。

(6)既往蒽环类药物使用的累积剂量达到相当于多柔比星 360mg/m² 水平。

(7)有充血性心力衰竭病史者。

(8)随机前的 6 个月内出现过心肌梗死者。

(9)胰岛素依赖型糖尿病患者。

(10)器官功能不佳者。

【试验设计】

1. 一项多中心、开放、随机的Ⅲ期临床试验。

2. 两组 1:1 随机。

3. 分层因素：有无中枢神经系统转移、有无可测量病灶、一线治疗中曲妥珠单抗的疗效。

4. 主要研究终点：独立审查机构评估的无进展生存(IRF PFS)。

5. 次要研究终点：研究者评估的无进展生存(INV PFS)、总生存(OS)、独立审查机构评估的疾病进展时间(IRF TTP)、IRF 评估的治疗失败时间、IRF/INV 评估的客观反应率/临床获益率(ORR/CBR)、安全性、耐受性等。

【试验流程】

PHEREXA 研究试验流程见图 50-1。

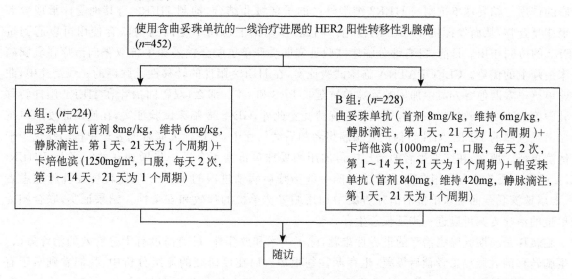

图 50-1　PHEREXA 研究试验流程

【结果】

1. IRF PFS　A 组和 B 组分别为 9.0 个月和 11.1 个月，两组无明显统计学差异(HR 0.82，95% CI 0.65~1.02，P=0.0731)。在亚组分析中发现，对于有中枢神经系统转移(HR 0.29,95% CI 0.15~0.60)、基线时有可测量病灶(HR 0.76,95% CI 0.60~0.96)、年龄<65 岁(HR 0.75，95% CI 0.59~0.96)、ER 或 PR 阴性(HR 0.72,95% CI 0.51~1.00)、有内脏转移(HR 0.76,95% CI 0.58~0.99)的患者，加用帕妥珠单抗组获益更明显。

2. OS　A 组和 B 组分别为 28.1 个月和 36.1 个月(HR 0.68,95% CI 0.51~0.90)。在亚组

分析中发现,对于有中枢神经系统转移(HR 0.28,95% CI 0.12~0.68)、基线时有可测量病灶(HR 0.68,95% CI 0.51~0.91)、一线曲妥珠单抗治疗效果较好(PR 或 CR)(HR 0.66,95% CI 0.46~0.94)、年龄＜65 岁(HR 0.61,95% CI 0.45~0.83)、ER 或 PR 阴性(HR 0.61,95% CI 0.41~0.92)、有内脏转移(HR 0.67,95% CI 0.48~0.92)的患者,加用帕妥珠单抗组获益更明显。

3. 安全性　对于常见的不良反应,A 组患者手足综合征、恶心、中性粒细胞减少等发生较多,B组患者腹泻、皮疹、鼻咽炎、失眠等发生较多。

【结论】

在一线曲妥珠单抗治疗后进展的 HER2 阳性转移性乳腺癌患者中,二线治疗使用曲妥珠单抗＋卡培他滨的方案同时联合帕妥珠单抗,虽然没有明显延长无进展生存,但是可以延长总生存。

二、专家解读

人类表皮生长因子受体家族是具有酪氨酸激酶活性的跨膜受体,成员包括 HER1(EGFR)、HER2、HER3、HER4,每个受体都有细胞外区、跨膜区、细胞内区这 3 个功能区,两个受体二聚化形成二聚体复合物是其发挥功能的基本条件。HER2 的细胞外区又分 4 个子区域,其中子区域 Ⅱ 是受体二聚化形成的关键区域。曲妥珠单抗和帕妥珠单抗均是抗 HER2 的单克隆抗体,其作用位点不同。曲妥珠单抗可以和 HER2 细胞外区的子区域 Ⅳ 结合,阻断信号向细胞内区传导,从而发挥抑制肿瘤的作用。帕妥珠单抗则与 HER2 细胞外区的子区域 Ⅱ 结合,抑制 HER2 与其他受体形成异源二聚体复合物,从而发挥抗 HER2 的作用。因此,在理论上这两个靶向药物联合使用可以起到抗HER2 的协同作用。目前,已有部分临床试验证实曲妥珠单抗联合帕妥珠单抗双靶向治疗在乳腺癌临床治疗上的优势。CLEOPATRA 临床试验证实,在 HER2 阳性的转移性乳腺癌的一线治疗中,曲妥珠单抗＋多西他赛方案中加用帕妥珠单抗延长 PFS 和 OS。那么,双靶向治疗在 HER2 阳性转移性乳腺癌的二线解救治疗中又有什么样的优势呢？此外,GBG 26 临床试验证实,在使用曲妥珠单抗治疗出现进展的 HER2 阳性转移性乳腺癌患者的后续治疗中,卡培他滨联合曲妥珠单抗治疗优于卡培他滨单药。那么,在该类患者的治疗中再加用帕妥珠单抗会不会进一步增加获益？综上,PHER-EXA 研究主要关注在使用含曲妥珠单抗的一线治疗后病情进展的 HER2 阳性转移性乳腺癌患者中,卡培他滨联合曲妥珠单抗的治疗方案中加用帕妥珠单抗的疗效和安全性。结果证实,联合帕妥珠单抗的治疗方案可以进一步延长总生存。

脑转移是晚期乳腺癌治疗的世界性难题,除了手术和放疗外,目前尚没有十分有效的治疗方法。发生脑转移的乳腺癌患者预后极差,生存期往往很短。而在该研究的亚组分析中,我们看到对于有中枢神经系统转移的患者,联合帕妥珠单抗的治疗在生存上的获益更明显,不论是 PFS 还是 OS。这一结果让我们十分欣喜和感兴趣。虽然其中的具体机制尚不明了,但也为 HER2 阳性乳腺癌脑转移患者带来了一丝希望的曙光。

目前已有几项关于曲妥珠单抗联合帕妥珠单抗双靶向治疗乳腺癌的大型临床研究。在解救治疗方面,CLEOPATRA 研究是一项Ⅲ期临床试验,研究证实,在 HER2 阳性转移性乳腺癌的一线治疗中,曲妥珠单抗联合多西他赛方案中加用帕妥珠单抗可以进一步提高生存获益(中位随访 50 个月,两组 PFS 分别为 18.7 个月和 12.4 个月,两组 OS 分别为 56.5 个月和 40.8 个月)。我们发现,与 PHEREXA 研究的结果相比,CLEOPATRA 研究的结果中两组差异更明显。分析其中的可能原因,首先入组标准不同,CLEOPATRA 研究的是一线治疗,而 PHEREXA 研究关注的是二线治疗。其次,随访时间上 CLEOPATRA 研究要更久。此外,在入组患者基线方面,CLEOPATRA 研究中内脏转移和激素受体阴性的患者更多,而在两个研究的亚组分析中均显示,有内脏转移的患者和激素受体阴性的患者联合帕妥珠单抗的疗效优势更明显，这也可能在一定程度上影响总体的研究结果。

在辅助治疗方面，Ⅲ期临床试验 APHINITY 研究证实，在淋巴结阳性或淋巴结阴性的高危 HER2 阳性乳腺癌的辅助治疗中，标准辅助化疗联合曲妥珠单抗的治疗方案中加用帕妥珠单抗，可以改善患者生存。在新辅助治疗方面，Ⅱ期临床试验 NeoSphere 研究证实，在局部晚期、炎性、早期 HER2 阳性乳腺癌的新辅助治疗中，多西他赛联合曲妥珠单抗的治疗方案中加用帕妥珠单抗可以提高患者的病理完全缓解率，并在生存方面体现出一定优势。

根据 PHEREXA 研究的结果，对于一线曲妥珠单抗治疗进展的 HER2 阳性晚期乳腺癌，可考虑帕妥珠单抗＋曲妥珠单抗的双靶向治疗。另外，对于有中枢神经系统转移的 HER2 阳性乳腺癌患者，曲妥珠单抗联合帕妥珠单抗的双靶向治疗可能具有一定优势。

如前所述，该研究的亚组分析显示，对中枢神经系统转移的 HER2 阳性乳腺癌患者，曲妥珠单抗联合帕妥珠单抗双靶向治疗的生存优势更明显，这为 HER2 阳性乳腺癌脑转移患者的治疗提供了新的临床证据。但其中的具体作用机制尚不清楚，亟待后续更加深入的基础试验和临床研究来进一步解释和证实。

（上海交通大学医学院附属仁济医院　王　岩　陆劲松）

参 考 文 献

[1] Von MG, Procter M, De AE, et al. Adjuvant pertuzumab and trastuzumab in early HER2-positive breast cancer. N Engl J Med, 2017, 377(2): 122-131.

[2] Gianni L, Pienkowski T, Im YH, et al. 5-year analysis of neoadjuvant pertuzumab and trastuzumab in patients with locally advanced, inflammatory, or early-stage HER2-positive breast cancer (NeoSphere): a multicentre, open-label, phase 2 randomised trial. The Lancet Oncology, 2016, 17(6): 791-800.

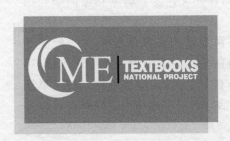

MA.31 亚研究:细胞毒肿瘤浸润淋巴细胞在转移性人类表皮生长因子受体2(HER2)阳性乳腺癌疗效预测中的作用

第 51 章

一、概　述

【文献来源】

1. Gelmon KA,Boyle FM,Kaufman B,et al. Lapatinib or trastuzumab plus taxane therapy for human epidermal growth factor receptor 2-positive advanced breast cancer:final results of NCIC CTG MA.31. J Clin Oncol,2015,33(14):1574-1583.

2. Liu S,Chen B,Burugu S,et al. Role of cytotoxic tumor-infiltrating lymphocytes in predicting outcomes in metastatic HER2-positive breast cancer:A secondary analysis of a randomized clinical trial. JAMA Oncol,2017,3(11):e172085.

【研究背景】

MA.31 临床试验的主要目的是评价拉帕替尼联合紫杉醇对比曲妥珠单抗联合紫杉类在 HER2 阳性转移性乳腺癌一线治疗中的有效性及安全性。结果发现拉帕替尼联合紫杉醇与曲妥珠单抗联合紫杉类相比,拉帕替尼联合紫杉醇组无进展生存期(PFS)更短、毒性反应更多。本亚研究旨在研究肿瘤浸润淋巴细胞(TILs),尤其是细胞毒性 $CD8^+$ T 细胞在 HER2 阳性转移性乳腺癌患者中随机使用曲妥珠单抗联合紫杉醇或拉帕替尼联合紫杉醇治疗时的疗效预测作用。

【入组条件】

1. HER2 阳性转移性乳腺癌患者。

2. ECOG 评分 0~2 分。

3. 既往没有针对复发或晚期疾病使用过细胞毒类药物或生物制剂。

4. 左心室射血分数(LVEF)≥50%。

5. 具有 RECIST 1.0 标准定义的可测量或不可测量病灶。

6. 没有重大终末期器官疾病。

7. 允许在新辅助治疗或辅助治疗期间使用抗 HER2 和(或)紫杉类药物,但必须在随机化前 12

个月以上使用最后一次剂量。

8. 允许既往接受过内分泌治疗或放疗,但必须已经停止至少2周。

9. 随机化前4周之内必须进行过脑CT或MRI检查。

10. 脑转移患者除外。

【试验设计】

1. 预设首要目标:评估细胞毒CD8$^+$TILs对于曲妥珠单抗对比拉帕替尼治疗无进展生存(PFS)的预测价值。

2. 预设次要目标:评估预后,评估HE染色TIL计数,以及FOXP3、PD-1和CD56表达水平的预后及预测作用。

【试验流程】

MA. 31亚研究试验流程见图51-1。

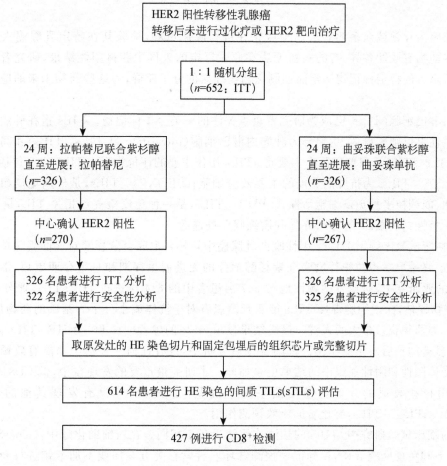

图51-1　MA. 31亚研究试验流程

【结果】

647名接受治疗的患者中有614例进行HE染色的间质TILs(sTILs)评估,427例进行CD8$^+$

检测。

1. 35％的患者（215 例）为 HE sTILs 计数＞5％（高计数），但没有显著的预后及预测作用。

2. 单因素分层分析发现 CD8$^+$ sTILs 计数对疾病进展风险有显著的预测作用。与曲妥珠单抗组相比，拉帕替尼组在 CD8$^+$ sTILs 低计数患者（$P＝0.003$）中比在高计数患者（$P＝0.02$）中具有更高的疾病进展风险。这一差异在预设的分层逐步多因素 Cox 回归分析中得到验证（交互作用 $P＝0.04$），提示如果原发灶活检标本中发现 CD8$^+$ sTILs 低计数，则患者对拉帕替尼治疗的效果较差。

3. 其他免疫组化标记物没有预后和预测作用。

【结论】

低水平的细胞毒 sTIL（CD8$^+$）能预测转移性乳腺癌患者接受曲妥珠单抗治疗的获益比接受拉帕替尼治疗的获益更大。

在临床上建立细胞毒 T 细胞浸润的标准化评估，可能对预测抗体为基础药物的疗效有价值。

二、专家解读

目前乳腺癌治疗领域众多的新药已经或正在进行临床试验，检验其在特定乳腺癌人群中的疗效。尽管这些药物有效性各异，有的药物无法在原先界定的人群中获得阳性结果，研究者仍试图通过回顾性分析患者的特定标记物探索能预测该药物疗效的分子亚群，为这些药物未来的应用探索进一步的方向。

肿瘤浸润淋巴细胞（TILs）已成为研究者重点关注的一类分子标记物。TILs 指在肿瘤局部组织中浸润的异质性淋巴细胞群体，主要分为肿瘤内淋巴细胞（intratumoral TILs，iTILs）和间质淋巴细胞（stromal TILs，sTILs），目前国际上主要将 sTILs 用作主要的评价指标。TILs 主要包括如下淋巴细胞亚群：①CD8$^+$ TILs，为抗肿瘤免疫的主要效应细胞；②FOXP3$^+$ TILs，是外周免疫耐受相关的潜在媒介细胞，能调控多种免疫细胞活性；③PD-1$^+$ TILs，是一种免疫检查点相关 TIL，是 T 淋巴细胞活化过程中负性共刺激因子，参与介导肿瘤细胞免疫逃逸。

MA.31 临床试验比较了 HER2 阳性晚期乳腺癌中拉帕替尼联合紫杉醇对比曲妥珠单抗联合紫杉醇的疗效，最终结果发现拉帕替尼联合紫杉醇治疗的无进展生存期和总生存期更短，毒性反应更多。MA.31 的亚研究中，研究者回顾性地对 647 名患者中的 614 例进行 HE sTILs 评分，427 例进行 CD8$^+$ 标记物评估，探索细胞毒性 TILs 能否预测患者对于抗体或小分子为基础的药物反应，鉴别出能从其中一类药物获益最大的人群。最终结果显示，35％的患者（215 例）为 HE sTILs 高计数（＞5％），但没有显著的预后及预测作用。单因素预后分析中，没有任何一种标记物能有效预测患者预后。在激素受体阳性和阴性亚组中的结果也是如此。本研究最重要的发现在于，低 CD8$^+$ sTILs 水平能预测使用拉帕替尼的疗效比使用曲妥珠单抗差。此外，研究没有发现其他的免疫细胞（FOXP3$^+$ TILs，PD-1$^+$ TILs）有显著的疗效预测作用。

在既往的临床试验研究中，TILs 的预测作用结果各不相同。在新辅助化疗中，GeparSixto 研究发现，TIL 水平和免疫反应 mRNA 标记物预测蒽环联合紫杉类方案加或不加卡铂进行新辅助化疗时的 pCR 率。早期乳腺癌抗 HER2 靶向治疗中的预测结果不一致，在 FinHER Ⅲ期研究中，曲妥珠单抗治疗后连续 TIL 计数增多与远处转移率降低显著相关。而 neoALLTO 研究中，HE 染色 TIL 和免疫标记物能预测预后，但对于拉帕替尼、曲妥珠单抗及两药联合的疗效均无显著预测作用。N9831 研究发现 TIL 计数只在化疗组中对无复发生存有预测作用，但与曲妥珠单抗组的预后无关。

本研究的意义在于在转移性 HER2 阳性乳腺癌中评估 TILs 对于使用抗体为基础或小分子为基础药物的两组患者的预后及疗效预测作用。但本研究仅发现了能预测曲妥珠单抗疗效更好亚群的免疫标记物，并没有发现能够预测拉帕替尼疗效强于曲妥珠单抗的分子标记物，因此本研究的意义有限。和本研究纳入患者群体相似的是CLEOPATRA研究，同样在HER2阳性转移性乳腺癌患者中，该研究对比的两组均使用以抗体为基础的靶向药物（曲妥珠单抗和帕妥珠单抗）作为一线治疗。尽管研究者没有发现TIL计数的疗效预测作用，但发现TIL计数较高与更好预后相关，但也仅和次要研究终点总生存相关，而非首要研究终点无进展生存期。

本研究的亮点在于发现转移性乳腺癌中，TIL计数的预后作用比早期乳腺癌中的预后作用小，此结果和CLEOPATRA研究一致；此外，两个研究的结果还共同提示转移性乳腺癌患者的平均TIL计数少于早期乳腺癌中的TIL计数。在讨论中，研究者认为本研究中CD8$^+$ sTILs水平较低患者的肿瘤可能不能引起免疫反应，其中一些患者的肿瘤可能维持着不完整免疫逃逸表型，因此，除了抗HER2信号通路作用外，曲妥珠单抗增强抗体依赖细胞介导的细胞毒性，增强抗肿瘤T细胞反应。这种免疫诱导作用可能起到一定的作用，最终显示出更优于拉帕替尼的疗效。这个理论提示在未来比较其他小分子为基础的药物与抗体为基础的药物疗效时，或可通过检测原发灶内TIL水平判断更适合使用以抗体为基础药物治疗的人群，避免出现类似的阴性结果。

本研究的局限性在于其回顾性研究的本质无法提供1类证据，仍无法得出TIL在转移性HER2阳性患者中的预后及疗效预测作用的定论，需要其他相似研究结果进一步验证。本研究中免疫标记物评估都采用原发肿瘤组织，而转移病灶的组织无法获得，不能完全说明转移后病灶的免疫细胞状态。MA.31入组患者混杂了复发和转移疾病；标本混合了组织芯片和病理切片，后者又包括手术切除标本和活检标本。这些混杂因素都可能对结果的准确性造成影响。

（上海交通大学医学院附属仁济医院　殷　凯　殷文瑾　陆劲松）

参 考 文 献

[1] Stanton SE, Adams S, Disis ML. Variation in the incidence and magnitude of tumor-infiltrating lymphocytes in breast cancer subtypes: A systematic review. JAMA Oncol, 2016, 2(10): 1354-1360.

[2] Liu S, Chen B, Burugu S, et al. Role of cytotoxic tumor-infiltrating lymphocytes in predicting outcomes in metastatic HER2-positive breast cancer: A secondary analysis of a randomized clinical trial. JAMA Oncol, 2017: e172085.

[3] Fumagalli D, Venet D, Ignatiadis M, et al. RNA sequencing to predict response to neoadjuvant anti-HER2 therapy: A secondary analysis of the NeoALTTO randomized clinical trial. JAMA On-col, 2016.

[4] Perez EA, Ballman KV, Tenner KS, et al. Association of stromal tumor-infiltrating lymphocytes with recurrence-free survival in the N9831 adjuvant trial in patients with early-stage HER2-positive breast cancer. JAMA Oncol, 2016, 2(1): 56-64.

[5] Luen SJ, Salgado R, Fox S, et al. Tumour-infiltrating lymphocytes in advanced HER2-positive breast cancer treated with pertuzumab or placebo in addition to trastuzumab and docetaxel: a retrospective analysis of the CLEOPATRA study. The Lancet Oncology, 2017, 18(1): 52-62.

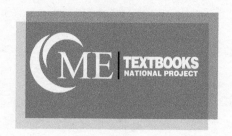

第十篇

乳腺癌晚期解救非HER2靶向治疗相关重大临床试验解读

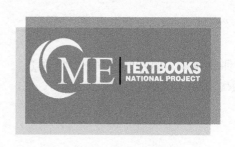

MONARCH3 研究：CDK4/6 抑制剂阿贝西利联合非甾体芳香化酶抑制剂作为绝经后 HR＋、HER2－晚期或转移性乳腺癌患者一线治疗方案的疗效研究

第52章

一、概　述

【文献来源】

Goetz MP，Toi M，Campone M，et al. MONARCH 3：abemaciclib as initial therapy for advanced breast cancer. J Clin Oncol，2017，35(32)：3638-3646.

【研究背景】

　　CDK4/6 是细胞周期的关键调节因子，能够诱导细胞周期从 G_1 期向 S 期转变。临床前研究发现，CDK4/6 抑制剂与内分泌药物联用，能协同抑制 ER＋乳腺癌细胞的生长。本试验旨在评估非甾体芳香化酶抑制剂(NSAIS)联合阿贝西利治疗作为晚期或转移性乳腺癌患者一线治疗方案的安全性和有效性。

【入组条件】

　　1. 入组标准

　　(1)HR＋、HER2－的复发或转移的绝经后乳腺癌患者。

　　(2)既往未接受过系统性治疗者。

　　(3)既往接受过新辅助内分泌治疗或辅助内分泌治疗，内分泌治疗结束后至疾病进展之间的 DFS＞12 个月。

　　(4)有可测量病灶或仅有骨转移灶。

　　(5)ECOG 评分≤1 分。

　　2. 排除标准　包括内脏危象，癌性淋巴管炎，软脑膜转移癌，中枢神经系统转移，炎性乳腺癌，既往使用过依维莫司或 CDK4/6 抑制剂治疗。

【试验设计】

　　1. 一项多中心、双盲、安慰剂对照的Ⅲ期临床试验。

2．主要研究终点：研究者评定的无进展生存期（PFS）。

3．次要研究终点：总生存（OS）、客观反应率（ORR）、缓解持续时间（DoR）、临床获益率（CBR）及安全性。

4．采用意向性分析：治疗组达到 $HR \leqslant 0.67$ 需要的终点事件数为 240 例（80％检验效能，单边 $\alpha = 0.025$）。中期分析需达到 189 例事件数，阳性结果判定需 $HR < 0.56$，双边检验 $P < 0.000\ 5$。

【试验流程】

MONARCH3 研究试验流程见图 52-1。

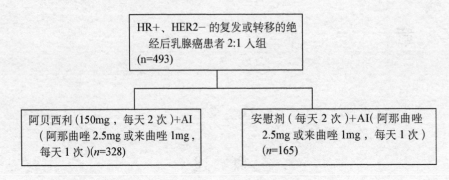

图 52-1　MONARCH3 研究试验流程

【结果】

1．无进展生存（PFS）　共计发生 194 例事件数，治疗组（阿贝西利 ＋ AIs）的中位 PFS 未达到，对比安慰组的 14.7 个月（安慰剂 ＋ AIs），PFS 显著延长（$HR\ 0.54$，95％$CI\ 0.41 \sim 0.72$，$P = 0.000\ 021$）。

2．探索性分析亚组的 PFS　无治疗间隔时间（辅助内分泌治疗结束时间至入组开始治疗的时间）TFI＜36 个月，治疗组 PFS 较安慰剂组延长，尚未达到中位 PFS，安慰剂组中位 PFS 为 9.0 个月（$HR\ 0.48$，95％$CI\ 0.25 \sim 0.91$）。TFI≥36 个月的患者两组均未达到中位 PFS（$HR\ 0.83$，95％$CI\ 0.46 \sim 1.52$）。肝转移组（治疗组 15 个月 vs. 安慰剂组 7.2 个月，$HR\ 0.47$，95％$CI\ 0.25 \sim 0.87$）及无肝转移组（治疗组 未达到 vs. 安慰剂组 15.4 个月，$HR\ 0.57$，95％$CI\ 0.41 \sim 0.78$）均能从阿贝西利联合治疗中获益。

3．客观缓解率　治疗组（阿贝西利 ＋ AIs）显著改善 ORR（48.2％ vs. 34.5％，$P = 0.002$）；在可测量病灶患者中为 59.2％ vs. 43.8％（$P = 0.004$）。

4．不良反应（AEs，所有级别）　治疗组（阿贝西利 ＋ AIs 组）比安慰剂 ＋ AIs 组的最常见不良反应为腹泻（81.3％ vs. 29.8％）、中性粒细胞减少（41.3％ vs. 1.9％）、乏力（40.0％ vs. 31.7％）、恶心（38.5％ vs. 19.9％），感染（39.1％ vs. 28.6％）。

【结论】

阿贝西利 ＋ AIs 用于 HR＋、HER2－，绝经后晚期乳腺癌患者的一线治疗，对比安慰剂 ＋ AIs 方案，可以显著延长 PFS，提高 ORR。在各个亚组的患者中均可观察到阿贝西利的疗效。

探索性分析显示，无治疗间隔时间（treatment-free interval，TFI）较短，或有内脏转移的患者从阿贝西利 ＋ AIs 联合方案中获益更多；而对于 TFI 较长或仅有骨转移的患者，单药内分泌治疗可能是比较合适的一线治疗方案。

阿贝西利＋AIs 联合持续给药方案的耐受性较好,主要不良反应为腹泻、中性粒细胞减少、乏力和恶心。

二、专家解读一

MONARCH 3 是一项 CDK4/6 抑制剂阿贝西利一线治疗 HR＋/HER2－转移性乳腺癌的Ⅲ期、多中心、双盲、随机对照研究。该研究针对 HR＋/HER2－绝经后、复发转移后未接受过系统治疗,无疾病间期从完成辅助内分泌治疗后＞12 个月的晚期乳腺癌,2:1比例随机予以阿贝西利联合 NSAI,或者安慰剂联合 NSAI(79.1％来曲唑,19.9％阿那曲唑)。主要终点为研究者评估的 PFS。次要研究终点为 OS、ORR 和安全性。随机分层因素有转移部位(内脏、仅骨转移、其他)和之前的内分泌治疗(AI、无内分泌治疗、其他)。中位随访 17.8 个月即达到主要研究终点。该研究是第 3 个 CDK4/6 抑制剂联合 NSAI 一线治疗 HR＋/HER2－绝经后转移性乳腺癌显著延长 PFS(中位 *NR* vs. 14.7 个月,*HR* 0.54)、提高 ORR(可测量病灶 59.2％ vs. 43.8％)的临床研究。与另外两个 CDK4/6 抑制剂帕博西尼和瑞博西尼的临床试验 PALOMA-2、MONALEESA-2 设计相似,结果一致。全面确定了 CDK4/6 抑制剂联合 NSAI 在 HR＋/HER2－转移性乳腺癌一线内分泌治疗的优势,联合内分泌治疗模式越来越得到认可和高度关注。

目前面临的挑战主要来自于 CDK4/6 抑制剂长期用药疗效与安全性,目前没有 OS 数据,以及对优势人群的探索和差异化治疗。阿贝西利与其他 CDK4/6 抑制剂的不良反应有所差别,G3~4 级中性粒细胞减少发生率显著下降,G1 级腹泻发生率显著升高,耐受性良好。由于 CDK4/6 疗效预测的生物标记物研究一直未有突破,MONARCH 3 在不同临床特征的亚组分析中取得了非常值得关注的结果。阿贝西利在各亚组中的疗效一致,但探索性亚组分析显示预后较差的亚组更能从阿贝西利中获益,如无治疗间期短、近期接受 AI 治疗后复发;内脏转移(肝);高分级的患者。而无复发间期长或仅骨转移、低分级或低侵袭性的患者,单药内分泌治疗可能是更为合适的一线治疗方案。此亚组分析结果对于临床筛选优势人群治疗、提高疗效、避免 CDK4/6 抑制剂的不良反应,均有重大的指导意义。未来多个临床研究的 Meta 分析及总生存数据的结果回报,将对临床实践和指南提供更多证据支持。

三、专家解读二

对于绝经后激素受体阳性、HER2 阴性的晚期乳腺癌患者,芳香化酶抑制剂是目前主要的治疗方案。CDK4/6 是细胞周期的关键调节因子之一,能够诱导细胞周期从 G_1 期向 S 期转变。目前有三大 CDK4/6*抑制剂,即帕博西尼、瑞博西尼或阿贝西利。既往研究显示,在 HR＋、HER2－的绝经后晚期乳腺癌患者的二线及二线以上的治疗中,芳香化酶抑制剂联合 CDK4/6 抑制剂较内分泌单药获益更多。

MONARCH3 是一项全球多中心、双盲、随机对照的Ⅲ期临床试验,旨在评估绝经后 HR＋,HER2－晚期或转移性乳腺癌患者,使用非甾体类芳香化酶抑制剂联合 CDK4/6 抑制剂阿贝西利治疗作为一线治疗方案的安全性和有效性。在 2017 年 10 月发表在 *JCO* 杂志上的中期分析结果显示,阿贝西利联合来曲唑或阿那曲唑用于 HR＋、HER2－,绝经后晚期乳腺癌患者一线治疗,对比内分泌单药,可以显著延长 PFS[*HR* 0.54(0.41~0.72),*P*＝0.000 021],预后较差的亚组更能从联合方案中获益。安全性分析显示阿贝西利联合 AIs 治疗方案具有良好的耐受性。

与 MONARCH3 相似的临床试验还有 PALOMA-2 试验和 MONALESSA-2,后两者分别比较了帕博西尼和瑞博西尼联合来曲唑对比来曲唑单药一线治疗的疗效,结果均显示出联合治疗组较内分泌治疗单药组有更好的 PFS 和 ORR。3 项临床试验的入组条件相同,试验设计略有区别:一是内分泌治疗药物的选择有所不同,MONARCH3 试验中的药物有来曲唑或阿那曲唑,而 PALOMA-2 和 MONALESSA-2 的内分泌药物仅为来曲唑;二是 CDK4/6 抑制剂和给药方式不同,阿贝西利为连续给药,帕博西尼和瑞博西尼则是用 3 周停 1 周。3 项试验的结果均观察 PFS 和 ORR 的改善,但也均未得到 OS 结果。在不良反应上,阿贝西利较帕博西尼或瑞博西尼在血液系统的不良反应发生率更低。

在二线治疗中,MONARCH2 试验、PALOMA-3 试验、MONALEESA-3 试验分别探索阿贝西利、帕博西尼和瑞博西尼 3 种 CDK4/6 抑制剂的疗效,且得到一致的结果。3 项试验入组了 HR＋、HER2－晚期或转移性乳腺癌且内分泌治疗耐药的患者,比较氟维司群±CDK4/6 抑制剂的疗效,结果均表明 CDK4/6 抑制剂能够显著延长 PFS,*HR* 为 0.5～0.6。

CDK4/6 抑制剂在治疗激素受体阳性的进展性乳腺癌中的治疗作用已得到多项临床数据支持,为乳腺癌患者提供了新的治疗方案。目前也有多项进行中的临床研究,评估其在其他乳腺癌患者的治疗效果。同样,也需要更多的研究和分析,帮助筛选从 CDK4/6 抑制剂获益更多的亚组,进一步实现个体化治疗。

(专家解读一:天津医科大学肿瘤医院　郝春芳;专家解读二:上海交通大学医学院附属仁济医院　孙　璐　殷　凯　殷文瑾　陆劲松)

参 考 文 献

[1] Hortobagyi GN,Stemmer SM,Burris HA,et al. Ribociclib as first-line therapy for HR-positive, advanced breast cancer. N Engl J Med,2016,375 (18):1738-1748.

[2] Finn RS,Martin M,Rugo HS,et al. Palbociclib and letrozole in advanced breast cancer. N Engl J Med,2016,375(20):1925-1936.

[3] Sledge GW,Toi M,Neven P,et al. MONARCH 2: abemaciclib in combination with fulvestrant in women with HR＋/HER2-advanced breast cancer who had progressed while receiving endocrine therapy. J Clin Oncol,2017,35(25):2875-2884.

[4] Cristofanilli M,Turner NC,Bondarenko I,et al. Fulvestrant plus palbociclib versus fulvestrant plus placebo for treatment of hormone-receptor-positive,HER2-negative metastatic breast cancer that progressed on previous endocrine therapy (PALOMA-3):final analysis of the multicentre, double-blind,phase 3 randomised controlled trial. Lancet Oncol,2016,17(4):425-439.

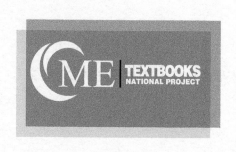

第53章 BELLE-2 研究：PI3K 激酶抑制剂 buparlisib 联合氟维司群对比安慰剂联合氟维司群在激素受体(HR)阳性、人类表皮生长因子受体2(HER2)阴性的晚期乳腺癌中的疗效研究

一、概　述

【文献来源】

Baselga J,Im SA,IwataH,et al. buparlisib plus fulvestrant versus placebo plus fulvestrant in postmenopausal,hormone receptor-positive,HER2-negative,advanced breast cancer（BELLE-2）：a randomised,double-blind,placebo-controlled,phase 3 trial. Lancet Oncol,2017,18(7)：904-916.

【研究背景】

本试验旨在研究在芳香化酶抑制剂(AIs)耐药的局部晚期或转移性激素受体阳性 HER2 阴性的乳腺癌患者中,PI3K 激酶抑制剂 buparlisib 联合氟维司群对比单药氟维司群的疗效。

【入组条件】

1. 入组标准

(1)经组织学证实的 HR＋/HER2－绝经后乳腺癌患者。

(2)辅助治疗阶段使用芳香化酶抑制剂 12 个月内复发患者、局部晚期或转移性乳腺癌使用 AIs 治疗中进展的患者。

(3)不可手术的局部晚期或转移性乳腺癌患者。

(4)≤1 次针对进展疾病进行化疗者。

(5)有可测量病灶或有不可评估的溶骨性或混合型骨病变患者。

(6)足够的骨髓和肝功能、肾功能储备。

(7)ECOG≤2 分。

(8)预期寿命超过 20 个月。

2. 排除标准　既往接受过氟维司群或 PI3K-AKT-mTOR 抑制剂治疗,进展期使用多线化疗,中枢神经系统转移,抑郁症、双向情感障碍、强迫症、精神分裂症、自杀倾向以及其他精神疾病(通过问卷评估)的患者。

【试验设计】

1. 一项随机、双盲、安慰剂对照的Ⅲ期临床试验。

2. 1:1随机分配,接受氟维司群＋buparlisib 或氟维司群＋安慰剂治疗,直至肿瘤进展或不可耐受的不良反应或其他任何原因不能继续使用药物。

3. 按照肿瘤组织中 PI3K 通路活性状态(激活 vs. 未激活 vs. 未知)及内脏转移状态(有 vs. 无)分层。

4. 由中心实验室通过测序检测 PIK3CA 基因突变及免疫组化方法检测 PTEN 蛋白的表达缺失来判断 PI3K 通路活性状态,使用 BEAMing 技术检测 CtDNA 中 PIK3CA 突变情况。

5. 统计方法:主要研究组(PI3K 通路状态已知)达到 HR≤0.67 需要的终点事件数为 589 例(检验效能 91.8%,单侧检验 $\alpha=0.02$);PI3K 通路激活组达到 HR≤0.60 需要终点事件数为 230 例(检验效能 93.6%,单侧检验 $\alpha=0.01$)。

6. 主要研究终点:总人群的无进展生存期(PFS)、主要人群 PFS(不包括 PI3K 状态未知人群)以及 PI3K 通路激活组的 PFS。

7. 次要研究终点:总生存期(OS),总反应率(ORR),临床获益率(CBR),生活质量和安全性。

8. 探索性研究终点:不同 CtDNA 的 PIK3CA 突变状态的 PFS。

【试验流程】

BELLE-2 研究试验流程见图 53-1。

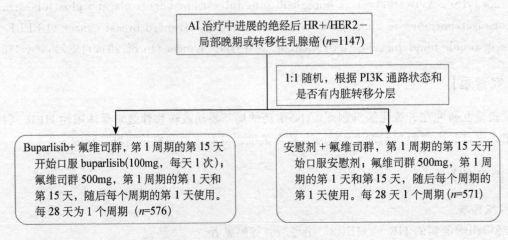

AI 治疗中进展的绝经后 HR+/HER2−
局部晚期或转移性乳腺癌(n=1147)

1:1 随机,根据 PI3K 通路状态和
是否有内脏转移分层

Buparlisib+ 氟维司群,第 1 周期的第 15 天开始口服 buparlisib(100mg, 每天 1 次);氟维司群 500mg, 第 1 周期的第 1 天和第 15 天, 随后每个周期的第 1 天使用。每 28 天为 1 个周期 (n=576)

安慰剂 + 氟维司群,第 1 周期的第 15 天开始口服安慰剂;氟维司群 500mg, 第 1 周期的第 1 天和第 15 天, 随后每个周期的第 1 天使用。每 28 天 1 个周期(n=571)

图 53-1　BELLE-2 研究试验流程

【结果】

1. 在总人群中,buparlisib 联合氟维司群可以显著改善 PFS(HR 0.78,95%CI 0.69~0.89,单侧检验 $P=0.000\ 21$)。

2. 在 PI3K 激活组,联合组有改善 PFS 的趋势(HR 0.76,95%CI 0.60~0.97,单侧检验 $P=0.014$,研究设定单侧检验 $P<0.01$ 才有统计学意义)。

3. 在 CtDNA PIK3CA 突变患者中,联合组显著改善 PFS(HR 0.58,95%CI 0.41~0.82,单侧检验 $P=0.000\ 1$)。

4. 在 CtDNA PIK3CA 未突变患者中，联合组和氟维司群单药组的 PFS 相似(*HR* 1.02,95%
CI 0.79~1.30,*P*=0.557)。

5. 中位随访时间 37.6 个月，在总人群中，联合组有改善 OS 的倾向(*HR* 0.87,95%*CI* 0.74~
1.02,*P*=0.045)。

6. 安全性分析显示联合组不良事件发生率较单药组高，主要 3~4 级不良事件为高血糖(15%
vs. <1%)，ALT 升高(26% vs. 1%)，AST 升高(18% vs. 3%)，腹泻(4% vs. 1%)以及抑郁(5%
vs. <1%)。

【结论】

1. buparlisib 联合氟维司群可以显著延长 AIs 耐药 HR+/HER2-绝经后晚期乳腺癌患者的
PFS。

2. CtDNA 检测 PIK3CA 突变的患者中联合组可以显著改善 PFS。

3. 总人群中，联合组有改善 OS 的趋势。

二、专家解读

内分泌治疗耐药是目前激素受体阳性乳腺癌治疗的棘手问题，如何逆转耐药提高内分泌治疗的
疗效是目前研究的重点。研究发现 PI3K/AKT/mTOR 通路的激活是内分泌耐药的重要机制之一，
因此抑制该通路可能逆转内分泌治疗耐药，提高治疗疗效。

临床前期研究发现 PI3K 激酶抑制剂可以显著增强雌激素受体(ER)拮抗药的抗肿瘤作用。因
此双重阻断 PI3K 激酶以及 ER 通路可能可以恢复内分泌治疗的敏感性。buparlisib 是一种口服的、
泛 PI3K 激酶抑制剂，它可以抑制 I 类 PI3K 激酶所有亚型(α、β、γ 和 δ)。Belle2 临床研究是评估绝
经后激素受体阳性、HER2 阴性并且芳香化酶抑制剂耐药的晚期乳腺癌患者中，联合应用 buparlisib
和氟维司群对比单药氟维司群的疗效及安全性的随机双盲Ⅲ期临床试验，并且按照肿瘤组织中的
PI3K 通路状态以及是否有内脏转移进行分层。研究发现，联合组可以显著延长患者的无进展生存
期(PFS)(*HR* 0.78,95%*CI* 0.69~0.89,*P*=0.000 21)。在 PI3K 通路激活组，联合组有改善 PFS
的趋势(*HR* 0.76,95%*CI* 0.60~0.97,*P*=0.014)(研究设置的单侧检验 *P* 值要<0.01 才有统计
学意义)。本研究一个突出的亮点就是液体活检技术的应用，该试验中检测了 587 名患者的 CtDNA
中 PIK3CA 的突变情况，结果发现，在 PIK3CA 突变的患者中，联合组显著改善 PFS(*HR* 0.58,95%
CI 0.41~0.82,*P*=0.000 1)，而在 PIK3CA 未突变患者中，联合组和单药组的 PFS 相似(*HR*
1.02,95%*CI* 0.79~1.30,*P*=0.557)。由于肿瘤存在异质性，因此检测患者循环肿瘤细胞中的
CtDNA 表达，可全面地反映肿瘤细胞的遗传学特性。而且 CtDNA 的检测仅需要少量的外周血即
可，避免了创伤大的组织活检，并且可以多次取样，可以动态地监测肿瘤的发展以及治疗的效果。

目前有多项 PI3K 激酶抑制的临床研究正在进行中。BELLE-3 研究是一项评估绝经后激素受
体阳性、HER2 阴性，并且 mTOR 抑制剂耐药的晚期乳腺癌患者中，联合应用 buparlisib 和氟维斯群
的疗效和安全性的随机、双盲、安慰剂对照的Ⅲ期临床研究。结果显示，联合组可以显著改善患者的
中位 PFS 时间(*HR* 0.67,95%*CI* 0.53~0.84,*P*=0.000 30)，在 CtDNA PIK3CA 突变患者中，联
合组也可以显著改善患者中位 PFS 时间(*HR* 0.46,95%*CI* 0.29~0.73,*P*=0.000 31)。BELLE-2
研究和 BELLE-3 研究显示 buparlisib 与内分泌治疗有协同作用，可以增强内分泌治疗敏感性。那么
bupalisib 与化疗是否有协同作用，是否能够提高化疗的疗效呢？BELLE-4 临床试验回答了这个问
题。BELLE-4 Ⅱ期临床研究入组了 HER2 阴性的局部晚期乳腺癌患者，随机分配到 buparlisib 联合
紫杉醇和安慰剂联合紫杉醇组，结果显示联合组未能改善患者的 PFS 时间(中位 PFS 时间 8.0 个月

vs. 9.2 个月，$HR=1.18$），因此 bupalisib 和化疗联合使用并没有观察到具有增强治疗疗效作用，因此该临床试验止步于Ⅱ期。

由于 PI3K/AKT/mTOR 通路是维持机体正常生理功能的重要通路之一，泛 PI3K 激酶抑制剂药物在提高肿瘤治疗效果的同时，也带来较多的不良反应，BELLE-2 和 BELLE-3 研究中 3~4 级不良反应分别占 78% 和 61%，主要的不良反应为谷丙转氨酶（ALT）升高、谷草转氨酶（AST）高血糖、腹泻及精神疾病。这些不良反应的发生，也影响患者用药的持续性，潜在地限制了联合组治疗的疗效，目前特异性 PI3Kα 激酶抑制剂 alpelisib 联合氟维司群治疗内分泌耐药的绝经后激素受体阳性乳腺癌（SOLAR-1 Ⅲ期临床试验）的研究正在进行中，可能能更进一步提高疗效，降低不良反应。

综上所述，该研究结果提示绝经后内分泌治疗耐药的晚期乳腺癌患者可以从 PI3K 激酶抑制剂及 ER 受体抑制双靶向治疗中受益，液体活检技术可能成为筛选敏感人群以及监测药物疗效的重要方法。

（上海交通大学医学院附属仁济医院　严婷婷　陆劲松）

参 考 文 献

[1] Keegan NM, Gleeson JP, Hennessy BT, et al. PI3K inhibition to overcome endocrine resistance in breast cancer. Expert Opin Investig Drugs, 2018,27(1):1-15.

[2] Di Leo A, Johnston S, Lee KS, et al. buparlisib plus fulvestrant in postmenopausal women with hormone-receptor-positive, HER2-negative, advanced breast cancer progressing on or after mTOR inhibition (BELLE-3): a randomised,

double-blind, placebo-controlled, phase 3 trial. Lancet Oncol, 2018,19(1):87-100.

[3] Martin M, Chan A, Dirix L, et al. A randomized adaptive phase Ⅱ/Ⅲ study of buparlisib, a pan-class I PI3K inhibitor, combined with paclitaxel for the treatment of HER2-advanced breast cancer (BELLE-4). Ann Oncol, 2017, 28(2):313-320.

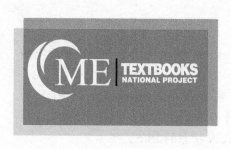

BELLE-3 研究:PI3K 激酶抑制剂 buparlisib 联合氟维司群对使用 mTOR 抑制剂进展的绝经后激素受体(HR)阳性、人类表皮生长因子受体 2 (HER2)阴性晚期乳腺癌的疗效

第 54 章

一、概　述

【文献来源】

Di Leo A,Johnston S,Lee K S,et al. buparlisib plus fulvestrant in postmenopausal women with hormone-receptor-positive, HER2-negative, advanced breast cancer progressing on or after mTOR inhibition (BELLE-3):a randomised,double-blind,placebo-controlled,phase 3 trial. Lancet Oncology,2017,19:87-100.

【研究背景】

buparlisib(BKM120)是一种口服泛-PI3K 抑制剂,其靶点为所有亚型的 I 类 PI3K(α、β、δ 和 γ)。本试验旨在评估 buparlisib 联合氟维司群对使用内分泌治疗联合 mTOR 抑制剂耐药的晚期乳腺癌患者的疗效和安全性。

【入组条件】

1. ≥18 岁,绝经后女性。

2. 组织学或细胞学确认的激素受体阳性、人类表皮生长因子受体 2 阴性(hormone receptor positive,human epidermal growth factor 2 negative,HR+/HER2−)的局部晚期或转移性乳腺癌。

3. 使用过芳香化酶抑制剂,且对内分泌治疗联合 mTOR 抑制剂耐药(定义为晚期乳腺癌的联合治疗期间或结束后 30 天内进展,或由于药物毒性停药后行内分泌治疗单药或 mTOR 抑制剂单药治疗期间或结束后 30 天内进展)。

4. 至少一处可测量或不可测量的病灶(RECIST 1.1)。

5. 美国东部肿瘤协作组(eastern cooperative oncology group,ECOG)评分≤2 分。

6. 足够的肿瘤组织用于 PI3K 相关生物标志物分析。

7. 足够的骨髓和器官功能。

【试验设计】

1. 一项多中心、随机、双盲、安慰剂对照的Ⅲ期临床试验。

2. 主要研究终点是无进展生存期(progression free survival,PFS),定义为随机分组到首次疾病进展或任何原因导致死亡的时间。

3. 次要研究终点是总生存期(overall survival,OS)、总缓解率(overall response rate,ORR)、临床获益率(clinical benefit rate,CBR)、安全性、生存质量以及不同 ctDNA PIK3CA 状态的 PFS、OS。

4. 探索性研究终点是不同肿瘤组织(原发灶或转移灶)PIK3CA 状态的 PFS。

【试验流程】

BELLE-3 研究试验流程见图 54-1。

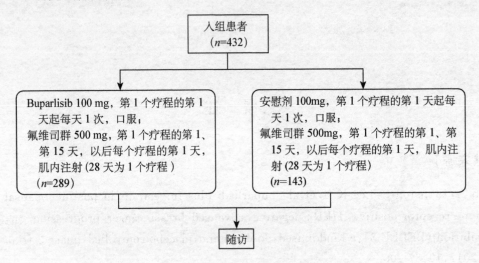

图 54-1　BELLE-3 研究试验流程

【结果】

1. 联合组的中位 PFS 为 3.9 个月,对照组的中位 PFS 为 1.8 个月。联合组的 PFS 显著优于对照组(HR 0.67,95%CI 0.53~0.84,P=0.000 30)。

2. 未达到预设的死亡事件数,无 OS 数据。

3. 联合组的 ORR 为 8%(22 例),优于对照组的 2%(3 例)。

4. 14 周时,联合组的 CBR 为 33%(96 例),优于对照组的 20%(29 例);24 周时,联合组的 CBR 为 25%(71 例),优于对照组的 15%(22 例)。

5. 安全性:联合组出现 177 例(61%)3~4 级不良事件,主要是 ALT 升高、AST 升高、高血糖、高血压、乏力;对照组为 47 例(34%)。联合组出现 64 例(22%)严重不良事件,主要是 AST 升高、呼吸困难、胸腔积液;对照组为 23 例(16%)。此外,联合组出现 5 例(2%)自杀意念,对照组 1 例(1%)。

6. CtDNA PIK3CA 突变型患者,其联合组的 PFS 显著优于对照组(HR 0.46,95%CI 0.29~0.73,P=0.000 31);野生型患者,其联合组的 PFS 显著优于对照组(HR 0.73,95%CI 0.53~1.00,P=0.026)。

7. 肿瘤组织 PIK3CA 突变型患者,其联合组的 PFS 优于对照组(HR 0.39,95%CI 0.23~

0.65,$P=0.0001$)；野生型患者，其联合组的 PFS 与对照组无明显差别(HR 0.81,95％CI 0.59～1.12,$P=0.099$)。

【结论】

buparlisib 联合氟维司群对比氟维司群单药显著改善使用 mTOR 抑制剂进展的绝经后 HR＋/HER2－晚期乳腺癌患者的 PFS，尤其发生 $PIK3CA$ 突变的患者疗效更为显著。而不良事件在联合组较为常见且严重。

二、专家解读

磷脂肌醇 3 激酶-蛋白激酶 B-西罗莫司靶蛋白(PI3K/Akt/mTOR)信号通路控制着众多在肿瘤发生发展中至关重要的细胞生物学过程，包括细胞凋亡、转录、翻译、代谢、血管新生以及细胞周期的调控。内分泌治疗耐药的乳腺癌患者，PI3K/AKT/mTOR 通路常处于激活状态。现有的 mTOR 抑制剂可有效阻遏细胞生长和增殖，但是反馈通路的激活引起 AKT 磷酸化，导致 mTOR 抑制剂的作用被削弱，即造成 mTOR 抑制剂耐药。

PI3K 家族按其主要结构、调控靶点及体外脂类基质特异性分为 Ⅰ、Ⅱ、Ⅲ、Ⅳ 4 类。其中，PI3K/Akt/mTOR 通路的功能主要依赖 Ⅰ 类 PI3K 实现。此类 PI3K 有 A、B 两个亚型，Ⅰ A 类 PI3K 是由一个调节亚基"p85"和一个催化亚基"p110"构成的异源二聚体，Ⅰ B 类 PI3K 则由调节亚基"p101"和催化亚基"p110γ"构成，各亚基又有不同类型的变体。buparlisib(BKM120)则是一种口服泛-PI3K 抑制剂，其靶点为所有亚型的 Ⅰ 类 PI3K。

BELLE-3 研究是一项多中心、随机、双盲、安慰剂对照的 Ⅲ 期临床试验，旨在评估 buparlisib 联合氟维司群对内分泌治疗联合 mTOR 抑制剂耐药的晚期乳腺癌患者的疗效和安全性。该研究数据显示 buparlisib 联合氟维司群对比氟维司群单药显著改善使用 mTOR 抑制剂进展的绝经后 HR＋/HER2－晚期乳腺癌患者的 PFS($P=0.000\ 30$)，尤其在发生 $PIK3CA$ 突变的患者中疗效更为显著(CtDNA $P=0.000\ 31$；肿瘤组织 $P=0.000\ 1$)。BOLERO-2 研究指出，$PIK3CA$ 突变患者使用 mTOR 抑制剂依维莫司后的 PFS 较野生型患者短，这类预后差的患者在接受 buparlisib 后却表现出更优的 PFS，提示 $PIK3CA$ 突变状态可以作为依维莫司、buparlisib 疗效预测的潜在靶点。

此外，联合组表现出较为严重的不良反应，其中严重不良事件出现 64 例(22％)，主要是 AST 升高、呼吸困难、胸腔积液，另出现 5 例(2％)自杀意念和 3 例自杀未遂，这就导致较多患者需要减量甚至停药，不能继续该项治疗。相比 BELLE-2 研究出现的 1％自杀意念，我们思考为什么同样的药物却导致更为严重的不良反应？一方面，可能是因为入选本研究的人群均用过 mTOR 抑制剂，而 BELLE-2 研究的入组人群则均未使用过，从而可能引起相关通路的激活；另一方面，BELLE-3 研究的用药方案是从第 1 个疗程的第 1 天起即开始口服 buparlisib，而 BELLE-2 研究是从第 1 个疗程的第 15 天开始服用 buparlisib 的，这也可能造成不良事件的结果产生差异。

buparlisib 联合氟维司群的获益人群是内分泌治疗联合 mTOR 抑制剂耐药的绝经后 HR＋/HER2－晚期乳腺癌患者。BELLE-3 研究提示，对于患者是否能从 buparlisib 治疗中获益，$PIK3CA$ 状态极可能是潜在的预测标志物。而 CtDNA 则在筛选敏感人群、指导治疗方案方面或具有很大价值。

此外，BELLE-3 研究仍存在局限与不足之处。如随机分组时没有根据 CtDNA 检测的 $PIK3CA$ 状态分层，导致联合组的 $PIK3CA$ 突变率(CtDNA)较安慰剂组高(43％ vs. 30％)，因此联合组的疗效较好可能存生偏倚。该试验未涉及绝经前乳腺癌患者，因此对于她们接受在卵巢抑制后 buparlisib＋氟维司群联合方案的疗效如何，我们也不得而知。

对于绝经后 HR+/HER2－接受芳香化酶抑制剂治疗后进展的局部晚期或转移性乳腺癌患者，其同类研究有 BELLE-2 研究，该试验对 1147 名患者 1∶1 随机分组后，患者从第 1 个疗程的第 15 天起口服 buparlisib 或安慰剂 100mg（每天 1 次），加第 1 个疗程的第 1、第 15 天和此后每个疗程的第 1 天肌内注射氟维司群 500mg（28 天为 1 个疗程），结果显示 buparlisib 联合氟维司群对比氟维司群单药显著改善总人群的 PFS（中位 PFS 6.9 个月 vs. 5.0 个月，HR 0.78；95％ CI 0.67～0.89，$P=$ 0.000 21），联合组显著改善 PI3K 激活患者的 PFS（中位 PFS 6.8 个月 vs. 4.0 个月，HR 0.76，95％ CI 0.67～0.89，$P=$0.014）；BOLERO-2 研究对 143 名接受来曲唑或阿那曲唑治疗后复发或进展的绝经后 HR+/HER2－局部晚期或转移性乳腺癌患者 2∶1 随机分组后，患者接受依维莫司或安慰剂 10mg 加依西美坦 25mg 每天 1 次口服，结果表明依维莫司联合依西美坦可显著改善亚洲患者的 PFS（中位 PFS 8.48 个月 vs. 4.14 个月，HR 0.62，95％ CI 0.41～0.94）和非亚洲患者的 PFS（中位 PFS 7.33 个月 vs. 2.83 个月，HR 0.41，95％ CI 0.33～0.50）。

结合上述，BELLE-2 研究、BELLE-3 研究、BOLERO-2 研究的结果，启发我们临床医师进一步思考，依维莫司序贯 buparlisib 与 buparlisib 序贯依维莫司，究竟哪个治疗方案的疗效更好仍需未来的临床试验来深入探究。此外，针对哪一亚型的选择性 PI3K 抑制剂是否可以达到既改善生存且不良反应较小也有待进一步研究。

（上海交通大学医学院附属仁济医院　许雅芊　殷　凯　陆劲松）

参 考 文 献

[1] Baselga J，Im S-A，Iwata H，et al. buparlisib plus fulvestrant versus placebo plus fulvestrant in post-menopausal, hormone receptor-positive, HER2-negative, advanced breast cancer（BELLE-2）：a randomised, double-blind, placebo-controlled, phase 3 trial. The Lancet Oncology，2017，18（7）：904-916.

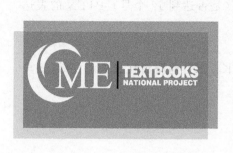

第55章

LOTUS 研究：AKT 抑制剂 ipatasertib 联合紫杉醇对比安慰剂联合紫杉醇作为转移性三阴性乳腺癌的一线治疗方案的多中心、随机、双盲、安慰剂对照的Ⅱ期临床试验

一、概　述

【文献来源】

Kim SB, Dent R, Im SA, et al. ipatasertib plus paclitaxel versus placebo plus paclitaxel as first-line therapy for metastatic triple-negative breast cancer（LOTUS）：a multicentre, randomised, double-blind, placebo-controlled, phase 2 trial. Lancet Oncol, 2017, 18（10）：1360-1372.

【研究背景】

PI3K/AKT 信号通路在细胞生长、癌变等过程中发挥重要的作用，其中 AKT 是该通路的关键分子。ipatasertib 是一种高选择性口服 ATP 竞争性小分子 AKT 抑制剂。本试验旨在研究 ipatasertib 联合紫杉醇在局部晚期或转移性三阴性乳腺癌一线治疗中的疗效。

【入组条件】

1. 入组标准
（1）≥18 岁的局部晚期或转移性三阴性乳腺癌患者。
（2）ER、PR 均<1%，HER2（0/1+）或 FISH 阴性者。
（3）有可测量病灶。
（4）良好的血液、肾功能、肝功能、心脏功能。
（5）未进行过针对局部晚期或转移性乳腺癌的系统性治疗。
2. 排除标准　脑转移、脊髓转移的患者，2 级及以上周围神经病变、高胆固醇血症、高三酰甘油血症，未有效控制的活动性肠炎患者。

【试验设计】

1. 一项随机、双盲、安慰剂对照的Ⅱ期临床试验。

2. 在随机前,所有患者的石蜡包埋肿瘤病灶(转移灶或原发灶)行 PTEN 表达水平检测。

3. 分层标准:是否接受过(新)辅助化疗、末次化疗结束时间(是否达到 12 个月)、PTEN 的表达水平(免疫组化)。

4. 主要研究终点:PFS(ITT 人群及 PTEN 低表达患者)。

5. 次要研究终点:OR(客观反应率)、OR 持续时间、OS、PI3K/AKT 通路活化患者的疗效、安全性等。

【试验流程】

LOTUS 研究试验流程见图 55-1。

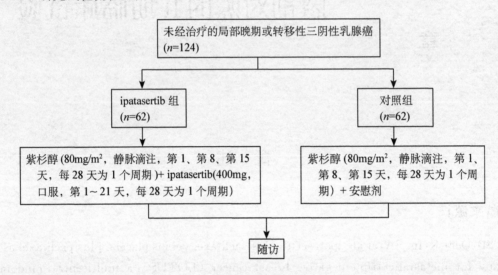

图 55-1　LOTUS 研究试验流程

【结果】

1. 中位 PFS　ITT 人群:ipatasertib 组优于对照组(6.2 个月 vs. 4.9 个月,HR 0.60,95% CI 0.37~0.98,P = 0.037);PTEN 低表达人群:ipatasertib 组为 6.2 个月,对照组为 3.7 个月(HR 0.59,95% CI 0.26~1.32,P = 0.18);PIK3CA/AKT1/PTEN 改变人群:ipatasertib 组优于对照组(9.0 个月 vs. 4.9 个月,HR 0.44,95% CI 0.20~0.99,log-rank P = 0.041)。

2. 中位客观反应时间　ITT 人群中,ipatasertib 组为 7.9 个月,对照组为 7.4 个月;PTEN 低表达人群中,ipatasertib 组为 6.5 个月,对照组为 7.5 个月;PIK3CA/AKT1/PTEN 改变人群中,ipatasertib 组为 11.2 个月,对照组为 6.1 个月。

3. 不良反应　最常见的 3 级及以上不良反应为腹泻(ipatasertib 组 23% vs. 对照组 0)、嗜中性粒细胞计数减少(8% vs. 6%)和嗜中性粒细胞减少症(10% vs. 2%)。

【结论】

在局部晚期或转移性三阴性乳腺癌中,ipatasertib 联合紫杉醇治疗相比安慰剂联合紫杉醇改善了 PFS。

二、专家解读一

PI3K/AKT 信号通路在肿瘤发生、促进细胞存活和生长方面起着至关重要的作用。AKT 是 PI3K/AKT 通路的核心因子。乳腺癌中 PI3K/AKT 信号通路常被异常激活，并作为三阴性乳腺癌的一个治疗靶点引起关注。基于大型全面基因组分析，三阴性乳腺癌异质性包括 PI3K/AKT 通路的异常激活，其主要机制是通过 PIK3CA 或 AKT1 突变以及 PTEN 的变异激活。此外，约50％的三阴性乳腺癌肿瘤抑制基因表达缺失，这与较高程度的 AKT 通路活化相关。

ipatasertib 是一种高选择性口服 ATP 竞争性小分子 AKT 抑制剂。在细胞系和异种移植模型中显示广谱的抗瘤活性，包括前列腺癌、乳腺癌、卵巢癌、结肠癌和非小细胞肺癌。其敏感性与高磷酸化 AKT 水平、PTEN 蛋白缺失或 PTEN 基因突变、PIK3CA 基因突变有关。相反，其耐药通常与 KRAS 和 BRAF 基因突变相关。临床前研究显示，ipatasertib 与紫杉醇具有协同作用。

既往 I 期研究 ipatasertib 单药治疗包括乳腺癌在内的 52 例各种经治的肿瘤患者，显示初步的抗肿瘤效果以及可接受的安全性，并且在许多疾病稳定患者肿瘤中观察到 PI3K/AKT 通路活化方面发生转变。I b 期试验（PAM4983g），ipatasertib 联合紫杉醇每周方案治疗乳腺癌显示影像学上的缓解和良好的耐受性。

LOTUS 研究是一项全球多中心、随机双盲、安慰剂对照 II 期临床试验，入组的是不可手术的局部晚期或转移性三阴性乳腺癌患者。所有患者随机前送检标本由中心实验室分析 PTEN 表达。

入选患者按照 1:1 随机双盲分为 ipatasertib 联合紫杉醇或安慰剂联合紫杉醇两组。分层因素包括既往接受（新）辅助化疗（是 vs. 否），无化疗间歇期（≤12 个月 vs. ＞12 个月 vs. 既往无化疗），IHC 分析的 PTEN 状态（H 得分 0 分 vs. 1～150 分 vs. ＞150 分）。

给药方案，紫杉醇 $80mg/m^2$，第 1、第 8、第 15 天，联合 ipatasertib 400mg/d 或安慰剂连续口服 21 天，28 天为 1 个周期。治疗持续至疾病进展、毒性不可耐受或撤回知情同意。

共同主要研究终点包括意向治疗（ITT）人群的无进展生存（PFS）和 PTEN 低表达人群的 PFS。次要终点为客观有效率、客观缓解间期、意向治疗人群和 PTEN 低表达人群的总生存（OS）、PI3K/AKT 通路活化患者的疗效（PFS、ORR、客观缓解周期、OS）和安全性。

研究共纳入 124 例患者按照 1:1 的比例随机分为试验组（ipatasertib＋紫杉醇）62 例和对照组（安慰剂＋紫杉醇）62 例。两组人群的基线特征相似，生物标记物 PTEN 状态和 PI3K/AKT1/PTEN 变异的人群基线特征显示与 ITT 人群类似。

基于 ITT 人群的疗效分析，中位 PFS 为 ipatasertib＋紫杉醇试验组 6.2 个月（95％CI 3.8～9），安慰剂对照组 4.9 个月（95％CI 3.6～5.4），HR 为 0.60，P0.037。48PI3K 激酶抑制剂例低 PTEN 表达患者中，试验组中位 PFS 为 6.2 个月（95％CI 3.6～9.1），对照组为 3.7 个月（95％CI 1.9～7.3），两组对比 HR0.59，P0.18。预设的 PIK3CA/AKT/PTEN 基因突变亚组共 42 例患者，其中试验组 26 例患者中位 PFS 为 9 个月（95％CI 4.6 至未达到），安慰剂 16 例患者中位 PFS 为 4.9 个月（95％CI 3.6～6.3），两组 HR0.44，P0.041。而在 PIK3CA/AKT/PTEN 基因未突变亚组的患者中，试验组 28 名患者中位 PFS 为 5.3 个月（95％CI 3.6～7.3），安慰剂组的 33 名患者的中位 PFS 为 3.7 个月（95％CI 2.9～5.5），HR0.76，P0.36。

次要终点中，ITT 人群和 PTEN 低表达人群的中位 DoR 在两个治疗组之间相似，但是 PIK3CA/AKT1/PTEN 变异亚组人群中，接受 ipatasertib 治疗患者的 DoR 更长。

安全性方面，试验组常见不良事件（AEs）为胃肠道反应（腹泻、恶心、呕吐）、脱发、神经病变、疲乏及皮疹，多为 1 级或 2 级。3 级及以上 AEs 发生率试验组为 54％（33 例），安慰剂组为 42％（26 例），无 4 级腹泻和大肠炎。相对于安慰剂组，试验组严重不良事件（SAE）更常见，发生率分别为

15％及28％。4名患者因AEs死亡,其中试验组1名患者因肺炎死亡(但不考虑与试验用药相关),另外3名死亡患者来自安慰剂组。

LOTUS研究结果表明,ipatasertib联合紫杉醇对比安慰剂联合紫杉醇一线治疗三阴性乳腺癌可以延长患者的PFS,中位PFS在ITT人群和低PTEN人群中适度延长,在 *PIK3CA/AKT1/PTEN* 变异人群显著延长。整体而言,ipatasertib安全性良好。

LOTUS研究的主要终点之一——ITT人群的PFS统计学差异有意义,即ipatasertib联合紫杉醇对比安慰剂联合紫杉醇能够延长PFS。而另一个主要终点PTEN低表达人群中,ipatasertib方案的PFS有延长,但统计学差异不显著。值得注意的是,对预设的二代测序 *PIK3CA/AKT1/PTEN* 突变亚组分析显示,ipatasertib联合化疗组患者的中位PFS达到9.0个月,而单独化疗组为4.9个月,差异更加显著(HR 0.44,$P = 0.041$)。不良事件与前期的研究一致,可控且可逆。在2018年ASCO会议上公布的LOTUS研究第2次中期分析结果,ITT人群中,试验组与安慰剂组相比,中位OS延长4.7个月(23.1个月 vs. 18.4个月,95％ CI 18.6～28.1、15.1～29.1),HR 为 0.62(95％ CI 0.37～1.05)。1年生存率试验组为83％(95％ CI 0.73～0.93),安慰剂组为70％(95％ CI 0.58～0.91)。*PIK3CA/AKT/PTEN* 基因突变亚组的OS数据尚未成熟。根据目前的研究数据,含ipatasertib的试验组较安慰剂组PFS显著获益、不良反应可耐受,OS有延长趋势,2019年最终结果的公布值得期待。

三阴性乳腺癌预后差,系统治疗仍以化疗为主要手段。Ⅲ期随机研究报告单独化疗的中位PFS为3～5个月,中位OS约12个月。针对三阴性乳腺癌异质性特征引发许多靶向治疗的相关探索和研究。其中的主要进展是PAPR抑制剂奥拉帕尼已被证实在携带 *BRCA1/2* 基因胚系突变的晚期HER2阴性乳腺癌(含三阴性)乳腺癌中优于传统化疗。LOTUS研究是第一个获得支持针对AKT靶点治疗三阴性乳腺癌的临床试验结果。Ipatasertib联合紫杉醇为三阴性乳腺癌的系统治疗开辟了新的通路,为正在进行的ipatasertib＋紫杉醇用于转移性TNBC一线治疗的Ⅲ期随机研究IPA-Tunity130(NCT03337724)提供了有力支持。

在103例患者二代测序(NGS)样本中,42例存在 *PIK3CA/AKT1/PTEN* 突变,从这41％突变比率可以推测在TNBC患者中可能从ipatasertib治疗获益的人群不在少数。从研究结果看,基于二代测序的基因检测似乎比传统免疫组化预测ipatasertib的治疗效果更为可靠,当然这需要扩大样本量并且在PIK3CA/AKT1/PTEN变异人群中开展进一步的前瞻性研究获得证实。此外,ipatasertib联合紫杉醇在三阴性乳腺癌新辅助方案的2期FAIRLANE研究(NCT02301988),或能提供患者选择方面的更多信息。

尽管迄今为止ipatasertib的进展主要在三阴性乳腺癌上,有学者观察到ipatasertib在HER2阳性和激素受体阳性细胞系中相似的敏感性,此项研究结果同样支持在PI3K/AKT通路激活普遍、特别是在肿瘤 *PIK3CA/AKT1/PTEN* 变异的患者中开展进一步的相关研究。

该研究的一个主要缺陷是样本量太少,且没有将二代测序结果 *PIK3CA/AKT1/PTEN* 突变作为随机分层因素,因此应谨慎解读试验结果,我们期待扩大样本量后的Ⅲ期随机研究提供进一步的证据。

三、专家解读二

靶向治疗作为乳腺癌系统治疗中不可或缺的一部分,其重要性不言而喻。目前最成功的治疗乳腺癌的靶向药物是曲妥珠单抗,已经作为HER2阳性乳腺癌的标准治疗被广泛应用。除此之外,抗HER2的其他药物如帕妥珠单抗、拉帕替尼、来那替尼等,mTOR抑制剂依维莫司,CDK4/6抑制剂帕博西尼等也在各大型临床试验中大放异彩,成为HER2阳性或ER阳性乳腺癌患者的选择之一。

但是，对于三阴性乳腺癌而言，除了化疗，其他有效的治疗方法仍捉襟见肘。而该临床试验则为
AKT 靶向药物治疗三阴性乳腺癌提供了循证依据。

首先，该研究首次证明 AKT 抑制剂 ipatasertib 治疗三阴性乳腺癌有效，这在将来可能改变三阴
性乳腺癌的治疗现状。其次，该研究对部分标本进行基因测序和 PTEN 表达量的检测，从检测结果
中可以看到，PTEN 表达量与该通路中相关基因突变情况并不完全一致，这提示我们在寻找 ipata-
sertib 的治疗适应证时应更加慎重。另外，该研究首次发现对于 $PIK3CA/AKT1/PTEN$ 改变的三
阴性乳腺癌患者使用 ipatasertib 治疗疗效可能更显著，但该因素并未作为分层因素进行平衡，所以
需要进一步的分层和更大规模的 Ⅲ 期临床试验进一步验证。

尚在进行中的 FAIRLANE 研究同样是 ipatasertib 联合紫杉醇对比安慰剂联合紫杉醇的 Ⅱ 期临
床试验，用于早期三阴性乳腺癌的新辅助化疗中，其结果令人期待。同样，靶向 PI3K/AKT 信号通
路的 PI3K 抑制剂 buparlisib 在近期发表的 BELLE-2 研究中同样获得阳性结果，其研究设计是 bu-
parlisib 联合氟维司群对比安慰剂联合氟维司群治疗绝经后 ER 阳性、HER2 阴性的芳香化酶抑制剂
耐药的晚期乳腺癌，两组的中位 PFS 分别为 6.9 个月和 5.0 个月，$P=0.000\,21$。该试验结果结合
LOTUS 试验结果可以看到，PI3K/AKT 信号通路的靶向药物不仅对三阴性乳腺癌有效，对 ER 阳
性乳腺癌也有疗效。另外，同样是近期发表的 Ⅲ 期临床试验 OlympiAD 研究结果显示，对于 BRCA
突变的 HER2 阴性转移性乳腺癌，PARP1/2 抑制剂奥拉帕尼单药治疗相比标准单药化疗方案可改
善 PFS（中位 PFS：7.0 个月 vs. 4.2 个月，$P<0.001$），在亚组分析中显示其在三阴性乳腺癌中疗效
更显著。因此，对于 BRCA 突变的三阴性乳腺癌患者，奥拉帕尼也可能作为将来的治疗选择之一。

LOTUS 试验的阳性结果令人欣喜，ipatasertib 可能在未来成为局部晚期或转移性三阴性乳腺
癌患者的治疗选择之一，特别是对 $PIK3CA/AKT1/PTEN$ 改变的患者可能疗效更显著。

本试验存在的不足如下：首先，该研究样本量较小，其中 PIK3CA/AKT1/PTEN 基因突变的患
者就更少；而且最后的分析显示对于 PIK3CA/AKT1/PTEN 基因突变的患者疗效更好，但这个因素
并未作为最初的分层因素考虑，存在一定的偏倚。因此，我们期待后续有更大规模、设计更严谨的 Ⅲ
期临床试验进行进一步验证。对于该研究而言，目前尚无总生存的分析结果，我们同样期待其发表。
另外，在亚组分析的森林图中可以看到，对于 PTEN 表达量免疫组化评分为 0 分或＞150 分的患者，
加用 ipatasertib 均可以提高疗效，其原因文章中未进行详细说明。我们认为其可能的原因是，对于 0
分的患者，PTEN 基本不表达量，失去了对 AKT 正常的抑制作用，使 PI3K/AKT 信号通路过于活
化，因此 AKT 抑制剂可以取得良好的疗效；而对于＞150 分的患者，其肿瘤本身的 PI3K/AKT 信号
通路就显著活化，因此 PTEN 表达量也随之增多，但即使增多的 PTEN 蛋白也仍然无法起到正常的
抑制 AKT 的作用，AKT 仍然属于显著激活的状态，AKT 抑制剂可能同样可以取得疗效。

LOTUS 研究的初步结果显示，对于局部晚期或转移性三阴性乳腺癌患者的一线治疗，ipataser-
tib 联合紫杉醇可以取得良好的疗效。那么在三阴性乳腺癌的辅助治疗或新辅助治疗中，ipatasertib
是否可以同样取得令人欣喜的疗效呢？此外，BELLE-2 研究结果显示，PI3K 抑制剂 buparlisib 在
ER 阳性乳腺癌中有良好的疗效，那么同样靶向 PI3K/AKT 信号通路的 AKT 抑制剂 ipatasertib 是
否也可以在非三阴性乳腺癌中取得不错的疗效？以上均需要大规模的临床试验进行验证。在试验
设计方面，ipatasertib 是 AKT 抑制剂，该研究并没有对 AKT 的表达量进行检测，取而代之的是检测
与 AKT 活化密切相关的 PTEN 蛋白表达量，这提示我们在未来的研究或临床中，除了检测靶分子
外，对与靶分子密切相关的其他分子同时进行检测，可能获得更全面的信息和更可信的结果。另外，
在 LOTUS 研究中，再一次告诉我们，如何选择治疗敏感性良好的患者是极其重要的，而基因检测则
很有可能在未来的治疗决策中占据越来越大的比重。

　　（专家解读一：北京大学首钢医院　莫雪莉；专家解读二：上海交通大学医学院附属仁济医院
王　岩　殷文瑾　陆劲松　严婷婷）

参 考 文 献

[1] Baselga J, Im SA, Iwata H, et al. Buparlisib plus fulvestrant versus placebo plus fulvestrant in post-menopausal, hormone receptor-positive, HER2-negative, advanced breast cancer（BELLE-2）: a randomised, double-blind, placebo-controlled, phase 3 trial. Lancet Oncol, 2017, 18（7）: 904-916.

[2] Robson M, Im SA, Senkus E, et al. Olaparib for metastatic breast cancer in patients with a germline BRCA mutation. N Engl J Med, 2017, 377（6）: 523-533.

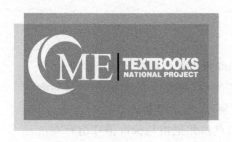

OlympiAD 研究:PARP 抑制剂奥拉帕尼在 *BRCA* 基因突变的 HER2 阴性转移性乳腺癌中的疗效研究

第56章

一、概 述

【文献来源】

Mark Robson,SeockAh Im,Ph. D,et al. olaparib for metastatic breast cancer in patients with a germline BRCA mutation. N Engl J Med,2017,377:523-533.

【研究背景】

多聚 ADP 核糖聚合酶(PARP)可以修复 DNA 单链损伤(SSBs),单链损伤累积可导致 DNA 双链损伤(DSBs),后者可经同源重组通路(HR-pathway)修复;*BRCA* 基因编码的蛋白通过 HR 通路参与 DSBs 修复,*BRCA* 基因突变者只能通过效果较差的非 HR 通路修复 DSBs,从而导致染色体稳定性下降,最终细胞死亡;因此,在 *BRCA* 突变的肿瘤细胞中,因缺乏稳定的 HR 修复通路,抑制PARP 可以使 DSBs 进一步累积,最终导致细胞死亡增加。目前,体外实验证实缺乏 *BRCA* 编码蛋白时,细胞对多聚 ADP 核糖聚合酶(PARP)抑制剂的敏感性增加。奥拉帕尼(Olaparib)是口服PARP 抑制剂,选择性抑制 PARP-1、PARP-2,在针对 *BRCA* 基因突变的晚期卵巢癌、晚期乳腺癌中有良好疗效。OlympiAD 临床试验旨在研究奥拉帕尼在 *BRCA* 基因突变的 HER2 阴性的转移性乳腺癌中的疗效及安全性。

【入组条件】

1. 年龄≥18 岁。
2. 转移性 HER2 阴性乳腺癌,确诊 *BRCA* 突变。
3. 确诊转移后接受过少于 2 种化疗方案(包含蒽环类及紫杉醇)。
4. ER 阳性患者至少接受过一次内分泌治疗,且治疗过程中发现进展。
5. 距最后一次使用铂类药物化疗间隔至少 12 个月以上,且应用铂类化疗时无进展。
6. 骨髓及肝功能、肾功能正常。
7. 至少一个可测量病灶。

【试验设计】

1. 一项多中心、开放、随机、对照、Ⅲ期临床试验。

2. 主要研究终点是无进展生存期(PFS),定义为随机分组至可测量的疾病进展或全因死亡。

3. 次要研究终点是安全性,总生存率(OS),二次进展或死亡时间(定义为从随机分组至肿瘤首次进展事件后再次进展,或首次进展事件后死亡时间),可测量缓解率,生活质量评分。

4. 预计以 90% 效能、5% 双边检验,达到 230 例 PFS 事件时,奥拉帕尼组与标准治疗组存在统计学差异($HR=0.653$)。

【试验流程】

OlympiAD 研究试验流程见图 56-1。

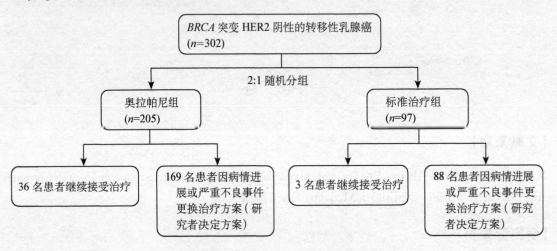

图 56-1 OlympiAD 研究试验流程

1. 患者以 2:1 的比例入组奥拉帕尼组及标准治疗组,至病情进展或难以耐受的不良反应终止,在 PFS 事件达到 230 例时进行分析。

2. 奥拉帕尼组:奥拉帕尼 300mg,每天 2 次,口服。

3. 标准治疗组:以下方案随机,卡培他滨 1250mg/m²,第 1~14 天,21 天为 1 个周期;艾日布林 1.4mg/m²,静脉滴注,第 1、第 8 天,21 为 1 个周期;长春瑞滨 30mg/m²,静脉滴注,第 1、第 8 天,21 为 1 个周期。

4. 进展后的治疗由研究者裁定,禁止标准为治疗组患者进展后使用奥拉帕尼治疗。

【结果】

1. 中位随访时间:奥拉帕尼组为 14.5 个月(2.1~29.5 个月);标准治疗组为 14.1 个月(0~28.2 个月);共计 234 例 PFS 事件(234/302,占 77.5%),其中奥拉帕尼组 149 人进展(149/205,占 72.7%),标准治疗组 68 人进展(68/97,占 70.1%);

2. 中位 PFS:奥拉帕尼组明显优于标准治疗组(7.0 个月 vs. 4.2 个月,HR 0.58,95%CI 0.43~0.80,$P<0.001$)。

3. 共计 157 例二次进展或死亡事件(157/302,占 52.0%);中位二次进展或死亡时间:奥拉帕尼组 13.2 个月,标准治疗组 9.3 个月($P=0.003$,HR 0.57,95%CI 0.40~0.83)。

4. OS：奥拉帕尼组 19.3 个月（94/205，占 45.9%），标准治疗组 19.6 个月（46/97，占 47.4%），$P=0.57$，HR 0.90，95% CI 0.63～1.29。

5. 可测量缓解率：奥拉帕尼组 59.5%（95% CI 0.52～0.674%），标准治疗组 28.8%（95% CI 0.183～0.413%），起效时间二者相似。

6. 生活质量评分：QLQ-C30 平均基线评分，奥拉帕尼组（63.2±21.0）分，标准治疗组（63.3±21.2）分；治疗后，奥拉帕尼组评分改变为（＋3.9±1.2）分，标准治疗组为（－3.6±2.2）分，相差 7.5 分（$P0.004$，95% CI 2.5～12.4）。达到有统计学差异的 QLQ-C30 评分下降平均时间在标准治疗组为 15.3 个月，奥拉帕尼组未达到（$P0.004$，HR 0.44；95% CI 0.25～0.77）。

7. 安全性：奥拉帕尼组总体 3～4 级不良反应率低于标准治疗组。

【结论】

对于 HER2 阴性、*BRCA* 基因突变的转移性乳腺癌患者，奥拉帕尼相比标准治疗（化疗）可以显著延长患者的 PFS，且有很好的耐受性。

二、专家解读一

BRCA 胚系突变经常发生在具有乳腺癌家族史、年轻乳腺癌、三阴性乳腺癌的患者中，约占所有乳腺癌患者的 5%。尽管携带有 *BRCA1* 或 *BRCA2* 胚系突变的患者容易罹患对侧乳腺癌和卵巢癌，但这些突变是否是独立的预后因子，特别是对于转移性乳腺癌来说，还并不确定。

BRCA1 和 *BRCA2* 是抑癌基因，通过同源重组来修复 DNA 双链的断裂。而 PARP 是这一修复过程的关键酶。体外实验已经证实 *BRCA1* 或 *BRCA2* 缺陷的细胞对 PARP 抑制剂敏感，而且，在临床试验中也显示 PARP 抑制剂奥拉帕尼对具有 *BRCA* 突变的复发性卵巢癌有效。在同样具有突变的转移性乳腺癌细胞中，理论上也似乎应该有一定的活性，而且也有数个Ⅰ期和Ⅱ期临床试验显示出奥拉帕尼的抗乳腺癌活性，但还没有随机对照的Ⅲ期临床试验来证实这个假设，因此在临床应用上还缺乏成熟的数据支持。

OlympiAD 是一个随机对照开放标签的Ⅲ期临床试验，这一试验就是试图在具有胚系 *BRCA* 突变、HER2 阴性的转移性乳腺癌中比较奥拉帕尼与标准单药化疗的有效性和安全性，以证实 PARP 抑制剂在具有胚系 *BRCA* 突变的乳腺癌中的实际价值。

试验最终入组 302 例患者，其中 205 例口服奥拉帕尼，97 例接受标准的单药化疗（由医师选择的卡培他滨、艾日布林或长春瑞滨），当发生 230 例事件时分析主要研究终点 PFS 及次要研究终点安全性、总生存、客观缓解率及生活质量等。

令人可喜的是，在这些没有超过二线解救治疗的转移性乳腺癌中，奥拉帕尼较标准的单药化疗将 PFS 从 4.2 个月延长到 7.0 个月（HR 0.58，95% CI 0.43～0.80，$P<0.001$），疾病进展或死亡风险下降 42%。而且，疾病二次进展或死亡时间也从单药化疗组的 9.3 个月延长到奥拉帕尼的 13.2 个月（HR 0.57，95% CI 0.40～0.83，$P=0.003$）。但遗憾的是，两组总生存并没有显著差异（HR 0.90，95% CI 0.63～1.29，$P=0.57$），这可能是由于对照组更多患者在第一次疾病进展后开始应用 PARP 抑制剂、铂类药物或其他细胞毒药物。

奥拉帕尼组的客观缓解率也明显优于标准化疗组，分别为 59.9%（95% CI 52.0%～67.4%）和 28.8%（95% CI 18.3%～41.3%）。完全缓解率也从标准化疗的 1.5% 上升到奥拉帕尼组的 9.0%。

以往我们总是认为在有症状或进展迅速的复发转移患者中应首选化疗，因为化疗药物能够更快地抑制病变进展，缓解患者症状，但 OlympiAD 试验证实奥拉帕尼能与标准化疗同样快速起效，平均缓解时间分别为 47 天和 45 天。同时，奥拉帕尼的安全性也值得称道。3 级或以上不良反应以及因不良反应而停药的比率都低于标准化疗组。其中最常见的 1～2 级不良反应为恶心，而 3 级及以上的是贫血，这些均与以前报道的一致。

当然，这个Ⅲ期临床试验也有其局限性。首先，这是一个开放标签的临床试验，而且，对于 HER2 阴性的转移性乳腺癌患者来说，在应用过蒽环类、紫杉类或内分泌治疗进展后，应用单药化疗已为多数学者接受，但具体应用哪种单药，学术界还没有一致的观点。还有，患者受体状态、之前的治疗及铂类药物暴露都存在差异，使有价值的亚组分析难以进行。但这些局限性也不能掩盖这一临床试验总体的结论，就是具有 BRCA 胚系突变的乳腺癌细胞对奥拉帕尼是敏感的，这一结论对应用过蒽环类和紫杉类的三阴性乳腺癌尤为重要。

因此，我们也期待着更大规模的、以激素受体状态和应用铂类药物背景分层的临床试验，或者是以奥拉帕尼和铂类药物头对头的临床试验。当然，我们也更期待奥拉帕尼在具有 BRCA 胚系突变的乳腺癌辅助治疗的临床试验 OLYMPIA 的结果。

三、专家解读二

本试验拟解决的问题是 BRCA 基因突变的 HER2 阴性转移性乳腺癌患者的精准靶向治疗。BRCA 基因突变是导致家族遗传性乳腺癌和卵巢癌的重要原因，目前针对 BRCA 基因突变的靶向药物就是 PARP 抑制剂。

聚 ADP 核糖聚合酶（poly adenosine diphosphate-ribose polymerase，PARP）可以修复 DNA 单链损伤（SSBs）。在肿瘤细胞中，DNA 单链损伤的累积可导致 DNA 双链损伤（DSBs），而后者可经同源重组通路（HR-pathway）修复，从而使细胞仍具有生存和复制的能力。目前已知 BRCA 基因编码的蛋白通过 HR 通路参与 DSBs 修复，且 BRCA 基因突变者因缺乏相关蛋白，只能通过效率较低的非 HR 通路修复 DSBs，从而导致染色体稳定性下降，最终细胞凋亡。在 BRCA 突变的细胞中，抑制 PARP 可以进一步增加 DSBs 累积，从而导致细胞死亡增加。

OlympiAD 试验的亮点在于首次在Ⅲ期试验中证实对于 BRCA 突变的 HER2 阴性晚期转移性乳腺癌患者，PARP 抑制剂（奥拉帕尼）效果优于标准治疗（单药化疗），是目前唯一出现阳性结果的 PARP 抑制剂Ⅲ期临床试验。与其他 PARP 抑制剂的同类研究相比，SOLTI NeoPARP 研究入组范围为Ⅱ～ⅢA 期三阴性乳腺癌，未限制是否 BRCA 突变，旨在探究 PARP 抑制剂 iniparib 联合每周紫杉醇化疗对新辅助治疗患者乳房 pCR 率的影响，分为标准组（每周紫杉醇单药化疗）、大剂量联合组（每周紫杉醇化疗＋每周 iniparib 11.2mg/kg，第 1 天，口服）、小剂量联合组（每周紫杉醇化疗＋每周 iniparib 5.6mg/kg，第 1、第 4 天，口服），结果 3 组之间乳房 pCR 率、整体 pCR 率、保乳率等均无统计学差异。NCT00938652 试验入组Ⅳ期或局部复发三阴性乳腺癌，无 BRCA 限制，旨在探究 iniparib 联合吉西他滨及卡铂对晚期三阴性乳腺癌的总生存（OS）和无进展生存（PFS）的影响，分为 GC 组（吉西他滨＋卡铂，每 3 周为 1 个周期）和 GCI 组（吉西他滨＋卡铂＋iniparib，每 3 周为 1 个周期），分别在 50% 和 70% 的患者死亡时分析 OS 和 PFS，但两次分析均未达到设定终点，GC 组和 GCI 组之间的 OS 和 PFS 并无统计学差异。此外，PARP 抑制剂 veliparib 针对乳腺癌的 BrighTNess Ⅲ期临床试验入组Ⅱ～Ⅲ期新辅助乳腺癌患者，分为紫杉醇＋卡铂＋veliparib 组、紫杉醇＋卡铂＋veliparib 安慰剂组、紫杉醇＋卡铂安慰剂＋veliparib 安慰剂组，旨在评估 veliparib 和卡铂联合紫杉醇对 pCR 率的影响，结果提示前两组 pCR 率无明显差异，与第 3 组 pCR 率存在明显差异，证实卡铂是提高 pCR 率的主要因素，而 veliparib 并未对 pCR 率产生影响。这提示我们 PARP 抑制剂不能推广至全体三阴性转移性乳腺癌患者及非转移性患者，用药前仍需要对患者的 BRCA 基因突变状态进行评估。

根据本试验的结果，针对 BRCA 基因突变的 HER2 阴性转移性乳腺癌患者，奥拉帕尼相比化疗可以延长 PFS,减少不良反应。这也提示未来 *BRCA* 基因突变的转移性三阴性乳腺癌患者可以使用精准的靶向治疗。此外,在 BRCA 突变相关的卵巢癌临床试验中,PARP 抑制剂也取得了良好疗效。SOLO-2 临床试验中入组了铂类敏感、确诊 *BRCA* 突变、至少接受二线以上化疗失败的晚期卵巢癌患者,分为奥拉帕尼组和安慰剂组,评估两组无进展生存期(PFS),结果奥拉帕尼组中位 PFS 达 19.1 个月,远大于安慰剂组的 5.5 个月,说明奥拉帕尼针对 *BRCA* 突变卵巢癌的疗效。这为我们揭示了"异病同治"等的观点,即三阴性乳腺癌如无 *BRCA* 突变,亦不适用 PARP 抑制剂治疗;而同有 *BRCA* 突变的乳腺癌、卵巢癌,拥有相同的靶点,可以应用 PARP 抑制剂治疗。日后,如果我们能精确定位到不同肿瘤的相同分子靶点,就能使用相应的靶向治疗,精准靶向治疗的未来可期。

　　本研究的不足在于标准治疗组未制订统一的化疗方案,未能与铂类化疗方案共同评估(卡铂解救化疗有效率为 68.0％,PFS6.8 个月),而且未评估铂类耐药患者疗效。我们也期待能看到奥拉帕尼后续联合标准化疗、其余靶向治疗等临床试验的结果。

　　(专家解读一:哈尔滨医科大学附属肿瘤医院　王劲松;专家解读二:上海交通大学医学院附属仁济医院　卢静璐　殷文瑾　陆劲松)

参 考 文 献

[1]　Sibylle Loibl, Joyce O'Shaughnessy, Michael Untch, et al. Addition of the PARP inhibitor veliparib plus carboplatin or carboplatin alone to standard neoadjuvant chemotherapy in triple negative breast cancer (BrighTNess): a randomized, phase 3 trial. Lancet Oncology, 2018, 19(4).

[2]　Emma C Bourton1, Pia-Amata Ahorner1, Piers N. Plowman, et al. The PARP-1 inhibitor olaparib suppresses BRCA1 protein levels, increases apoptosis and causes radiation hypersensitivity in BRCA1+/-lymphoblastoid cells. Journal of Cancer, 2017, 8(19):4048-4056. doi: 10. 7150/jca. 21338.

学习培训及学分申请办法

一、《国家级继续医学教育项目教材》经国家卫生和计划生育委员会（现更名为国家卫生健康委员会）科教司、全国继续医学教育委员会批准，由全国继续医学教育委员会、中华医学会联合主办，中华医学电子音像出版社编辑出版，面向全国医学领域不同学科、不同专业的临床医生，专门用于继续医学教育培训。

二、学员学习教材后，在规定时间（自出版日期起1年）内可向本教材编委会申请继续医学教育Ⅱ类学分证书，具体办法如下：

方法一：PC机激活

1. 访问"中华医学教育在线"网站 cmeonline.cma-cmc.com.cn，注册、登录。
2. 点击首页右侧"图书答题"按钮，或个人中心"线下图书"按钮。
3. 刮开本书封底防伪标涂层，输入序号激活图书。
4. 在个人中心"我的课程"栏目下，找到本书，按步骤进行考核，成绩必须合格。
5. 在"我的课程"-"已经完成"，或"我的学分"栏目下，申请证书。

方法二：手机激活

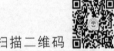

1. 微信扫描二维码 关注并进入"中华医学教育在线"官方微信号。
2. 点开首页"图书答题"，刮开本书封底防伪标涂层，输入序号激活图书。
3. 在个人中心"我的课程"栏目下，找到本书，按步骤进行考核，成绩必须合格。
4. 登录PC端网站，在"我的课程"-"已经完成"，或"我的学分"栏目下，申请证书。

《国家级继续医学教育项目教材》编委会